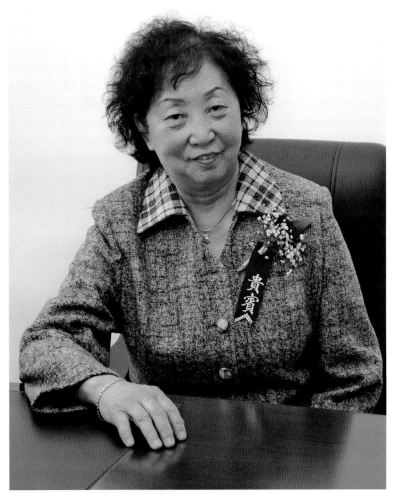

国家级名老中医张素清

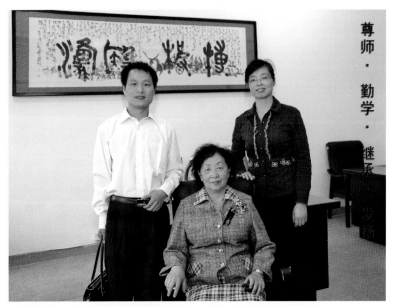

张素清与继承人马振（左）、杨国春（右）在名老中医工作室留念。

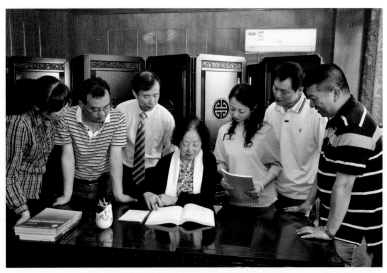

张素清（左四）为继承人传道授业。

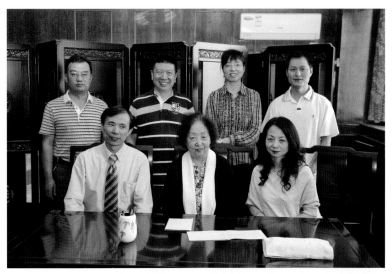

　　继承人梁君昭（一排左一）、赵琨（一排右一）、郝伟（二排左一）、刘文江（二排左二）、杨国春（二排右二）、马振（二排右一）与老师张素清留念。

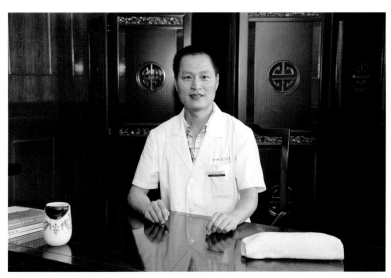

作者马振

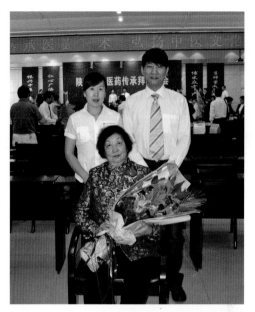

继承人黄晓莉（左一）、艾克荣（右一）与指导老师在陕西省中医药传承拜师大会留念。

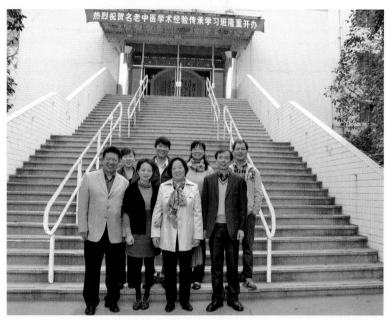

张素清与其学术继承人在名老中医学术经验传承学习班留念。

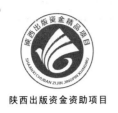

陕西出版资金资助项目

名老中医师承工作室系列丛书

张素清临证精华

◎ 马振 著

陕西出版传媒集团
陕西科学技术出版社

图书在版编目（CIP）数据

张素清临证精华/马振著. —西安：陕西科学技术
出版社，2015.1
　（名老中医师承工作室系列丛书）
　ISBN 978 - 7 - 5369 - 6176 - 0

　Ⅰ. ①张… Ⅱ. ①马… Ⅲ. ①中医学 - 临床医学 - 经
验 - 中国 - 现代 Ⅳ. ①R249.7

中国版本图书馆 CIP 数据核字（2014）第 199627 号

张素清临证精华

出 版 者	陕西出版传媒集团　陕西科学技术出版社
	西安北大街 131 号　邮编 710003
	电话（029）87211894　传真（029）87218236
	http://www.snstp.com
发 行 者	陕西出版传媒集团　陕西科学技术出版社
	电话（029）87212206　87260001
印　　刷	中煤地西安地图制印有限公司
规　　格	720mm×1000mm　　16 开本
印　　张	22.25　　插页 2
字　　数	360 千字
版　　次	2015 年 1 月第 1 版
	2015 年 1 月第 1 次印刷
书　　号	ISBN 978 - 7 - 5369 - 6176 - 0
定　　价	66.00 元

序

陕西是中医药科技文化发祥很重要的地方，素有"秦地无闲草，陕西多名医"之美誉。自古以来，在陕西涌现出了许许多多的中医药学家，代不乏人，亦不乏术，中医药在这里不曾有文化上的断层。药王孙思邈，就是隋唐时期他生活的年代最伟大的医药学家，承上启下，在医林影响一千三百多年，以至于今。陕西中医药学家、学者，传承医祖医圣药王的医经经方时方和各科医学思想及经验是多方面的，其内容丰富多彩。

近代以来，陕西中医学院、陕西省中医药研究院、陕西省中医医院、西安市中医医院、各地的中医大专班、各市县的中医医院和各民营中医药医疗科研单位，荟集了一大批名老中医、名中医、中青年中医新秀，还有众多的民间名中医。他们的学术经验是非常宝贵的医药科技文化资源，需要及时的挖掘整理，用以指导后来的学者。同时，也可以为那些因时空等各种原因而不能亲自在名老中医身边学习的从医人员，提供一个如同在名医名师身边学习的机会。

对名老中医学术经验传承和推广应用的工作，国家中医药管理局一直非常重视，从"十五"开始，就确立了名老中医学术思想临证经验的挖掘整理及推广的专项研究，陕西省也出台了《陕西省人民政府关于扶持和促进中医药事业发展的实施意见》，以实施名医名科名院的"三名"战略。

这项工作是收集整理、继承应用名（老）中医的学术思想和临床经验，培养中医人才，开展学术交流，进行中医科学研究的一个重要阵地和平台，在中医临床、中医药教学，中医学术流派传承，中医药科研等方面，发挥着越来越重要的作用，将成为中医学发展中的一项不可替代的重要工作。

陕西科学技术出版社出版的这套《名老中医师承工作室系列丛书》，就是基于上述需要而组织编写的。本丛书将每位名老中医的宝贵经验分为医家传略、学术研究、临床经验、医案医话及个人文集五个篇章来编写。书中较为突出的特点是"医案医话"部分，均为各位名老中医的临证医案，体现了多种精粹内涵。对继承和发扬名老中医的学术经验、促进中医诊治疑难病的水平，乃至推动中医学术发展，具有一定的参鉴作用和现实意义。

张cong文

甲午年立冬

前　言

张素清主任医师系陕西省名老中医，陕西省名老中医药专家学术经验继承工作指导老师，陕西省有突出贡献的专家以及享受国务院特殊津贴的专家。张素清名中医工作室为国家级名老中医工作室。她情系患者，胸怀仁心大爱，为中医药事业奋斗了半个多世纪。

张老治学严谨，言传身教，奖掖后学，甘为人梯，淡泊名利。她长期从事中医学基础理论及临床教学的代教工作，传道授业、桃李天下，为培养中医及中西医结合人才作出了积极贡献，为我省培养了大批中医药人才。张老从事临床医疗、科研、教学五十余年，潜心研究祖国医学经典及内科疾病，积累了丰富的临床经验，对内科各种疾病有自己独特的见解和用药规律。五十余年来张老研制出了十余种疗效可靠的纯中药制剂，如冠心香丹片、枣仁宁心胶囊、天藤降压胶囊、心素泰胶囊、心痛胶囊、心肌舒康胶囊、消糖片、红桂心力康冲剂、冠通贴等，用于临床，疗效显著，享有较高的声誉。

本书系统总结了张老的学术思想及临床经验，并附常见病疑难病大量临床医案医话，临床实用性较强。本书由张老亲自审阅和修订，并有工作室赵琨等十余人大力协助，出版时受到陕西省中医药管理局及西安市中医医院领导的大力支持，在此一并表示衷心感谢！

由于学术水平有限，整理时间仓促，存在不足之处，望批评指正。

马振

2014 年 5 月 26 日

目 录

开篇 医家传略

上篇　学术研究

中篇　临床经验

下篇 医案医话

附篇　个人文集

开篇　医家传略

第一章　医家介绍

一、胸怀仁心　大医精诚

"仁"是中国古代传统文化中最具民族特色的哲学范畴，强调的是"仁爱"的做人准则与为人的一种精神。"孔子贵仁"，"仁"是孔子思想的核心。"仁"是"爱"的演绎和诠释。医者仁心，仁者方显大爱。唐代医学家孙思邈在《大医精诚》说"凡大医治病，必当安神定志，无欲无求，先发大慈恻隐之心。誓愿普救含灵之苦……勿避险巇、昼夜寒暑、饥渴疲劳。一心赴救，无作功夫形迹之心。如此可为苍生大医"。行大医者以解决众生疾苦为大，而只有具备精诚者，方可承大医之名。"精"于高超的医术，"诚"于高尚的品德。

在中华文明史册的长卷中，记载着许多名医，他们无不胸怀大爱。扁鹊救世济人直言不讳，华佗广施仁爱不分贵贱，孙思邈为民救世力求精诚……上述名医以德养性，以德养身，德艺双馨。他们毕生恪守着爱的信念，成为我们后世敬仰的伟人先师。自古以来，良医视道德修养为职业生命，将"大医精诚"奉为准则，以自己的一生传递着心中的大爱。

毛泽东同志曾在《纪念白求恩》一文中，高度赞扬了伟大的国际主义战士诺尔曼·白求恩同志"毫不利己，专门利人"和"对技术精益求精、对同志对人民极端热忱"的崇高境界和高尚品质。护理事业的创始人和现代护理教育的奠基人弗洛伦斯·南丁格尔被誉为"提灯女神"，她毕生致力于护理的改革与发展，坚持信念、忠于职守、无私奉献，排除一切困难建立了特殊功业，取得举世瞩目的辉煌成就，成为 19 世纪出类拔萃、世人敬仰和赞颂的伟大女性。

中国历代名医的道德操守，白求恩的精神，南丁格尔的光辉事迹影响了我国一代又一代医务工作者。他们情系患者，胸怀仁心大爱，为后来者树立了典范。在我们身边，也有一位为中医药事业奋斗了半个多世纪的老人，她的事迹同样令我们感动，她的学术思想值得我们学习继承发扬，她就是全国名老中医专家张素清。

张素清，中共党员。女，汉族，四川籍，1938 年 3 月出生，1962 年毕业于贵阳医学院中医系，本科。中医内科主任医师，西安市中医医院心血管科重点学科带头人，全球执照中医师，国际互联网名医，教授、研究生导师，国家级名老中医，陕西省名老中医，陕西省名老中医药专家学术经验继承工作指导老师，陕西省有突出贡献的专家以及享受国务院特殊津贴的专家。

张老师出生在一个普通的工人家庭，母亲邓代清因家境贫寒，求学不足，父亲文化水平较低，但技术超群。父母经常教育她好好读书学习才有出息，因此父母千方百计帮助她完成小学到大学学业。她从小立志学医，在贵阳医学院学习期间，刻苦学习，受到老师的教诲及学友的帮助，以优异的成绩毕业。毕业后在西安市中医医院的领导及同行的关心、指导及帮助下，才有了今日的成就。1964 年她拜师于全国十大名医沈反白跟师学习。沈反白恩师医德高尚，医术精湛，以内科、妇科、儿科及疑难病等擅长，著作有《肝硬变腹水的中医疗法》和《反白诊余集》。张老师跟师学习受益匪浅，恩师的医德、医风、医术一直激励着她。

张老师时刻谨记"大医精诚"之训，胸怀"救世活人"之心，处处为病患着想，无论贫富贵贱，均一视同仁。张老师虽年逾古稀，但精力充沛、思路清晰、思维敏捷。她坚持每周三个半天的门诊，即使身体小恙也不放弃为病患诊治。患者上门求诊，她常常是上午的门诊上到下午，即使耽误了吃饭也要认真周详地遣方用药，让患者满意而归。遇到病情危重或远路来求医的病患，她总是做好候诊病员的思想工作，提早给予诊治。也常遇到穷困不堪的患者求诊，她总是想方设法节省患者的开支，甚至解囊相助。听师兄师姐说，老师解囊为病人治病早就在病房传为佳话，已数不清有多少次，用去多少钱了，而且每次医院组织的赈灾、资助有病困的学生、同事，她总是积极参与。她正是用实际行动践行着医生的天职，赢得了广大患者的赞誉。记得有一次，一位年轻人抱着 5 岁多的儿子来求诊，说是彬县来的，因赶路上午 10 点多才到，张老师说服旁边候诊的病人，把他们父子让到前面先看。她细心诊脉、验舌、听诊，并详细看了在当地的化验单，嘱咐那位年轻的父亲，孩子被诊为"急性病毒性心肌炎"，该进一步完善化验检查，根据舌脉辨证为气阴虚损，毒瘀蕴结，应用益气养阴、清热解毒的中成药心肌舒康胶囊和生脉口服液，联用了西药辅酶 Q10 胶囊、维生素 C 片等药物，交代了具体的服用方法。经过几周的复诊，孩子的病痊愈了。那位年轻的父亲还引了好几个有类似病症的小病友来诊。

二、广泛涉猎　为己所用

张老师大学毕业后分配至西安市中医医院从事医学临床工作，她除了日常工作外，总喜欢去中药房，跟中药房的老师傅学习中药，还经常亲自品鉴中药的性味，自己揣摩临床实践用药。她也喜欢去制剂室，那里有浓郁的中药味，许多人不喜欢这味道，偏偏她喜欢，在那里她观察老师们经过一道道繁琐的工序加工出一瓶瓶救世活人的中成药。她还喜欢去化验室，甚至要求去科研室工作一段时间。同学、同事说她"不务正业"，可正因为她的"不务正业"为她日后开展新药研制、科研工作奠定了坚实的基础。

三、言传身教　杏林天下

张老师治学严谨、言传身教、奖掖后学、甘为人梯、淡泊名利。几十年来，她坚持理论联系实际，注重培养学生的临床技能，毫不保留地将自己的临床经验传授给学生。张老师反复强调熟读经典的重要性，她说："学习中医必须先从经典上下功夫，边阅读边探索，带着问题读，多读几遍，直到解决问题，体会就更深刻，只有这样才可能奠定比较坚实的中医理论基础。"在学习经典之外还要求学生多读一读先贤们对经典的注解，各家均各有所长，亦有其不足，结合临床实践汲取其所长，摒弃其所短。张老师常说："好记性不如烂笔头。"碰到有价值的、疗效显著的病例，介绍给学生的同时提醒及时记录下来归类分析；面对患者的病情，如何把握辨证要领，如何脉证合参、病症合参以及施治时脉证、病症的取舍，遣方用药时，单味药的选择、对药、药串的应用、经方的灵活运用都一一指点。在教学方面，张老师注重人才培养，长期从事中医学基础理论及临床教学的代教工作，为培养中医及中西医结合人才作出积极的贡献。她传道授业、桃李天下，为我省培养了大批中医药人才，其中硕士同等学历4人、学术经验继承人6人，目前黄晓莉、艾克荣两位同志作为陕西省第四批名老中医药专家学术继承人正在跟师学习。作为专家、名中医，她积极参加各类中医药学术交流、研讨会，多次为我省发展中医药事业建言献策，为我省中医药事业的发展与继承作出了重要贡献。张老师曾担任陕西中医学院、西医学习中医班、中医函授、电大的授课教师，讲授金匮要略、中医基础理论、诊断学、内科学等课程及专题讲座。1991年培养医学生"准医师"项目获陕西中医学院优秀教学成果三等奖。1998—2000年连续3年经国家中医药管理局批准，由张老师主持并担任授课教师，由西安市中医医院主办的国家级继续教育项目"全国中医心血管内科主治、住院医师进修班"（项目负责人张素清主任，项目编号210202003）圆满完成，受到来自全国各地学员的一致好评和各级领导的表扬，被医院评为院科技进步三等奖。

四、临床科研　硕果累累

张老师勤学古训，博采众方，从事临床医疗、科研、教学50余年，潜心研究祖国医学经典及内科疾病，积累了丰富的临床经验，对内科各种疾病有自己独特的见解和自己的用药规律，并借鉴现代医学检查手段，对多种疾病以中医辨证治之，擅长于中医、中西医结合治疗冠心病、风湿病、风心病、动脉硬化症、高血压病、高心病、心力衰竭、心肌炎、心律失常、病窦综合征、心肌病、多发性大动脉炎、中风、眩晕等各类心脑血管疾病、老年病、糖尿病及并发症、内科疑难病等。她应用整体观念及中医辨证论治思想诊疗疾病，灵活运用经方，补通结合、标本兼治，简而精当，方小力宏。50余年来张老师研制出了冠心香丹片、枣仁宁心胶囊、天藤降压胶囊、心素泰胶囊、心痛胶囊、心肌舒康胶囊、消糖片、红桂心力康冲剂、冠通贴等12种疗效可靠的纯中药制剂，用于临床，疗效显著，享有较高的声誉。目前张老师门诊每周三次，每次门诊人数达40~60人次。

刚开始在门诊侍诊时碰到求诊的病人说"张主任，我是××号呀"，学生很纳闷，经张老师解释后才清楚其中的缘由。原来当年张老师观察多发性大动脉炎的病例上百例，将他们一一编了号。病人对张老师的医术赞赏有加，于是口口相传，或通过互联网获得消息纷纷上门求诊的"大动脉炎"患者全国各地都有。

张老师除了在临床、教学工作以外，非常重视临床医师的科研工作。自参加工作以来，张老师取得了多项的科研成果。省级"参鹿胶囊治疗冠心病心动过缓的临床及实验研究"曾获四项市级科技进步成果奖，均排名第一。"天王护心宝外治冠心病心绞痛的研究"获得1996年西安市科技成果三等奖。"红桂心力康治疗充血性心力衰竭的临床及实验研究"获科技成果二等奖。"决明天藤胶囊降压、降脂的临床及实验研究"获科技成果三等奖。主编心病专著《中医心病论治》2000年由陕西科学技术出版社出版，并获得西安市卫生局2000年度科研成果三等奖。

张老师曾经担任课题负责人的科研项目还有市级科研"温阳通脉汤治疗多发性大动脉炎的研究"及"温阳益气佐以活血化瘀治疗病窦综合征的研究"；1998年指导其研究生完成的"枣仁宁心II号胶囊治疗心肌炎的临床及实验研究"被确定为陕西省青年科研课题。院级课题有"消糖片治疗2型糖尿病的研究"、"冠心香丹片治疗冠心病的研究"、"心肌泰胶囊治疗病毒性心肌炎的临床及实验研究"等。

1998年西安市中医医院心病科在学科带头人张老师领导下，业绩突出，被市卫生局、市科委确定为西安市医学重点专科。50余年来，张老师先后在《亚洲医学》、美国《环球》杂志、《中医诊疗特级经典》、《当代中医师灵验奇方》等国际、国内、省市级学术会议及医学杂志上发表学术论文20余篇。

张老师1994年公派赴马来西亚、新加坡参加医疗活动和学术交流，受到海外同行及患者的好评。1998年4月参加西安市政府组织的西安市民友好代表团赴日本、韩国进行友好访问，提高了西安市中医医院的知名度，弘扬了祖国医学。张老师多年来工作勤勤恳恳，多次被评为局级、院级先进工作者、优秀党员、医德高尚者，碑林区优质服务明星等荣誉；1998年西安市卫生系统先进个人，业绩已载入"国际互联网全球寻医问药医学专家人才传略"、《世界名人录》、《中华英杰大典》、《中国跨世纪名医大典》、《世界优秀医学人才名典》、《中国当代中西名医大辞典》等。

张老师曾担任中国中医药学会内科学会心病专业委员会委员，中华中医学会内科学会心病专业、急诊分会胸痹专业委员会常务委员，全国临床药物评价专家委员会委员，陕西省公费医疗用药范围评审专家小组委员，陕西省中医心、脑、周围血管病学术委员会委员，香港世界传统医学研究会国际学术顾问，西安市医疗事故鉴定委员会委员，《西安医药》杂志编委，《中国中医药科技》特邀编委，《中华现代中西医》杂志编委。西安市女知识分子联谊会副会长，西安市中医医院技术顾问。

2011 年以来西安市中医医院在省中医药管理局的领导下成立了张素清名老中医药专家工作室，获建设经费 30 万元。该工作室 2013 年经国家中医药管理局批准成为 2013 年全国名老中医药专家传承工作室建设项目。工作室购置了照相机、摄像机、打印机、录音笔等设备，更好地为名老中医的医疗、教学、科研等提供了帮助。工作室由她的弟子赵琨等 10 余人负责，将张老师的学术思想临床经验——整理，应用于学术交流及临床工作中，使之发扬光大。

第二章　学术继承　桃李天下　百花齐放

一、工于心病及疑难杂症的赵琨

赵琨，女，西安市中医医院主任医师，陕西省名老中医专家学术继承人。张素清工作室负责人。中华中医药学会心病专业委员会委员，陕西省中西医结合学会内科专业委员会委员。

1984 年毕业于甘肃中医学院中医系，从事心内科工作 30 年，擅长中医、中西医结合诊治心血管内科疾病如冠心病、高血压病、高血压性心脏病、急慢性心力衰竭、心肌炎、心律失常、心动过缓、糖尿病、高脂血症、高黏血症等及多发性大动脉炎、难治性心衰、头痛、眩晕等各种内科疑难杂症。

张老师医德好医术精，在其麾下工作多年，一直亲聆其教诲。1997 年拜张素清名老中医为师，跟师学习三载，并多次进修学习西医，掌握西医诊断技能，在西医局部、微观、病原等方面认识疾病，为中医整体、宏观诊治疾病拓展治疗思路。导师倡导借鉴西医诊断，中医辨证施治，治疗以中药为主，西药为辅。学习总结导师经验，诊脉从"指下难明"到"脉证相应"。师傅引进门，修行靠个人。在导师指导下研究的重心放在对经方、脉象、望色等中医精华的挖掘继承工作。工作以来发表学术研究论文多篇；参与编著

《中医心病论治》；科研课题"天王护心宝外治冠心病心绞痛的研究"获得1996年西安市科技成果三等奖；"红桂心力康治疗充血性心力衰竭的临床及实验研究"获西安市卫生局科技成果二等奖；"决明天藤胶囊降压、降脂的临床及实验研究"获西安市卫生局科技成果三等奖；省级科研课题"枣仁宁心胶囊治疗病毒性心肌炎临床及实验研究"获院科技成果奖。

赵琨主任医师医学基本功扎实，临床经验丰富，多年来一直担任进修、实习医师的带教工作，曾多次被评为"带教先进"工作者。她工作认真负责，细心耐心，医术高明，受到患者的一致好评。

二、集临床科研教学于一体的郝伟

郝伟，男，中共党员，本科学历，学士学位，内科主任医师，陕西中医学院教授，硕士研究生导师，陕西省中医心血管病学会副主委，陕西省中医学会中医内科专业委员会常委，陕西省中西医结合理事，中华医学会急诊专业委员会西安分会委员，西安医学会医疗事故技术鉴定专家库成员，陕西省医疗事故鉴定专家库成员，《中华实用医药》杂志编委，现任西安市中医医院心内科科主任，后备学科带头人。

1985年毕业于陕西中医学院中医专业，同年分配至商洛地区中医医院内科工作，1992年调入西安市中医医院心内科、急诊科工作，2001年至2002年任急诊科主任。任现职以来主持国家、陕西省继续教育项目，负责成功举办了2002年5月"陕西省中西医结合急救医学提高班"、2003年10月的"全国中西医结合急救医学研讨班"及2009年5月的"陕西省中西医结合心病专业学习班"，受到学员的一致好评。他曾多次给各类中西医结合心血管学习班授课，目前已经培养心病专业硕士研究生10余名。

他主要从事中西医结合心血管内科临床、教学及科研工作20余年，具备坚实而全面的中医及现代医学理论知识，具有丰富的临床经验，对心血管疾病具有深入的研究，积累了比较丰富的临床及教学经验。1989年5月因成功救治心脏骤停16分钟患者被央视新闻报道。2008曾因主持成功抢救2例超长心脏停跳患者被《西安晚报》、《华商报》、新浪网、百度网等多家媒体争相报道。近年来在核心期刊发表学术论文20余篇，编写出版学术著作1部，主持完成科研项目1项，2010年课题"活血化瘀、益气化痰法对急性冠脉综合征粥样斑块稳定作用的临床及实验研究"被西安市人民政府评为2009

年度西安市科学技术三等奖。现在研课题 2 项。擅长中西医结合治疗冠心病、高血压、心力衰竭、心肌炎、心肌病、肺心病、糖尿病等内科常见病，曾担任急诊科主任，对内科常见危急重症的抢救工作有深厚的工作经验。

郝伟主任医师自 1998 年至今曾多次被评为院级先进工作者、医德医风高尚奖、优秀共产党员，受到医院同事的一致好评。

三、专于急诊的刘文江

刘文江，男，1965 年出生。中医内科主任医师。西安市中医医院国医馆主任。1989 年毕业于陕西中医学院医疗系（5 年制），获医学学士学位。在西安市中医医院心内科工作 14 年，历任住院医师、主治医师、科副主任。市卫生局第二批临床研究生，师从于陕西省名老中医张素清主任医师。2003年 3 月任急诊科主任 6 年。兼任中华中医药学会心病分会委员，国家发改委药品价格评审中心专家，陕西省中医药学会心病分会委员，西安医学会急诊分会委员。

刘文江主任医师擅长心肺脑复苏技术及内科常见急症如急性左心衰、急性心肌梗死、急性冠脉综合征、急性呼吸衰竭、恶性心律失常、酒精中毒、药物中毒、急性脑血管意外等的中西医结合抢救工作，擅长中西医结合诊治心血管疾病如冠心病、高血压病、高血压性心脏病、心力衰竭、心肌炎、心律失常、多发性大动脉炎、糖尿病等内科常见疾病。

刘文江主任医师负责的陕西省卫生厅青年科研课题"心肌舒康（枣仁宁心 2 号）胶囊治疗病毒性心肌炎的临床及实验研究"，获得院科研成果优秀奖。工作中跟师学习，注意总结导师经验，撰写论文"张素清教授治疗疑难杂症经验简析"发表在《中医药学刊》2003 年第 10 期上。工作 20 多年，共发表论文 10 余篇。参编中医心病专著《中医心病论治》（第一副主编）、《金匮要略经方药理与应用》（编委，陕西科学技术出版社）。参加张素清老师科研课题"天王护心宝治疗冠心病心绞痛临床研究"获得西安市科技进步三等奖。

承担省市级继续教育项目，受到广大学员的广泛好评。2012、2013 年分别在陕西省中医急诊学习班、陕西省名老中医经验学习班授课。承担着陕西中医学院等院校临床教学任务，带教实习生每年约 100 多名，研究生 10 余名。指导部分实习生完成毕业论文，使实习医生的理论联系实际能力提高。

2008年在西安市总工会庆祝五一大会上，当选为"西安市职工经济技术创新能手"，成为西安市卫生系统两名先进医务工作者代表之一。

四、擅长科研、教学的梁君昭

梁君昭，男，出生于古都西安，受先父从医的影响，高中毕业后报考陕西中医学院医疗系本科中医专业，大学期间勤奋上进，成绩位于前列，1987年毕业后分配于西安市中医医院从事临床、科研及教学工作至今。1996至1999年，有幸师从于陕西省名老中医、研究生导师张素清教授，参加西安市卫生局在职临床研究生班学习毕业；1997—2000年，师承陕西省名老中医学术经验指导老师张素清教授，圆满完成学业毕业。2005年11月至今，任中医内科主任医师；2006年至今，兼任陕西中医学院中医内科教授、硕士研究生导师；现任中华中医药学会心病分会委员、陕西省中西医结合学会内科专业、心病专业、络病专业委员；陕西省中医药科技开发研究会名医传承研究分会常务委员、心血管病研究分会副主任委员，陕西省中医药专家委员会副主任委员，陕西省医学会医疗事故技术鉴定专家库成员。多次被评为医院先进工作者、优秀行政科长、优秀共产党员、医德优秀和带教先进。荣获西安市科技局医疗卫生科研工作先进个人、陕西中医学院实践教学优秀管理工作者奖励，为西安市科学技术协会代表。

梁君昭主任医师从事医疗、科研、带教工作26年余，中西医基础扎实，专业技术熟练，擅长中医、中西医结合诊治心血管疾病、代谢疾病、内科杂病及疲劳综合征等，发表学术论文27篇；担任主编和副主编的中医专著两部：《中医心病论治》（陕西科学技术出版社，2000年，主编）、《实用中医心血管病诊疗学》（中国中医药出版社，2008年，副主编）。参加科研项目9项，主持科研项目4项，获西安市卫生局科研成果二等奖1项（第二负责人）、三等奖2项（第三负责人），西安市科学技术奖三等奖2项（第一和第三负责人）。十多年来，参加国家、省市级中医继续教育项目、西安市中医学会继续医学教育讲座、西安市执业医师临床实践技能考试及理论考试辅导班授课累计300多课时。

在多年中医典籍学习、跟师学习和临床实践的基础上，他结合中医科研和现代医药学研究进展，不断总结中医治疗心血管疾病、内科杂病的治疗心得和体会。从中医发病机制、病机特征、治疗思路、临床用药等方面对疾病进行研究总结，近年来主持的中医治疗心血管疾病的科研项目获得了省市级立项资助，并取得了阶段性成果，获得多项科研成果奖励。擅长运用中医、中西医结合诊治胸痹、心悸、眩晕、头痛、水肿、郁证、不寐、虚劳等病证，包括西医冠心病，高血压病，心力衰竭，心肌炎，心律失常，高脂血症、高黏血症，心血管疾病并发症、更年期综合征等。他工作敬业、虚心好学、待人诚恳，受到同行和患者的信任。

五、临床科研两手抓的马振

马振，男，中共党员，硕士研究生学历，副主任医师，陕西省名老中医药专家学术继承人。1996 年 9 月至 2001 年 7 月就读于陕西中医学院医疗系中医专业，2001 年 7 月至 2002 年 9 月工作于陕西省第四人民医院（原陕西省建材医院），2002 年 9 月至 2005 年 7 月攻读陕西中医学院中西医结合心血管专业硕士研究生，跟师于陕西省名中医专家杨培君教授。2005 年 7 月分配至西安市中医医院，从事心血管专业临床、科研及教学工作，负责科室心病专业硕士研究生临床实习带教及毕业论文指导工作。2008 年 12 至 2012 年作为陕西省名老中医药专家学术继承人跟师于名老中医药专家张素清学习。工作以来，在国家级核心期刊公开发表学术论文 16 篇，参编著作《实用中医心血管病诊疗学》，参与省市级课题工作 4 项，其中有 2 项获得西安市科技成果三等奖。目前负责在研西安市卫生局课题一项。工作近 10 年来，擅长中西医结合诊治冠心病、高血压、心衰、心肌炎、心肌病、肺心病、各种心律失常、多发性大动脉炎及糖尿病等。

六、钻研糖尿病的杨国春

杨国春，女，中共党员，1996 年 7 月毕业于陕西中医学院医疗系临床医学专业，分配至西安市中医医院工作至今，2007 年晋升为中医内科副主任医师。现为中华中医药学会会员、中华中医药学会糖尿病学会青年委员、中华中西医结合内分泌学会青年委员、中华中医药学会科普分会委员、张素清名医工作室成员。热爱中医事业，始终坚持全心全意为人民服务的主导思想，时刻保持自己的先进性和模范带头作用，突出发挥"一个党员，一面旗帜"的表率作用，尽心尽职地做好自己的本职工作。能正确对待名利、权利、他人和自己，牢记"勿以善小而不为，勿以恶小而为之"，以谦逊、善意的态度对待他人，以平和、公正、客观的心态敬待他人，始终保持乐观豁达的精神状态。曾分别于 2008 年、2012 年被评为优秀共产党员。在 2010 年度医务人员医德考评中被评为医德优秀等级，在 2011 年度被评为先进工作者。

杨国春自 1999 年就开始了糖尿病中医诊治的研究工作，至今已有 14 年余。2008 年遴选为陕西省第三批名老中医经验学术继承人，师从名老中医张素清教授，跟随张素清教授更深入地钻研糖尿病的中医诊治理论和方法。

中医学文辞古奥，理论精深，是一门涉及面很广的自然科学。要想学懂、搞精中医并不是件容易的事。学习它没有捷径可循、没有机巧可偷。大多数成名的先贤们都是靠坚定的意志和百折不挠的精神，如：在温病学研究方面在突出成就的吴鞠通，是通过自己的刻苦钻研而成名；东汉医家张仲景也并非天生的"医圣"，而是"感往昔之沦丧，伤横夭之莫救，乃勤求古训，博采众方"写出了《伤寒杂病论》这样流传百世而不衰的著作。即所谓：书山有路勤为径，学海无涯苦作舟。杨国春懂得，中医经典著作确立了中医学的理论体系，无论《黄帝内经》《伤寒论》《金匮要略》还是《温病学》，都蕴藏着极其丰富而又深奥的中国古代哲学和传统文化众多学科的知识宝藏，对祖国医学发展具有深远的影响，是后学医者必读的经典书籍。她利用业余时间精读经典，领悟中医古籍的精华。中医学既有系统完整的理论，又是一门实践性很强的科学。《医宗金鉴·凡例》中说："医者书不熟则理不明，理不明则识不清，临证游移，漫无定见，药证不合，难以奏效。"她为了深刻地理解学习内容，除了对教材勤读、勤写、勤思，背诵经典名段而外，还借助工具书和参考资料，深入地领会、明确学习重点，理清思路，归纳总结，于临症时反复琢磨，遇到困难就谦虚地向老师请教，切实领悟古籍精神，并做了大量笔记。通过中医经典的学习使她开阔了视野，汲取百家之长，更好地奠定了中医学习根底，为中医诊治糖尿病的研究做好了充分的准备。

糖尿病属中医消渴范畴，大量中医文献对其病因病机详细描述，也提出了明确的防治原则。《素问·奇病论》说："肥者令人内热，甘者令人中满，故其气上溢，转为消渴。治之以兰，除陈气也。"《河间六书·消渴》说："治法宜养血以清肃，分其清浊而自愈也。"王肯堂《灵兰要览·渴》说："治渴必须益血，盖血即津液所化。津液既少，其血必虚……血虚津液不能上承，则口渴也。"唐容川《血证论》说："瘀血发渴者，以津液之生，其根出于肾水。水与血交会转运皆在胞中。胞中有瘀血，则气为血阻，不得上布，水津因不能随气上升。但去下焦之瘀，则水津上布而渴自止。"这些成为她治疗糖尿病重视理血的理论依据。

她曾遇到这样一个病例：这是一位年龄不足 30 岁的年轻患者，发现血糖高 2 年余，以大量蛋白尿、全身重度水肿来诊。诉全身水肿约 2 周，神疲乏力，头昏耳鸣，心悸气短，腰膝酸软，畏寒肢冷，虽是夏日，却喜覆棉被，喜热饮，小便量少，大便稀溏。患者体格高大，体重 92kg，血压 180/100mmHg，面色萎黄无华，全身重度水肿，舌淡胖，苔白滑，脉象沉细。杨国春副主任医师详问病史，细查病情后指出：患者脾肾阳虚，阳虚不能制水，水湿泛滥肌肤、凌心射肺而表现为以上诸症，治疗当"益火之源，以消阴翳"，以金匮肾气汤合桃红四物汤加味治疗。治疗 2 周后，患者水肿消退，精神体力恢复，体重下降约 10kg，血压得到很好控制，尿蛋白定量指标亦明显下降，取得这样好的疗效患者很满意。

杨国春副主任医师努力钻研业务，在本专业学科中不断进取，不断学习新知识、掌握新动态，更好地为患者服务，为医院的发展、本专业的进步、中医事业的兴旺，发挥自己的光和热。

七、西学中的黄晓莉

黄晓莉，女，1979 年 7 月出生，2005 年 7 月毕业于西安交通大学医学院，获心血管内科硕士研究生学位，2005 年 7 月于西安市中医医院心血管内科工作至今。2008 年顺利晋升为主治医师，2009 年 1 月至 2010 年 1 月于中国医学科学院北京阜外心血管病医院进修学习一年。工作以来，参与科内多项课题的临床观察及论文撰写工作，发表论文数篇。现为陕西省名老中医专家张素清教授学术继承人，目前正在跟师学习。

黄晓莉从小天资聪慧，反应灵敏，具有超强的记忆力，热爱读书学习，对自己不懂的事情抱有浓厚的兴趣。小时候她的哥哥曾患过敏性紫癜，当地一名中医大夫使用中医药治疗后痊愈，这在她的脑海里留下了深深的印象，因此从小就发誓一定要作为一名医务工作者，解除人类之病痛。1997 年 7 月她以全校第一名的优异成绩终于如愿以偿踏进了西安交通大学医学院开始深造学习医学知识。在校期间，她学习认真刻苦，成绩突出，曾多次获得学院奖学金。2002 年又以优异的成绩考入本校临床研究生。由于她对中医学的浓厚热爱，于 2005 年 7 月直接被分配至西安市中医医院工作。

工作以后，她接触的中医中药方面的东西更多，看着本科室好多中医专家老师使用中医药为患者服务，而且患者反映均疗效很好，她就开始自学中医学知识，经常向科室其他中医师请教咨询。因为热爱，所以学习非常认真，很快就掌握了许多中医学知识，包括许多中药的功效及方剂组成等。2007 在西安市中医医院举办的全院中西医医疗知识竞赛中获二等奖，2010 年 12 月在西安市全卫生系统举办的临床知识及实践操作比赛中，以优异的成绩获个人三等奖，受到医院领导、科室主任及同事的高度评价。

黄晓莉临床功底扎实，有较强的临床诊疗能力和规范的临床操作技能，她对祖国医学有浓厚兴趣，在自己的诊疗工作中，慢慢也开始使用中医药。2011 年终于来了一个千载难逢的机会，西安市卫生系统开始向市属各医院举办西学中培训班，她报名参加了，每周利用周末休息时间开始研修中医学。2012 年很荣幸作为陕西省名老中医药专家张素清的学术继承人跟师学习继续深造，平时跟师参加国医馆门诊，撰写跟师笔记及学习体会等。

工作以来，她认真负责，思维活跃，勤奋好学，积极上进，西医学基本功扎实，对内科常见病和各种危急重症的诊断及鉴别诊断、西医治疗掌握娴熟。目前在中西医结合诊治冠心病、高血压、心力衰竭、病毒性心肌炎及心律失常、糖尿病等方面有一定的临床经验。

八、不断奋进的艾克荣

艾克荣，男，1981 年 10 月出生，2006 年 7 月毕业于陕西中医学院医疗系，获中医内科学士学位，毕业后分配至西安市临潼区中医医院从事内科临床医疗工作，2008 年在临潼区卫生系统举办的临床知识及实践操作比赛中，以优异的成绩获个人三等奖，受到医院领导、科室主任及同事的高度评价。2009 年在临潼区中医医院创建二级甲等医院中负责病历书写及科室资料的准备、整理工作，医院于当年顺利被评为二级甲等中医医院。因工作成绩突出，2010 年 3 月工作调动至西安市中医医院心内科工作，从事临床、科研及陕西中医学院本科生的教学工作。2012 年顺利晋升为主治医师。工作以来，参与科内多项课题的临床观察及论文撰写工作，发表论文数篇。现为陕西省名老中医专家张素清教授学术继承人，目前正在跟师学习。

工作以来，他对待患者态度和蔼，耐心解释，工作认真负责，勤奋好学，不断奋进，中西医学基本功扎实，熟练掌握心病科常见病的诊断及鉴别诊断。目前在中西医结合诊治冠心病、高血压、心力衰竭、病毒性心肌炎及肾病等方面有一定的工作经验。

上篇　学术研究

第一章　以中为主，中西并重

张老师 1962 年大学毕业后一直就职于西安市中医医院，她苦研中西医理论，从事医疗、教学及科研等工作，至今已 50 余载。她中西医理论深厚，临床用药，独具匠心，普施仁术，善待病者，每起沉疴，学验俱丰。她力倡以中为主，中西医并重。不掌握现代西医就无法在病区独立工作，不熟练应用中医则治疗思路狭窄，手段单调，难以用最理想的医疗措施造福病家。张老师经常告诫学生：为医者当须熟读经典医论，勤于临床实践，善于总结，热心施术，当代中医医师不应仅熟读经典阴阳、五行、脏腑、经络、病因、病机、四气五味、辨证施治等，更要掌握现代西医学解剖、生理、病理、药理、影像、检验、心电图等知识，来完善诊断，对症用药，提高疗效。唯有此方可救病患之苦，方为大医。

一、正确认识中医学和中西医结合

1. 中医学的发展历史及展望

中医学博大精深，源远流长，在其漫长的发展历程当中已经形成了独特的理论体系和治疗方法，为中华民族的繁衍昌盛作出了突出的贡献。中医学是"以中医药理论与实践经验为主体，研究人类生命活动中健康与疾病转化规律及其预防、诊断、治疗、康复和保健的综合性科学"。

中医学的历史，是学术不断发展、不断创新的历史。自中华人民共和国成立以来，在党和政府的关怀下，中医学理论取得了长足的进步，在研究的广度和深度及方法上均超过了历史任何时期。当代中医学的研究，以系统整理、发扬提高为前提，运用传统方法和现代科学方法，多学科多途径地逐步揭示了中医学理论的奥秘，使中医学理论出现了不断深化、更新，并有所突破的态势。

运用现代医学及其他现代科学知识和方法，特别是实验方法，研究中医学的脏象、经络、气血、证候、诊法、治法等，使中医学研究的方法从经学的、经验的、自然哲学的方法上升为现代科学技术方法，初步阐明了中医学理论某些概念、原理的科学内涵。中医学脏象学说的研究，通过临床观察，特别是动物实验，在探讨中医脏腑的实质方面，取得了一定的进展，尤以脾肾研究为多。研究资料表明：在肾阳虚时，下丘脑－垂体－肾上腺皮质、下丘脑－垂体－性腺、下丘脑－垂体－甲状腺三轴出现功能紊乱与低下，肾阳虚证的主要发病环节是下丘脑的调节功能紊乱。脾虚则与胃、肠、胰等整个消化系统功能减退、免疫功能障碍、自主神经系统紊乱、生物膜的结构与功能异常有关。其他对肝、心、肺的研究也取得了举世瞩目的成就。

为了推动中医学研究的发展，中国政府已把中医脏象学、病因学、辨证学、诊法及治则治法、养生学、动物造模、经络研究、针刺麻醉机理研究以及文献研究等内容列入"九五"、"十五"期间国家中医药科研规划。中医学研究已成为世界性的研究课题，各国学者多有建树。当代中医学理论研究成就非凡，随着研究的不断深入，中医学理论研究也必将取得重大突破，为生命科学的发展作出自己的贡献。

中医学是一个伟大的宝库，在科学高速发展的现代，越来越被医学家、科学家及广大群众所重视，同时也被越来越多的国家和人民关注与信赖，对世界医学的发展有很大的影响。从20世纪70年代以后，中医药引起了国际医学界的重视，并出现了国际性"中医热"、"针灸热"、"中药热"。在欧美、日韩等发达国家，越来越重视中医药、针灸的教育研究和开发应用，成立了不少中医药团体和医疗科研机构。目前，我国的许多中医院校和医疗机构，也采取了多种形式为世界各国培养中医药人才。

不断壮大的中医药研究队伍和不断提高的科研水平，必将加快中医药的发展。进入21世纪，中医学以其源于自然的治疗方法和独特的疗效，随着其影响的日益扩大以及研究工作的深化，预示着中医学一次新飞跃的到来。

2. 中西医结合的内涵

中西医结合是以现代医学等现代科学知识及手段来继承和发展中医药，

中西医学相互补充，取长补短，诊治疾病的医学形式。它是将传统的中医中药知识和方法与西医西药的知识和方法结合起来，在提高临床疗效的基础上，阐明机理进而获得新的医学认识的一种途径。中西医结合是新中国成立后政府长期实行的方针。中西医结合是中、西医学的交叉领域，也是中国医疗卫生事业的一项工作方针。

　　中西医结合医学经过 50 余年的发展，无论是在中西医结合基础理论方面还是在中西医结合临床诊疗方面，均取得了较大成就。中西医结合领域内所取得的重大科研成果，如血瘀证和活血化瘀的研究，中西医结合治疗急腹症，骨折、针刺麻醉与针刺镇痛研究等，均获得了国家科技进步奖，为我国医学的发展与创新作出了巨大贡献。

　　中西医结合狭义上的理解，就是把中医和西医学结合统一起来，发展成为一种新医药学。广义的理解，即中西医医务工作者相互合作，中西医学术相互配合，以提高临床疗效为目的的实践过程，谓之中西医结合。

　　张老师认为，中西医结合的真正内涵是把中国的传统医学与现代医学二者结合共存于医学科学统一体内，让两种医学的差异通过思维的矛盾运动，互相渗透，互相贯通，互相依存，互相联结或互相合作，通过去粗取精，去伪存真，取长补短而达到统一，这就是中西医结合的真正内涵。张老师认为中西医结合不仅是一种方法学，更应该是独立于中医和西医之外的一门医学。要做好中西医结合，必须经过实践的积累，把中西医学的具体概念、方法、手段由表及里、由此及彼进行加工，最后得出科学的、合乎逻辑的结论，并分层次地从初级到高级、先混合、再融合，高级阶段的结合应该是不断寻找中西医结合的不同点与结合点，从而创建医学理论体系。如将许多现代医学的微观理论逐步渗入传统理论，如中药，经现代植物化学、药效、药理、毒理等研究，对传统理论加以证实，以图发展，便于临床使用。又如中医学的脏腑与现代解剖学之器官不完全相同，但中医之五脏中的每一脏的本质几乎均涉及现代医学的神经、内分泌、免疫、循环、血液、感觉等多系统多器官多指标的生理病理现象，而神经内分泌、免疫网络有可能是它们内在联系的实质。因此，中医学中如经络学说、脏象学说、五行学说、舌诊、脉象等基础和临床医学理论，可以从神经、内分泌、免疫、循环、血液等方面研究。

3. 中西医学相互补充，取长补短

　　张老师经过多年临床实践，也有"人之所病，病疾多；而医之所病，病道少"之体会。即人们所担心的事，是担忧疾病多；而医生所担心的事，是

治疗疾病的方法少。在临床实践中，医者、患者所追求的是寻找疾病的新理论、新方案和新方法，要求该方法高效、价廉、副作用少。正是因此，因中西医学各有优势，各有所长，故寻找中西医结合的方法势在必行。

张老师认为，西医在疾病的定性定位及急性病方面治疗较好，但其轻视疾病发展过程中的机体整体反应及动态变化，中医学对病证的认识相对完善全面。从理论上说，中西医学各有所长，各有不足。西医学的主要特点之一是密切与现代自然科学相结合，广泛应用当代科技成果，诊断较为明确；但是西医以解决局部病灶为首务，因此，只见树木而不见森林，忽视了其生态性，忽略了人的社会属性、心理特性，临床上单纯地把病与病人分割开来，按病名进行治疗，而不是按病人施治。中医学则强调整体观念，认为天人相应，形神相关，以人为本，从宏观出发，又强调辨证论治，以整体性、综合性特点来调节整体功能。

中西医结合有利于早期诊断，并且使诊断客观化。在临床治疗上，中西医治疗方法相结合，相互取长补短，既可提高疗效，又可降低药物的毒副作用。如中医的"水肿"病，在西医范围内就包括了心源性水肿如心衰、肝源性水肿如肝硬化等、肾性水肿如肾病综合征、肾小球肾炎等多种疾病，这几种病的治疗方法和疗效不一样，预后也大不一样。中医治疗心衰以益气温阳、利水、活血等为主，肝硬化治疗则以疏肝补脾、利水等为主。如果结合西医诊断，分别取用中西医各自具有优势之法施治，则有利于提高疗效。因此中西医结合诊治方法既能早期发现疾病，准确诊断，又能综合整体辨证论治，提高临床疗效。

张老师在多年中西医结合的临床实践中已逐渐形成了以辨病与辨证相结合，宏观辨证与微观辨证相结合，辨证论治与专方专药相结合为主的新的临床思维方法。这种新型的思维方式，不仅克服了中医对疾病微观认识的不足，也弥补了西医过分强调疾病病性病位而忽视疾病过程中的机体整体反应及动态变化的弊端。她认为，无论中西医均需辨病，单纯西医辨病、中医辨证的方式诊疗疾病是不合适的。中医辨病是不可缺少的，病与病之间，虽然它们有的证候相同，但由于疾病不同，其症状是有区别的，整个疾病的病因、病性、病势、病位、病机、病理发展的变化规律以及转归预后等方面是不同的。辨病是着重于对疾病病理变化全过程的认识，从共性出发；而辨证重点，考虑的是每个患者机体的功能状态及其所处环境的差异，强调的是个性。现代医学强调个性差异，如感冒，则需要诊断明确是病毒感染还是细菌感染，或是支原体感染等。抗感染药物的选择也有抗细菌、抗病毒、抗支原体等不同。因此，"病症结合"既要从中医辨病辨证考虑，又要从西医诊断和鉴别诊断两方面考虑。张老师在临床诊治疾病时，既充分利用现代科学各种先进技术和方法，发挥西医对疾病定性定位诊断上的长处，同时又按照中医学的理论和方法对疾病进行全面分析，结合病症的现代研究成果中的一些微观指标，做出相应的新的辨证诊断，将局部的病理变化和人体疾病过程中的整体反应、动态变化相结合。

中医药学往往可以补充现代生物医学的缺陷和不足，现代医学检查可弥补中医学之不足，可证实中医学之诊断，引导临床用药，提高临床之疗效。张老师认为中医药学是治疗有病的人，中医药学通过望、闻、问、切四诊收集病人的症状、体征、舌象、脉象来进行综合诊断、分析、概括为哪一种证，从属于何病。但许多疾病鉴别诊断极为困难，容易混淆，造成诊断不准确或误诊。西医学是治疗有人的病，西医药学通过掌握患者临床表现、体格检查及理化检查等结果，得出相应的诊断，确定临床治疗原则和具体用药。但是现代社会中涌现出大量如心身疾病、心脏病介入术后综合征，恶性疾病放疗、化疗引起的副反应等等，西医药学很难解决，但中医可通过中药、针灸、推拿等使问题一一解决。所以，张老师认为，要提高辨证质量，必须重视四诊合参和现代化检查相结合，以便更深透地了解疾病的发生发展规律，便于更好地制订治疗预防措施。如心肌炎患者，早期无任何明显不适感，属中医胸痹范畴，当发作时，胸部才有明显的心悸、胸闷、心痛等感觉，借助心电图及心肌酶谱等其检查能够及早地发现心肌炎，尽早采取营养心肌等治疗，对阻止病情发展和提高治愈率起重要作用。自汗、盗汗、心悸、失眠等可发生于神经官能症，也可发生于心脏病患者，采用心电图、心脏彩超和其他检查，结合临床表现可获得明确诊断。张老师临证时常将中医诊法辨证论治作为主要手段，借助于现代科学检查手段，明确西医诊断，这样使西医的诊断病名有了相应的中医诊断证候，中医诊断证候有了现代医学疾病谱的相应病名，使中医辨证论治扩大了视野，而且使辨证论治水平有了再提高。如对冠心病心衰早期的治疗，依据心脏彩超检查结果有心包少量或大量积液时，我们则加用活血利水、温阳益气之品；若心电图显示心律不齐，我们则加用定悸复脉、养心安神之品等。

二、传承创新，弘扬国医精粹

张老师认为传承是发展的基础，是创新的前提，而传承的目的是求得发展和创新。针对如何传承、创新，她教导学生必须做到：一是熟读经典，学习掌握中医基本理论，突出中医特色，坚持利用现代科学技术研究中医；二是运用中医的整体观念和辨证论治观念指导西医；三是要学习西医的现代科学技术检查及诊疗项目。

中医基础理论和中医诊断学是中医学的基础和精华，只有学好中医基本理论，打好扎实的基础，才能全面认识中医学的内涵并正确加以应用。张老师从汉代医圣张仲景"勤求古训、博采众方"的教导中悟出，要有扎实的中医基本功，就必须大量阅读古今医学书籍。张老师在年轻时期，早晚诵读中医四大经典著作和各家名著，深入领会经典著作之精华。张老师认为，作为一名临床医师，要有坚实的医学基础，必须刻苦学习，要把中医基本理论深透学习、理论结合实践。在临床实践时，应从每一个病证、每一首方剂、每一味中药开始，不断领悟体会中医学精华之所在，这样才能达到传承目的。

学术是医学事业发展的基础，学术的研究必须要通过实验室研究，包括动物实验、临床病案积累观察等。张老师要求我们坚持用现代科学技术来研究中医学，同时还必须要把现代医学基础理论学习好，掌握良好的西医预防、保健、诊断、治疗等方法。

中医与西医是两个不同的医学理论体系，从两者的观念、方法到概念、范畴，各不相同，不可通约。当前中医必须彻底摆脱从属于西医的地位，站稳自己的科学位置。因此，张老师强调，全面贯彻"中西医并重"的医学方针，弘扬国医精粹。

第二章 通补结合治疗冠心病心绞痛

冠心病心绞痛是由于冠状动脉供血不足，心肌急剧的、暂时的缺血与缺氧所引起的临床综合征。其特点为阵发性的前胸压榨性疼痛感觉，可伴有其他症状，疼痛主要位于胸骨后部，常放射至左肩、左臂内侧达无名指和小指等，常发生于劳动或情绪激动时，持续数分钟，休息或含服硝酸甘油可缓解。本病多发于 40 岁以上的中老年人，男性多于女性。属于中医学的"胸痹心痛"范畴。

张老师认为冠心病心绞痛的发生，是由于脏腑功能虚损，正气不足，阴阳平衡失调，心气不足，鼓动无力，气血失和而导致血脉不畅，脉道不利，胸阳阻遏，此为胸痹心痛本虚病机。痰浊为阴邪，痰浊壅塞，阻滞气机，气滞导致血瘀，瘀血阻塞气道，三者相互关联，相互影响，此为标实病机。冠心病病位在心，日久往往累及肺脾肾等脏，形成复杂证型，尤其在情志变化或劳累时，更易诱发本病或加重病情，对于冠心病的治疗，张老师强调要立足辨病，着眼辨证，抓住本虚标实这一关键，治疗突出"补"与"通"。欲通先补，以通为补，补以扶正固本为主，通以祛痰化瘀为主，补通结合，标本兼顾，促使受损脏腑功能恢复，使气血阴阳渐趋平衡，心脉通畅。张老师认为"不通则痛，通则不痛"的治法，对标实者活血化瘀、祛痰通络固然有效，但以此概括解痛之法，不辨标本虚实，就可能犯虚虚实实之戒，正如张景岳所言"有曰通则不痛，又曰痛随利减，不知此为治实痛者言也"，"其有因虚而作痛者，则此说更如冰炭"。张老师认为通法不能狭义地理解，凡能使气血平和调达之法均可称通法。调气以和血，调血以和气，通也；下逆者使之上行，中结者使之旁达，亦通也；虚者助之使通，寒者温之使通，皆通法也。补不留邪，通不损正。故补通二字实为治胸痹之大法。补通兼施，必须明确标本缓急。胸痹心痛发作频繁时或心痛甚者应治标急为主，先通后补，定通以求速效。常用之法为活血化痰法，主方丹参饮。宣痹通阳法，方选瓜蒌薤白汤。芳香温通法，主方选冠心苏合香丸。清热化痰，散结宽胸法，主方选用小陷胸汤。缓解期，扶正固本以巩固疗效，预防复发。

人体是一个有机的整体，脏腑之间相互联系相互影响。治疗冠心病不能局限于心，肾为五脏阴阳之根本，且心肾同属少阴，两者互相依存又互相制约。心肺分主气血，且同居上焦。张老师治疗冠心病时重视心肾、心肺功能，在本虚时，在心阳虚、心阴虚或阴阳两虚时，常心肾同治；在标实时，即表现为气滞、血瘀、痰浊为主时，常心肺、心肝、心脾同治。对每因情绪或饱餐诱发胸闷胸痛者，往往心肝、心胃同治。张老师治疗冠心病心绞痛的经验方心痛胶囊（西安市中医医院制剂室生产，由元胡、佛手、柴胡、柏子仁、苏木、制首乌、红花等十几味药物组成）以柏子仁、制首乌扶正益气滋阴，养心补肾，元胡、柴胡理气散结止痛，佛手、苏木、红花行气活血，调畅气机，全方补通结合，心肾兼顾，调畅中焦气机，升清降浊，临床治疗冠心病心绞痛疗效满意。

第三章　病证结合、虚实兼顾治疗心律失常

　　临床上心律失常可分为缓慢型和快速型两大类型。病证复杂且多变化，标本虚实交错，脏腑气血阴阳平衡失调，病情往往迁延不愈，易复发，是危害人类健康的疾病之一。在临床上，心律失常患者可见数（促）、迟（结代）脉以及各种异常心电图表现。一般而言，都具有热数寒迟之特性。数脉多见于阴虚火旺者，治以养阴清火。安神宁心为主，迟脉多见于阳虚寒凝者，治以温阳散寒行气为主。

　　心动过缓中医谓之"迟脉证"，临床主要症状有胸闷、心慌、气短、头晕、乏力、一过性黑蒙甚至晕厥等。张老师认为迟脉证，其病位在心，涉及脾肾。因心肾气虚，心阳不振、进而推动气血运行无力，心脏搏动失其常度，久病累及于脾，痰浊阻遏，经脉不畅，瘀血内阻，心失所养，则会出现搏动无力。阳虚、痰阻、血瘀三者又互为因果，缠绵反复，临证之际又当根据轻重缓急，权衡调治。张老师的经验方心素泰由红参、鹿角胶、天竺黄等组成，红参益气健脾强心，鹿角胶温肾助阳，养血复脉，天竺黄化痰散结，配以活血化瘀之品，标本兼治，相得益彰，在治疗缓慢型心律失常方面疗效显著。

　　对于期前收缩、逸搏的治疗，特别要注意辨证施治，审清气血阴阳之虚，以及痰、火、饮、瘀之实。张老师认为，房性期前收缩多为正邪相争的对峙期，因个体禀赋强弱不同，故虚实表现也不相同，自当虚实分治；室性早搏为正虚邪进期，邪气内扰，阴阳失衡，故可表现为阳虚或阴虚症状，故室性早搏当以阴阳辨证为要；逸搏为邪进正衰期，邪入血脉，邪伤气血，常可表现为气虚或血虚证，因此，逸搏当以气虚、血虚辨证为眼目。脏腑阴阳失衡，气血流通不畅是心律失常发病的根本所在，阴阳失衡主要是心肾之水火不能上下交通，心火不能潜降以温肾阳，肾水不能上升以滋心阴，而致阴虚阳亢，或心阳无肾阳之温补而成无根之阳，火有余或不足均能导致心律失

常。大凡脉象结代，必有气血流通不畅，故张老师强调补肾、活血在治疗心律失常中的作用。将补肾、活血之法贯穿于心律失常治疗的始终，用药切中病机，故在临床上每获良效。

第四章　标本兼顾治疗心力衰竭

心力衰竭根据其临床表现等，中医辨证属于心悸、喘证、水肿、痰饮等范畴。见于各种病证阴阳气血衰败的晚期，或因心本脏虚损所致，或他脏病久累及于心，临床可见喘促肿满、阴阳离决等危候。其病机如《内经》云："诸湿肿满，皆属于脾。诸气膹郁。皆属于肺。"浮肿之由，脾虚不运，肺郁不通，肾气开合不利，以致水渍三焦，其本在肾，其标在肺，其制在脾。

张老师认为心力衰竭以阴阳气血亏虚为本，水湿瘀血为标，虚实错杂，互为因果。治疗应以温阳益气、活血利水为基本法则。根据此论，由张老师经验方制成的复方无糖制剂红桂心力康冲剂，在组方中采用红参、鹿寿草为君药，温阳益气、补肾养心；桂枝、红花、葶苈子、桑寄生、猪苓等为臣药，活血通脉，利水祛湿；佐以莪术、郁金等药消癥化积，行气解瘀。全方补益正气不留邪、祛瘀化痰不伤正，诸药相互配合，攻补同施，随症加减，故能取得理想的疗效。

第五章　独创膏方外敷治疗心系病

中医学自古就有贴剂治疗疾病的传统，但从未用其药治疗冠心病等心系病。张老师根据祖国医学的特色，从实践出发，用现代科学方法，研制出治疗心系疾病的贴剂冠通贴，进行穴位敷贴。这种方法起效快，作用持久，疗效显著，简便易行。患者无服药之苦，无针刺之痛，节约药材，一举数得。

冠心病心绞痛属中医"胸痹"，其病因病机多为心气虚损，致心血瘀滞，心脉痹塞，不通则痛。

冠通贴（开始我们命名为天王护心宝）是张老师依据多年临床经验，结合中医经络理论和现代医学理论提出的经验方。冠通贴选用冰片、石菖蒲开窍通痹为君，臣以红花、元胡等活血化瘀、理气止痛，佐以柏子仁养心安神，使以三七散瘀止痛，全方共奏温通心阳、化瘀止痛、芳香开窍、养心安神之功效。经过近十余年的临床使用，发现其对痰浊血瘀型冠心病心绞痛、心肌炎等的疗效满意。该课题研究获西安市1996年科技成果三等奖。该药使用方法：根据病情将冠通贴药芯对准膻中、神阙、内关等穴，用胶布固定即可，每周更换2次，病情轻时，贴上述之一穴，重时几穴并贴。研制冠通贴正是为弥补各种内治法之不足。

目前该方法在西安市中医医院心病科住院患者广泛使用，并辨证论治取穴，疗效可靠。

第六章　平衡阴阳法辨治糖尿病

糖尿病属于中医消渴，历代医家多有论述。随着人们生活水平的提高，生活习惯的改变，糖尿病的发病逐年增加且多隐匿发病，尤其是中老年患者。糖尿病常因并发症就诊，久病损及五脏六腑，本虚标实，迁延不愈，因此治疗必须扶正为主，祛邪为辅。糖尿病虽有上、中、下三消之分，肺燥、胃热、肾虚之别，但临床上往往三消症状同时存在或三消症状不明显，或依据实验室检查方能确诊，因此，张老师指出治疗消渴要辨证求因，重在补肾，平衡阴阳。糖尿病迁延不愈，常出现气滞血瘀证候，宜辅以行气活血通络治疗。张老师研制的纯中药制剂消糖片，在临床使用十余年，使众多的糖尿病患者获益。消糖片以生脉散、二至丸、六味地黄丸为基础，结合自身经验用药组成。消糖片方中干生地养阴生津、滋补肾阴；葛根解热生津，滋补脾肾；太子参益肺肾之气；麦冬养肺胃生津；五味子敛肺肾之阴，配以山萸肉补益肝肾，平补阴阳；山药益气养阴，固肾涩精，上药配伍具有滋养肺脾肾三脏之阴液，清上、中、下三焦之燥热、平衡阴阳、重点补肾作用。张老师在治疗糖尿病时，注重辨证施治，遣方用药灵活而不拘泥。上消当滋阴清热、生津止渴，常用生地、元参、石斛、淡竹叶、麦冬等甘寒之品；中消当清热泻火，常用黄芩、黄连、连翘、知母、栀子等苦寒泻火之品；下消当滋阴补肾，育阴潜阳，常用生地、熟地、金毛狗脊、续断、杜仲补肾之品。瘀血阻络当活血化瘀，常用红花、川芎、路路通等活血通络之品。

　　张老师在组方时注重引经药的选用，如上焦用药须清轻布散，桔梗有引药上行之功效；下焦用药需沉降下行，才能达下焦病所而起到治疗作用，泽泻、川牛膝有引药下行功效；中焦用药需平衡，不轻不重，山药入肺脾肾三脏，平衡阴阳，有中通三焦之用。

第七章　重视科研，研发新药

一、临床与科研的关系

　　临床医学是一个实践性较强的学科，临床医生的技术提高和业务进步，离不开科研；而没有扎实的临床知识和积累经验，谈科研只会成为一句空话。好的临床医生必须懂基础、善思考，在临床工作中搞科研，在科研中指导临床工作。只要平时有心去积累病例，平凡的临床实践会潜藏着无数重大科研发现的机会，而许多重大的科研发现可以解决临床重要问题。张老师认为，除了治疗患者，临床医生有责任为医学科学发展作出贡献。带着问题去临床，可以培养主动学习的精神和探索未知的欲望，及时总结临床中的经验教训，对自己也是一种鞭策和升华。一名医生如果一辈子都在重复做一些事情，但他不知道如何去改进，最终都会被淘汰。

　　记得张老师在临床工作中发现多发性大动脉炎患者较多，女性常见，西医治疗主要是用大量激素等，长期应用副作用明显，患者常为此而寻找中医药治疗方法。张老师因此而受启发，就慢慢自己揣摩大动脉炎的中医药治疗方法，不断总结与积累，后来专门为此申报课题，做大动脉炎的临床科研工作，现在张老师对大动脉炎的中医药治疗已经积累了大量的临床病例与临床经验，疗效可靠，为此好多省内外的患者慕名前来就诊。

　　科研的本质就是发现问题、分析问题、解决问题。如果你有一颗这样朴实的"科研心"，你就可能是一个好医生，因为你心里揣着患者。张老师认为，临床离不开科研，科研离不开临床，如果两者分得太清，医学可能就不会进步！我们相信：科研进步一小步，病人获益一大步！

　　如果把医生比做天使的话，那临床工作和科研工作就可以说是天使的一双翅膀。天使如果没有翅膀，总是飞不高的。对于大多数医务工作者，大多数时间都在搞临床，写病历，看病人，做科研的时间实际很有限。但是如果要想成为医学大家，要想在医学领域有所建树的话，科研是绝对必不可少的。张老师平时就是利用休息及业余时间，查找资料、翻阅文献等，慢慢积累科研知识。

临床为科研提供研究的方向，临床为科研提供样本，临床是对科研成果的检验。而科研为临床提供了新的理论，科研为临床提供了新的方法，科研提高临床医生的分析能力，科研可以改变临床医生的思维方式。

科研和临床，相辅相成，相得益彰，它能为医生的事业发展插上飞翔的翅膀。

二、研发中药新药

1. 研发中药新药必须符合中医药理论原则

中医学治疗疾病强调"辨证论治，随症加减"，强调"因人、因时、因地制宜"，亦强调根据疾病变化和个体情况"动态用药"。比较可灵活随症加减的汤剂，这恰恰是中药成方制剂难以弥补的缺陷，这也说明了并不是所有适应证都适合使用中成药，也并不是所有中药处方都适合开发研制成中成药。

张老师认为，中成药的研发应从群体化用药的角度，按照中医治疗学的要求进行立题，针对某一适应证进行的中药新药研发，需要基于中医对该适应证病因、病机、治则立法、预后转归等的认知，不应偏离基本的传统认知方向；中药新药的组方配伍和具体药味的选择确定（处方遣药），不应背离理法方药原则以及对传统中药药性归经、功效特点的认识，对于创新的中医理论应有充分的公认，其中包括对疾病证候、中药药性、组方原则等的创新性认识。如果要作为药物研究开发的依据，这些认识应是已得到有关学术领域的公认。因为只有成熟、公认的学术依据方能用于支持药物的研发上市；使用要符合中医理论，中医新药上市后，使用于临床，不能脱离中医理论对药物性质以及疾病本身的认识。因此，上市前的临床试验设计，包括疾病诊断、病例入选标准、疗程、疗效、指标、疗效制定标准等都不可背离中医药理论对于具体中药应用于具体病证的原则性认识，也只有在这样的设计前提下的临床试验方案，其得出的试验结果才足以评估中药新药的临床获益可能。对于从植物、动物、矿物等物质中提取纯化的有效的部位或有效成分，如果是已具备公认的中药属性的，可以按中医药理论组方和使用；如果是尚无公认中药属性的新的有效部位和有效成分，先应研发和确证其特性（性味、归经、功效等），然后方可按中医药理论组方和使用。

2. 研发中药新药以满足临床需要为前提

中成药新药研发要以临床需求为导向，以解决临床需求为首要目的。解决临床需求的考虑主要包括：明确拟解决的治疗问题，确定临床定位和具体适应证，就有效性和安全性方面进行全面考察，并与现有治疗方法进行综合比较等，在后期的临床前研究和临床试验设计中，也要严格遵循这一思路，充分考虑为患者带来疗效，包括临床应用价值、费用等。

3. 研发中药新药强调比较，反复研究

临床研发中成药新药过程复杂，包括处方、工艺的筛选确定，药效学与毒理学研究以及临床试验方案的设计和实施等，均应仔细、反复考虑后进行研发，研发过程中应详细记录有关事项及结果，研发药品成功后应严密观察病人药后的临床反应，且应与同类药品相互对比，以了解其疗效、费用等问题，从而有利于提高中药新药的上市、效益。

4. 充分利用现代科学技术，多学科配合开发新药

张老师认为，中药新药制剂的研发一方面是我们立足于临床，应用于中医理论选择治法，采取方药；另一方面是应在有效方药的前提下，中医药人员应与化学、药学等学科紧密结合，而且要对有效方药所用药材的有效成分、工艺、质量标准、药效、药理、毒理、给药方式和数量剂量等进行深入研究，利用多学科手段，这样才能开发出高效、速效、长效，且剂量小、毒副作用小，又便于携带、贮存的优质安全新型中药制剂。

5. 临床疗效确切、安全是研发中成药新药的前提

实践经验来源于理论做基础，但理论的正确与否必须经过实践来验证。张老师认为，中成药新药的研究除应遵循中医理论，确定临床疗效外，临床实践经验不可忽视，而且临床动物试验更加可靠可信。中成药新药的研发大多来源于经方、古方、验方，其都是经过千百年来临床验证的，大部分疗效确切，为研发中成药新药提供了极为有利的条件。中成药新药制剂的处方应该是经过人体反复验证产生，来自临床实践的安全有效方药，以经得起重复的临床疗效为依据。对药物疗效的判定和安全性评价是新制剂开发工作中最基础、最重要的工作。

第八章 临床科研成果

在多年的临床实践中，张老师非常注重临床科研，研制出冠心香丹片、枣仁宁心胶囊、消糖片、天藤降压胶囊、红桂胶囊、冠通贴、心肌舒康胶囊、心素泰胶囊、参鹿胶囊等10余种纯中药制剂，应用于临床，疗效可靠。

冠心香丹片

冠心香丹片：0.3g×100片。

批准文号：陕药管制字（2001）第1650号。

成分：檀香、太子参、元胡、丹参、枳壳、瓜蒌等。

功能：宣痹通阳、化瘀通络。

主治：阴虚内盛、阳气不通、冠心病、心绞痛、心肌梗死、心律不齐等。

用法：口服。每日3次，每次3片。

冠心香丹片是由张老师研制的纯中药院内制剂。该药主要由太子参、白檀香、五味子、全瓜蒌、元胡、丹参、枳壳、鸡血藤、清半夏等10余味药组成，具有健脾化痰、理气开胸、化瘀通络、宣痹通阳的功效。经过近20年的临床使用，发现其对痰浊血瘀型冠心病心绞痛的疗效满意，临床总有效率可达95%。现代医学治疗冠心病心绞痛的原则，一般是抗血小板、调脂、稳定冠脉斑块、扩冠、抗缺血等，但由于西药副作用大，部分病人不能坚持长期服用。张老师在其临床实践中总结冠心病的治疗经验，研制出冠心香丹片，全方扶正祛邪，标本兼治，相辅相成，临床证明其安全有效。临床上张老师结合患者症状及舌脉，针对痰浊血瘀型冠心病心绞痛，每投以冠心香丹片口服，均取得较好疗效。

对象和方法

一、病例选择

本次临床研究选择近2年符合纳入标准的病人共256例，均为西安市中医医院门诊及住院病人，其中住院患者198例，占77.34%，门诊患者58例，占22.66%，全部病例均符合病例选择标准。采用随机对照原则，依次编好顺序，以查随机表法按1:1比例随机分为两组，按末尾数字为单数的分配至治疗组，双数和0者分配至对照组，两组各128例。两组患者性别、年龄、病程、中医症状积分等一般资料经统计学处理无显著性差异（$P > 0.05$），具有可比性。

（一）诊断标准

1. 西医诊断标准

参照1981年国际心脏病学会和协会及世界卫生组织（WHO）临床命名标准化联合专题组报告《缺血性心脏病的命名及诊断标准》制定。

（1）劳累性心绞痛：是由于运动或其他增加心肌需氧量的情况下所诱发的短暂胸痛发作，休息或舌下含服硝酸甘油后，疼痛可迅速消失。劳累性心绞痛可分为3类：①初发型劳累性心绞痛：病程在1个月以上。②稳定型劳累性心绞痛：病程稳定在1个月以上。③恶化型劳累性心绞痛：同等程度劳累所诱发的次数、严重程度及持续时间突然加重。

（2）自发性心绞痛：特征是胸痛发作与心肌需氧量的增加无明显关系。与劳累性心绞痛相比，这种疼痛一般持续时间较长，程度较重，且不为硝酸甘油缓解。

初发型劳累性心绞痛、恶化型劳累性心绞痛及自发性心绞痛统称为"不稳定性心绞痛"。

本研究只选稳定型劳累性心绞痛作为观察对象。

2. 中医辨证诊断标准

参照1993年中华人民共和国卫生部《中药新药临床研究指导原则》中的"中药新药治疗胸痹的临床研究指导原则"的有关内容和"中药新药治疗痰浊血瘀证的临床研究指导原则"制定。

（1）胸痹中医诊断标准：胸部闷痛，甚则胸痛彻背，轻者仅感胸闷、憋气、呼吸不畅。

（2）中医辨证及证候判定标准：痰浊血瘀证：胸痛、胸闷、心悸、气短、胸胁胀满、纳呆、肢体沉重，舌质暗红或紫暗、苔浊腻、脉滑或沉或结代。

（二）病例纳入标准

（1）符合冠心病稳定型劳累性心绞痛的诊断标准和中医胸痹证属痰浊血瘀型诊断标准。

（2）每周发作2次以上的冠心病心绞痛患者。

（3）心电图检查有缺血性改变或运动试验阳性。

（4）年龄在18~65岁之间，性别不限。

（5）知情同意。

（6）能配合治疗者，没有参加其他临床研究。

（三）病例排除标准

（1）经检查证实为冠心病急性心肌梗死、不稳定心绞痛以及其他心脏疾病、重度心脏神经官能症、更年期综合征、颈椎病所致胸痛者。

（2）重度高血压（高血压3级）患者。

（3）重度心肺功能不全。

（4）重度心律失常患者。

（5）合并肝、肾、造血功能等严重原发性疾病患者。

（6）精神病患者。

（7）妊娠或准备妊娠及哺乳期妇女。

（8）过敏体质或对多种药物过敏者。

（9）服药前7天内采用其他药物治疗者。

二、病例分组

将符合病例标准的病例纳入研究，按照就诊的先后顺序随机分成治疗组（冠心香丹片组）128例和对照组（心可舒组）128例。

三、治疗方法

治疗组：冠心香丹片，每次3片，每日3次，饭后半小时服用。药品由西安市中医医院制剂室生产，制剂批号20010201。

对照组：心可舒片，每次3片，每日3次，饭后半小时服用。药品由山东省潍坊市中药厂出品，批号为20000619。（心可舒由丹参、三七、木香、葛根等组成，具有活血化瘀、通络止痛、理气化痰的功效，适用于胸痹证属痰浊血瘀者，与冠心香丹片功能主治相近，符合公认有效、同类可比的原则。）

疗程：4 周为 1 个疗程。

四、观察内容及方法

（一）观察项目

1. 安全性指标

（1）不良事件、不良反应及不良反应发生率。

（2）一般体检项目，如体温、脉搏、呼吸、心率、血压等。

（3）血、尿、粪常规、肝功能、肾功能、心电图。

2. 疗效性指标

（1）临床症状：胸痛、胸闷、心悸、气短、胸胁胀满、纳呆、肢体沉重及心绞痛发作的次数、持续时间、疼痛程度及硝酸甘油的停减情况等。

（2）体征：舌苔、脉象的变化。

（3）心电图：治疗前后心电图改变。

（4）运动心电图检查：心电图正常的患者治疗前后进行运动心电图检查。

（5）血液流变学检查：部分患者治疗前后进行了血液流变学检查。

（二）观察方法

1. 症状分级

对主要症状进行记录评分，各项症状分轻、中、重度。

（1）轻度：症状轻微，经提示才意识到，不影响生活和工作。

（2）中度：症状较重，已影响生活和工作，尚能忍受。

（3）重度：症状严重，妨碍生活和工作，难以忍受。

2. 症状积分

以 4 分法评价，根据症状的轻、中、重分别记 1、2、3 分，无症状则记 0 分，具体症状分级见表 1。

表1 症状分级

症状	无（0分）	轻（1分）	中（2分）	重（3分）
胸痛	无	发作时经休息即缓解，不影响日常生活	发作时需药物治疗，缓解后可继续正常活动	发作频繁，影响日常生活活动
胸闷	无	偶感胸闷，可自行缓解	发作频繁，但不影响生活和工作	胸闷持续不缓解，影响生活和工作
气短	无	偶发气短，可自行缓解	间断发作气短，但能坚持工作	经常气短发作，影响生活和工作
胸胁胀满	无	轻微胸胁胀满，不影响生活和工作	经常胸胁胀满，部分影响生活和工作	明显胸胁胀满，明显影响生活和工作
纳呆	无	进食乏味，但基本保持原食量	无食欲，食量较前减少	无食欲，食量较前明显减少

（三）疗效判定标准

参照1979年中西医结合治疗冠心病心绞痛及心律失常座谈会《冠心病心绞痛及心电图疗效评定标准》制定。

1. 心绞痛疗效判定标准

（1）轻度。

显效：胸痛消失或基本消失。

有效：胸痛发作明显减轻。

无效：胸痛症状无改善。

加重：胸痛发作加重，达到"中度"以上标准。

（2）中度。

显效：胸痛症状消失。

有效：胸痛症状减轻一级，达到"轻度"标准。

无效：胸痛症状无改善。

加重：胸痛症状加重，达到"较重度"或以上标准。

（3）较重度。

显效：胸痛症状消失或减轻到"轻度"标准。

有效：胸痛症状减轻到"中度"标准。

无效：胸痛症状与治疗前相同。

加重：胸痛症状加重，或达到"重度"标准。

2. 心电图疗效评定标准

（1）显效：心电图恢复至"大致正常"或达到"正常心电图"。

（2）有效：ST 段降低，治疗后回升 0.05mV 以上，但未达到正常水平，在主要导联上倒置 T 波变浅（达 25% 以上者），或 T 波由平坦变直立，房室或室内传导阻滞改善者。

（3）无效：心电图基本与用药前相同。

（4）加重：ST 段较用药前降低 0.05mV 以上，在主要导联倒置 T 波加深（达 25% 以上），或直立 T 波变平坦，平坦 T 波变倒置以及出现异位心律、房室传导阻滞或室内传导阻滞。

3. 硝酸甘油停减情况

停药：用药后完全停服，停减率 100%。

减量：用药后较用药前药物用量明显减少，停药率 ≥50%，<100%。

不变：用药后药物用量无明显减少，停药率 <50%。

未用：用药前及用药后均未服用

停减率（%）=［（用药前用药片数 - 用药后用药片数）/用药前用药片数］×100%

4. 中医证候疗效判定标准

证候积分减少率（%）=［（用药前证候积分 - 用药后证候积分）/用药前证候积分］×100%

显效：临床症状、体征明显改善，证候积分减少 >70%

有效：临床症状、体征均有好转，证候积分减少 ≥30%，<70%。

无效：临床症状、体征无明显改善，甚或加重，证候积分减少 <30%

加重：临床症状、体征均有加重，证候积分减少为 0。

（四）统计处理

数据应用 SPSS13.0 统计软件进行分析。等级资料用 Ridit 检验，分类资

料用 χ^2 检验，计量资料用 t 检验。

结果

一、心绞痛疗效比较

表2　两组患者心绞痛疗效

组别	例数 n	显效 n（%）	有效 n（%）	无效 n（%）	加重 n（%）	总有效率（%）
治疗组	128	51（39.84）	66（51.56）	11（8.59）	0（0）	91.41
对照组	128	26（20.31）	44（34.38）	58（45.31）	0（0）	54.69

经 Ridit 检验，两组之间比较，$P < 0.05$，有显著性差异，证明治疗组疗效优于对照组。

二、两组患者心电图疗效

表3　两组患者心电图疗效

组别	例数 n	显效 n（%）	有效 n（%）	无效 n（%）	加重 n（%）	总有效率（%）
治疗组	128	41（32.03）	42（32.81）	45（35.16）	0（0）	64.84
对照组	128	28（21.88）	22（17.19）	78（60.93）	0（0）	39.07

经 Ridit 检验，两组之间比较，$P < 0.05$，有显著性差异，证明治疗组疗效优于对照组。

三、两组患者硝酸甘油停减情况比较

表4　两组患者硝酸甘油停减情况比较

组别	例数 n	停药 n（%）	减量 n（%）	不变 n（%）	停减率（%）
治疗组	108	33（30.55）	62（57.41）	13（12.04）	87.96
对照组	98	16（16.33）	33（33.67）	49（50.00）	50.00

经 Ridit 检验，两组之间比较，$P < 0.05$，有显著性差异，证明治疗组疗效优于对照组。

四、两组患者中医证候疗效比较

表5　两组患者中医证候疗效比较

组别	例数 n	显效 n（%）	有效 n（%）	无效 n（%）	总有效率 （%）
治疗组	128	66（51.56）	50（39.06）	12（9.38）	90.62
对照组	128	38（29.69）	38（29.69）	52（40.62）	59.38

经 Ridit 检验，两组之间比较，$P < 0.05$，有显著性差异，证明治疗组疗效优于对照组。

五、两组患者各项中医症状疗效比较

表6　两组患者各项临床症状疗效比较

症状	治疗组 n = 128							对照组 n = 128						
	治疗前				治疗后			治疗前				治疗后		
	+++	++	+	−	显效	有效	无效	+++	++	+	−	显效	有效	无效
胸闷	66	50	17	1	72	54	2	67	53	8	0	51	48	29
胸痛	54	62	11	1	88	38	2	60	52	12	4	61	44	23
气短	45	22	14	47	62	11	15	34	24	28	42	25	41	20
胸胁胀满	21	46	11	50	41	29	8	18	48	12	50	33	31	16
纳呆	12	27	44	45	52	28	3	11	25	51	41	33	49	5

经 Ridit 检验，两组之间比较，$P < 0.05$，有显著性差异，证明治疗组疗效优于对照组。

六、安全性分析

两组患者治疗过程中均尚未发现明显不良反应。

临床试验中，对治疗组及对照组患者治疗前后分别进行了血常规、尿常规、便常规、肝功能、肾功能检查。

治疗组：治疗前 128 例中，尿常规不正常者 8 例，其中 5 例为尿路感染，3 例为合并 2 型糖尿病致尿糖阳性，经治疗后全部正常。其余项目治疗前、后均正常。

对照组：治疗前 128 例中，尿常规不正常者 5 例，3 例为尿路感染，1 例合并有 2 型糖尿病致尿糖阳性，另 1 例为月经期尿中 BLD（＋）；1 例患者尿素氮偏高，经治疗后全部正常。其他项目治疗前、后均正常。

讨论与结论

冠心病心绞痛属于祖国医学"胸痹"、"心痛"的综合范畴。其主要病因是正气不足，脏腑功能虚弱，阴阳平衡失调而致气滞、血瘀、寒凝、痰阻，导致胸阳不振，心脉痹阻。虽然本病病位在心，久病往往累及肺、肝、脾、肾等脏，形成复杂的证型。故病程长，易复发，尤其在情志变化或劳累时，更易复发或使病情加重。本病的特点是因虚致实，虚中挟实，本虚标实。冠心香丹片是张老师临床实践多年的经验方，由该院制剂室生产，处方由太子参、白檀香、五味子、全瓜蒌、枳壳、元胡、丹参等组成。方中太子参性味甘苦，微温，入心、脾、肺经，现代药理研究证实其含有果糖、淀粉、皂苷等，具有补益心脾、生津定心悸的作用。白檀香，性辛温，理气止痛。《日华子本草》："治心痛，霍乱。肾气腹痛……"《医学金针》："治心腹诸痛，属半虚半实者。"五味子，性温，味酸微苦咸，入肺、肾经，可补元气不足，收耗散之气。有试验证实五味子可使人的手指血管扩张。全瓜蒌：甘、苦寒，润肺化痰，开胸宣痹。有研究表明瓜蒌可改善冠脉供血，放松动脉紧张度，减轻心脏负荷。元胡，性辛苦，温，归肝、胃经。功用：活血、散瘀、理气、止痛。《雷公炮炙论》曰："入心肺、胃、脾经。……治心痛欲死。"枳壳，苦辛，凉，行气，化痰，止痛，治胸膈痰滞。丹参，苦，微温，活血祛瘀，安神宁心，止痛。现代药理研究证实丹参有扩张血管的作用，能缩短心肌缺血的时间。全方扶正祛邪，标本兼治，相辅相成，疗效满意。

本研究共有合格受试者 256 人，治疗组 128 例，对照组 128 例，经临床试验证明冠心香丹片（治疗组）在治疗冠心病心绞痛患者中对心绞痛疗效、心电图疗效、中医证候总疗效、硝酸甘油停减率方面均优于对照组。本研究观察治疗组病例 256 例，尚未发现明显不良反应，治疗剂量对肝肾功能、造血系统均无不良影响。该制剂在临床应用 20 年，在治疗冠心病心绞痛方面显示出独特疗效，值得进一步推广应用。

参考文献

[1] 国际心脏病学会和协会及 WHO 命名标准化联合专题组. 缺血性心脏病命名及诊断标准. 中华心血管病杂志, 1981, 9 (1): 75 - 76.

[2] 中华人民共和国卫生部. 中药新药临床研究指导原则 [M]. 北京: 中国中医药出版社, 1993.

临床研究人员名单

	姓名	职称	专业
试验设计人	张素清	主任医师　省级名老中医	中医内科
临床总结人	刘文江	主任医师	中医内科
临床负责人	郝伟	心内科主任	中医内科

枣仁宁心胶囊

枣仁宁心胶囊: 0.45g×10 粒×3 板/盒。

批准文号: 陕药管制字 (2001) 第 1598 号。

主要成分: 炒酸枣仁、柏子仁、茯神等。

功能主治: 养心安神。用于各种器质性心脏病、心律失常、老年动脉硬化引起的心悸、心烦、失眠、胸闷、气短、顽固性失眠症。

用法用量: 口服, 一次 2 ~ 4 粒, 一日 3 次或遵医嘱。

贮藏: 密闭, 防潮。

枣仁宁心胶囊是由张老师研制的纯中药院内制剂。该药主要由西洋参、茯神、炙甘草、生地、柏子仁、酸枣仁、合欢皮等组成, 具有养心安神的功效, 用于各种器质性心脏病、心律失常、老年动脉硬化引起的心悸、心烦、失眠、胸闷、气短、顽固性失眠等症。经过近 20 年的临床使用, 发现其对各种心律失常疗效满意, 临床总有效率可达 91.2%。临床证明其安全有效。

对象和方法

一、病例选择

本病例来源于西安市中医医院心内科, 1994 ~ 2000 年采用枣仁宁心胶囊治疗心律失常（心悸失眠）。门诊病例52例，住院病例16例。男性36例，女性32例。年龄最大70岁，最小15岁。病程最长8年，最短1年。疾病分类：冠心病32例，高心病16例，心肌病3例，心肌炎9例，风心病3例，糖心病4例，心神经官能症7例。心律不齐心电图表现：心动过缓18例，心动过速7例，窦性心律不齐11例，房颤8例，各类型早搏共22例（其中室性早搏12例，房性早搏8例，结性早搏2例）。

全部病例符合诊断标准。

（一）诊断标准

西医诊断标准：参照1979年国际心脏病世界卫生组织命名及诊断标准。

中医诊断标准：参照中医院校内科学：心悸、惊悸、怔忡篇。

气阴双虚型：心神不宁、动则加重、神疲乏力、夜寐不安、舌苔薄白，舌质淡。脉沉细或结代。

（二）病例纳入标准

（1）符合心律失常诊断标准，中医辨证属气阴双虚型。

（2）心电图检查，有心肌缺血或心律不齐的改变。

（3）年龄：在15~70岁之间。

（4）诱发因素：每因劳累后情绪波动而发病或加重病情。

（三）排除病例标准

（1）精神病患者。

（2）重度心肺功能不全者。

（3）心脏病介入治疗后。

（4）妊娠及哺乳期患者。

（5）甲状腺功能亢进或甲状腺功能减退、电解质紊乱等引起的心律失常。

二、治疗方法

枣仁宁心胶囊：0.45g×10粒×3板/盒 批准文号：陕药管制字（2001）第1598号。由西安市中医医院制剂室制剂。2粒，每日3次，病情较重可3

粒，每日 3 次，或每 6 小时 2~3 粒，温开水送服。

2 周为 1 个疗程，观察 2 个疗程。在治疗中每 3~7 天查心电图 1 次，心率、脉律变化。

三、观察内容及方法

（一）观察项目

1. 安全性指标

（1）不良事件、不良反应。

（2）一般体检项目，如体温、脉搏、呼吸、心率、血压等。

（3）血、尿、粪常规、肝功能、肾功能、电解质、血脂、血糖、心电图。

2. 疗效性指标

（1）临床症状：心悸、心烦、失眠、胸闷、气短、乏力等症。

（2）体征：舌苔、脉象的变化。

（3）心电图或 24 小时心电图：治疗前后心电图改变。

（二）疗效评定标准

显效：临床症状，心悸、胸闷、气短等消失或基本消失。

用药后早搏消失或早搏减少≥85%，心律正常，脉律齐。

有效：症状基本消失。早搏减少≥50%。

好转：自觉症状明显好转，早搏由频发转为偶发。

无效：自觉症状好转，早搏减少不明显。

（三）统计处理

数据应用 SPSS13.0 统计软件进行分析。等级资料用 Ridit 检验，分类资料用 χ^2 检验，计量资料用 t 检验。

结果

一、疗效分析

（一）症状疗效

症状	心悸	气短	胸闷	乏力	失眠
治疗前（例）	44	43	40	38	32
治疗后（例）					
显效	消失 20	消失 20	消失 20	14	12
有效	14	12	10	12	10
好转	8	9	8	10	7
无效	2	3	2	2	3

经治疗，心悸、气短、胸闷疗效较好，其余患者自觉症状均有不同程度的减轻。

（二）心电图疗效

各类型早搏共 22 例，其中室性早搏 12 例，房性早搏 8 例，结性早搏 2 例，早搏消失 16 例，显效率 72.7%。早搏减少 4 例，有效率 18.3%，总有效率 91%，无效 2 例。

本病例中有 67 例有不同程度的心肌缺血改变，心电图恢复正常 28 例，显效率 41.9%，改善 17 例，有效率 23.1%，总有效率 64.9%。

（三）血脂血糖影响疗效

本病例中有胆固醇增高者 32 例，甘油三酯升高 15 例，血糖升高 4 例，治疗后均有改善，分析可能与本药有理气活血作用有关。

（四）治疗结果

总有效率 91.2%。
显效：20 例（占 29.4%）。

有效：25 例（占 36.8%）。

好转：17 例（占 25%）。

无效：6 例（占 8.8%）。

二、安全性分析

两组患者治疗过程中均尚未发现明显不良反应。

讨论与结论

心律失常属于祖国医学惊悸、怔忡、心悸等综合范畴，是中医临床常见病症之一，其发病率呈逐年上升，严重威胁人类健康。本病病理改变是心、肝、脾、肺、肾五脏受损，功能失调、气血瘀阻、气机不畅而发病，特点是本虚标实，治疗宜补虚祛邪为主。方中用西洋参补心气，药理研究表明该药有促进新陈代谢作用，可以增强心肌收缩力，降低心肌耗氧量，改善心肌缺血缺氧状况，故为君药。炙甘草有调节心脏传导系统功能，具有抗心律失常之功。配西洋参增强补益心气、复脉律的作用。西洋参配合生地补心气、滋肾养精血之功。柏子仁、酸枣仁联合用药，安神定志作用增强。西洋参、合欢皮配合香附运用，有解郁理气、调畅气机之功，可以扶正促进血液循环、血脉流畅。诸药从归经治疗作用来看，对五脏心、肝、脾、肺、肾有较好的作用。诸药配伍共奏益气养心、安神定志之功。本药经过临床应用，疗效确切，总有效率是91.2%。未发现毒副作用，是治疗心悸失眠的良药，值得进一步推广应用。

消糖片

消糖片：0.3g×100 片。

批准文号：陕药管制字（2001）第 1654 号。

处方：生地、石膏、天花粉、山萸肉等。

功能与主治：滋阴润燥，主治糖尿病、糖尿病并发心血管疾患。

用法用量：口服。一日 3 次，一次 3～5 片。

消糖片是由张老师研制的纯中药院内制剂。该药主要由：太子参、生地、玄参、五味子、石膏、天花粉、知母、桃仁、红花、半枝莲等 10 余味中药组成，具有益气养阴、活血化瘀的功效。经过近 20 年的临床使用，发现其对气阴两虚、瘀血阻络型糖尿病、糖心病的疗效满意，临床总有效率可达 87.14%。糖尿病所并发的心脏病，可涉及糖尿病心脏微血管病变、大血管病变、心肌病变、心脏自主神经功能紊乱等，是糖尿病（DM）常见的慢性并发症。现代医学治疗糖尿病、糖心病的原则，一般是降糖、调脂、改善循环等，但由于西药副作用大，部分病人不能坚持长期服用。张老师总结其40余年的治疗糖尿病、糖心病的临床经验，研制出消糖片，全方扶正祛邪，标本兼治，补通结合，经临床观察证明其安全有效。

对象和方法

一、病例选择

本次临床观察选择近 18 个月符合纳入标准的病人共 140 例，均为西安市中医医院门诊病人。采用随机对照原则，依次编好顺序，以查随机表法按1:1 比例随机分为两组，按末尾数字为单数的分配至治疗组，双数和 0 者分配至对照组，两组各 70 例。两组患者性别、年龄、病程、中医症状积分等一般资料经统计学处理无显著性差异（$P > 0.05$），具有可比性。

（一）诊断标准

1. 西医诊断标准

根据 1997 年 ADA（美国糖尿病协会）的糖尿病诊断标准和现代医学文献关于糖尿病性心脏病的研究进展，综合参定为糖尿病性心脏病的诊断标准。

2. 中医辨证诊断标准

（1）消渴病的诊断标准，根据《中药新药治疗消渴病（糖尿病）临床研究指导原则》，凡具有口渴多饮、消谷善饥、尿多而甜、形体渐瘦者即可诊断。

（2）辨证分型标准：参照中国虚证辨证参考标准（全国中西医结合虚证与老年病防治学 1982 年制订于广州）和全国血瘀证诊断标准（中国中西医结合研究会活血化瘀专业委员会第二届全国活血化瘀研究学术会议 1986 年11 月修订于广州）。制订气阴两虚、瘀血阻络型标准如下：口渴喜饮、倦怠乏力、心悸怔忡、胸闷胸痛、自汗盗汗、腰膝酸软、头晕失眠、肢端麻痛。

舌体胖，舌暗红或有瘀点瘀斑，苔薄白或少苔。脉细数或涩。

（二）病例纳入标准

凡符合本文西医诊断中的糖尿病性心脏病的诊断标准，又符合上述中医辨证分型标准者。年龄在 30~70 岁。依从性较好。

（三）病例排除标准

（1）近一月内发生糖尿病急性并发症如：酮症酸中毒、乳酸性酸中毒、高渗性昏迷以及感染者。

（2）有心、肝、肾等严重并发症或其他严重原发疾病。

（3）妊娠或哺乳期妇女，及对本药过敏者。

（4）中医辨证不符合此型者。

二、病例分组

将符合病例标准的 140 病例纳入，按就诊顺序随机分为治疗组和对照组。从随机数字表任意一行起，奇数进入治疗组，偶数进入对照组。

三、治疗方法

治疗组：消糖片，每次 4 片，每日 3 次，饭后半小时服用。疗程：1 个月为 1 个疗程，治疗 1 个疗程。治疗期间患者心绞痛发作时含服硝酸甘油片，合并高血压病者维持原长期用药。治疗前 1 周停服降糖药及抗心绞痛、抗心律失常药物。药品由西安市中医医院制剂室生产，制剂批号 20010201。

对照组：降糖药根据血糖水平常规选用，若效果不佳，改用诺和灵皮下注射；扩张冠状动脉药选用硝酸异山梨酯片 10 mg，每日 3 次，1 个月为 1 个疗程。

四、观察内容及方法

（一）安全性指标

（1）一般体检项目：包括脉搏、呼吸、心率、血压、体重等。

（2）血、尿、便常规检查，治疗前后各检验 1 次。

（3）肝、肾功能，治疗前后各检验 1 次。

（4）不良反应。

（二）疗效观察指标

1. 证候疗效

观察治疗前后的症状体征变化，分为主症、次症，并根据正常、轻、中、重程度分为四级，主症分别记作 0，2，4，6 分；次症分别记作 0，1，2，3 分。以便根据治疗前后症状体征积分多少判定疗效。

主症：

心悸怔忡　0 分：正常。

　　　　　2 分：活动后偶有心悸。

　　　　　4 分：动则心悸。

　　　　　6 分：安静时即有心悸。

胸闷胸痛　0 分：正常。

　　　　　2 分：重体力活动后，发作胸闷胸痛。

　　　　　4 分：轻度活动即可有胸闷胸痛。

　　　　　6 分：安静时亦发作胸闷胸痛。

倦怠乏力　0 分：正常。

　　　　　2 分：轻度倦怠乏力，易疲劳，可胜任日常工作。

　　　　　4 分：倦怠乏力，休息方可缓解，尚能完成日常工作。

　　　　　6 分：周身乏力疲倦不堪，休息不能缓解，不能胜任日常工作。

口渴喜饮　0 分：正常。

　　　　　2 分：口干欲饮水，饮水量比平日饮水量增加 1/2 倍。

　　　　　4 分：口干咽燥，时欲饮水，饮水量比平日饮水量增加 1/2 ～1 倍。

　　　　　6 分：口干难忍，时时饮水，饮水量比平日饮水量增加 1 倍以上。

舌象　0 分：正常。

　　　2 分：舌暗淡，苔薄白。

　　　4 分：舌暗红，舌胖苔少。

6分：舌暗红，有瘀斑瘀点，舌胖边有齿痕。

脉象　0分：正常。

2分：脉稍细，微数。

4分：脉细数。

6分：脉细数而弱。

次症：

多食易饥　0分：症状无或消失。

1分：有轻度饥饿感，食量略增加。

2分：时感饥饿，尚能控制，或食量增加1/2~1倍。

3分：易饥多食，不能自控，或食量增加1倍以上。

多尿或溲赤　0分：症状无或消失。

1分：尿色深黄，或尿量增加1倍以下。

2分：尿色黄赤，或尿量增加1~2倍。

3分：尿呈茶褐色，尿量增加2倍以上。

腰膝酸软　0分：症状无或消失。

1分：偶感腰膝酸软不适。

2分：时感腰背肢体酸软乏力，久立易疲劳。

3分：腰膝酸痛难忍，瘫软无力不能久立。

自汗　0分：症状无或消失。

1分：动则微汗出。

2分：不动即皮肤潮湿，少动即微汗出。

3分：经常汗出，动则汗出如水洗。

盗汗　0分：症状无或消失。

1分：寐则偶汗出。

2分：寐则汗出。

3分：寐则大汗出如珠。

头晕失眠　0分：症状无或消失

1分：活动后即感头晕，睡眠不足6小时。

2分：轻微活动后即感头晕，睡眠不足4小时。

3分：安静时即感头晕，睡眠不足3小时。

肢端麻痛　0分：症状无或消失。

　　　　　1分：肢体轻度酸楚麻木，偶发疼痛。

　　　　　2分：肢体麻木刺痛，时作时止。

　　　　　3分：肢体麻木蚁行感，疼痛剧烈难忍，影响睡眠。

五心烦热　0分：症状无或消失。

　　　　　1分：偶感手足心热。

　　　　　2分：手足欲露衣被外，时而心烦。

　　　　　3分：手足近冷物则舒，心烦不宁。

大便干结　0分：症状无或消失。

　　　　　1分：便干，排之不畅。

　　　　　2分：大便干结，排之困难，2～3日一行。

　　　　　3分：大便硬结，干涩难解，4日以上一行。

2. 主要理化指标

（1）空腹血糖、餐后2小时血糖、24小时尿糖定量。

（2）血脂、血流变。

（3）糖化血红蛋白。

（4）普通心电图。

3. 心率变异性指标

　　按照中华医学会心电生理分会全国心率变异性协作组规定的统一方法及国外标准化指标，使用蓝港公司第二代 HOLTER - SIAR 全息三导联24小时动态心电图记录器及3.2版本 HRV 分析软件。治疗前后各检查1次，观察时域及频域指标变化。

　　（1）时域指标：RMSSD：全部相邻 RR 间期之差的均方根值。单位为毫秒，正常值 27 ± 12。

　　（2）频域指标：总频谱（TP）：为24小时内 RR 间期变化的总功率，是功率频度密度曲线函数在 $0 \sim 0.4Hz$ 范围内的积分值，也就是功率频谱密度曲线在 $0 \sim 0.4Hz$ 范围内与横轴所夹的面积。单位为毫秒^2，正常值 3466 ± 1018。

　　低频（LF）：为低频分量曲线（中心频率位于 $0.04 \sim 0.15Hz$）的积分值，也就是低频分量曲线与横轴所夹的面积。单位为毫秒^2，正常值 1170 ± 416。

　　高频（HF）：为高频分量曲线（中心频率位于 $0.15 \sim 0.4Hz$）的积分

值，也就是高频分量曲线与横轴所夹面积。单位为毫秒^2，正常值975±203。

低频/高频（LF/HF）：低频高频功率的比值，说明交感神经张力与迷走神经张力的平衡。正常值1.5～2.0。

4. 血液流变学检查

部分患者治疗前后进行了血液流变学检查。

（三）疗效判定标准

（1）中医证候疗效评定标准。

显效：治疗后积分下降≥2/3。

有效：治疗后积分下降1/3～2/3。

无效：治疗后积分下降≤1/3。

（2）糖尿病疗效评定标准。

参照《中药新药临床指导原则》制定如下：

显效：治疗后症状基本消失，空腹血糖≤7.2mmol/L，餐后2小时血糖≤8.3mmol/L，或疗后血糖较前下降30%以上。

有效：治疗后症状明改善，空腹血糖≤8.3mmol/L，餐后2小时血糖≤10mmol/L，或疗后血糖较前下降10%以上。

无效：治疗后症状无明显改善，血糖下降未达标准。

（3）心脏自主神经病变疗效评定标准。

显效：心脏自主神经功能全部恢复正常。

有效：病变程度由重度转化为中度，或由中度转化为轻度。

无效：治疗后无变化。

（4）综合疗效标准。

显效：静息心动过速、体位性低血压等症状体征消失或明显改善，症状体征总积分下降≥2/3，空腹血糖≤7.2mmol/L，餐后2小时血糖≤8.3mmol/L，或疗后血糖较前下降30%以上。心脏自主神经功能全部恢复正常。

有效：静息心动过速、体位性低血压等症状体征有改善，症状体征总积分下降1/3～2/3，空腹血糖≤8.3mmol/L，餐后2小时血糖≤10mmol/L，或疗后血糖较前下降10%以上。病变程度由重度转化为中度，或由中度转化为轻度。

无效：静息心动过速、体位性低血压等症状体征无改善，症状体征总积分下降≤1/3，血糖下降未达标准。心脏自主神经功能治疗后无变化。

（四）统计处理

根据观察指标和数据的不同，计量资料采用 t 检验，计数资料采用 χ^2 检验，临床等级资料采用 Ridit 检验，所有资料均采用均数 ± 标准差形式，$P < 0.05$ 为显著性差异，$P < 0.01$ 为非常显著性差异。

结果

一、临床症状的疗效分析

治疗后临床主要症状均有不同程度的改善，计量资料采用均数 ± 标准差表示，治疗前后结果经 Ridit 统计分析，显示治疗前后比较有统计学意义（$P < 0.05$）。其中以心悸、口渴喜饮、乏力、五心烦热等症状改善较明显。详见表1。

表1 中医症状体征疗效比较

症状体征	治疗组					对照组				
	合计	显效	有效	无效	有效率(%)	合计	显效	有效	无效	有效率(%)
口渴喜饮	38	14	18	6	84.21*	42	14	12	16	61.90
倦怠乏力	54	17	27	10	81.48*	48	14	17	17	64.58
心悸怔忡	49	21	22	6	87.76*	50	17	16	17	66.00
胸闷胸痛	54	28	14	12	77.78	45	17	17	11	75.56
腰膝酸软	43	19	15	9	79.67*	39	8	13	18	53.85
五心烦热	48	19	20	9	81.25*	27	8	7	12	55.56
自汗	38	12	16	10	73.68	20	5	9	6	70.00
盗汗	23	9	8	6	73.91	27	9	8	10	62.96
头晕失眠	39	17	12	10	74.36	36	10	12	14	61.11
总计	386	156	152	78	79.79*	334	102	111	121	63.77

*为 $P < 0.05$。

由表1可知，治疗组能明显改善患者的临床症状，治疗前后比较有显著性差异（$P < 0.05$）。与对照组差值比较，经统计学处理，有显著性差异（$P < 0.05$）。

二、对患者糖代谢疗效

见表2。

表2　糖代谢的疗效比较

项目	治疗组			对照组		
	治疗前	治疗后	P 值	治疗前	治疗后	P 值
空腹血糖	11.37±1.82	7.29±1.33	<0.05	11.18±1.73	8.66±1.58	<0.05
餐后2小时血糖	14.26±2.59	9.38±2.13	<0.05	15.16±2.15	10.53±1.69	<0.05

与对照组比较 $P > 0.05$。

由表2可知，治疗组治疗前后空腹、餐后2小时血糖有显著性差异（$P < 0.05$）。与对照组差值比较，经统计学处理，无显著性差异（$P > 0.05$）。

三、治疗前后血脂疗效比较

见表3。

表3　治疗前后血脂疗效比较

项目	治疗组			对照组		
	治疗前	治疗后	P 值	治疗前	治疗后	P 值
总胆固醇	7.35±1.65	5.35±1.31	<0.05	7.12±1.57	6.65±1.88	>0.05
甘油三酯	2.96±1.23	1.54±1.22	<0.05	2.51±1.36	2.08±1.61	>0.05

与对照组比较 $P < 0.05$。

由表3可知，治疗组能降低患者的胆固醇、甘油三酯，治疗前后比较有显著性差异（$P < 0.05$）。与对照组差值比较，经统计学处理，有显著性差异（$P < 0.05$）。

四、治疗前后心电图疗效比较

见表4。

表4 治疗前后心电图疗效比较

项目	治疗组					对照组				
	合计	显效	有效	无效	总有效率（%）	合计	显效	有效	无效	总有效率（%）
窦性心动过速	8	5	3	0	100.00*	12	4	3	5	58.33
窦性心动过缓	7	5	1	1	85.71	11	3	5	4	72.73
房室传导阻滞	13	6	5	2	84.62	6	2	2	2	66.67
房性早搏	26	18	6	2	92.31*	18	4	8	6	66.67
室性早搏	13	7	5	1	92.31*	10	2	3	5	50.00
房颤	5	4	0	1	80.00	6	1	3	2	66.67
冠状动脉供血不足	53	32	18	3	94.34*	51	20	15	16	68.63

与对照组比较 $*P < 0.05$。

由表4可知，治疗组能改善糖心病患者心电图，与对照组比较，经统计学分析，有显著性差异（$P < 0.05$）。

五、安全性分析

两组患者治疗过程中均未发现任何不良反应。

临床试验中，对治疗组及对照组患者，治疗前后分别进行了血常规、尿常规、便常规、肝功能、肾功能检查。

治疗组：治疗前70例中，尿常规不正常者13例，其中3例为尿路感染，7例为尿糖阳性，3例尿蛋白（＋），经治疗后全部正常。其余项目治疗前、后均正常。

对照组：治疗前70例中，尿常规不正常者9例，4例为尿路感染，4例尿糖阳性，另1例为尿蛋白（＋）；1例患者尿素氮偏高，经治疗后全部正常。其他项目治疗前、后均正常。

讨论与结论

糖尿病性心脏病（简称：糖心病，DHD），是指糖尿病所并发的心脏病，可涉及心脏微血管病变、大血管病变、心肌病变、心脏自主神经功能紊乱等，是糖尿病（DM）常见的慢性并发症。糖尿病性心脏病属中医"消渴"、"胸痹"、"心悸""眩晕"等范畴，中医对本病的研究历史悠久，经验丰富。从病因病机上讲，脾气亏虚，累及心气不足，终致心脾两虚是本病发生的关键；肾阴亏虚，而致水火失济，心肾不交为本病发生的枢机；瘀血痹阻心脉贯穿本病的始终。治疗上立足于辨证施治，以扶正固本，益气补肾兼以滋阴清热。方中太子参、生地益气补肾健脾，养阴生津之功，共为君药；石膏、知母、天花粉清肺胃，除烦热；玄参清肺养阴，益胃生津；桃仁、红花活血通络；五味子味酸入肝，酸甘化阴，养阴柔肝，既能滋补肝肾，又能缓血脉拘急为佐药；半枝莲辛寒，归心、小肠、肺经，清热解毒为佐使之药。综观全方，主次分明，标本兼顾，共奏滋肾健脾、养阴柔肝、通脉活血之功，主治糖尿病、糖尿病性心脏病。该方从整体调节入手，促进脏腑功能恢复，阴阳及气血津液代谢平衡，以平为期，平则不病，具有疗效稳定，无明显毒副作用的特点，可明显改善患者生存质量，降低病死率。糖尿病性心血管病往往迁延不愈，易复发，多出现气滞血瘀的临床证候。因此，在治疗上用活血化瘀药物可增强疗效，缓解症状。尤其是长期用西药治疗效果不佳的患者有明显疗效。

本研究共有合格受试者 140 人，治疗组 70 例，对照组 70 例，经临床试验证明消糖片（治疗组）在治疗糖尿病、糖心病患者中对中医证候总疗效、血脂、改善心电图等方面均优于对照组，本降糖治疗与对照组作用相当。研究观察治疗组病例 140 例，尚未发现明显不良反应，治疗剂量对肝肾功能、造血系统均无不良影响。该制剂用于治疗糖尿病、糖心病方面显示出独特疗效，值得进一步推广应用。

参考文献

[1] 胡绍文，郭瑞林. 实用糖尿病学 [M]. 北京：人民军医出版社，1998：184 - 191.

[2] 中华人民共和国卫生部. 中药新药临床研究指导原则 [M]. 北京：中国医药科技出版社，2002：233 - 238.

临床试验人员名单

	姓名	职称	专业
试验设计人	张素清	主任医师　省级名老中医	中医内科
临床总结人	赵　琨	主任医师	中医内科
临床负责人	郝　伟	心内科主任	中医内科

天藤降压胶囊

天藤降压胶囊：0.5×24 粒。

批准文号：陕药管制字（2001）第 1604 号。

处方：天麻、丹参等多味名贵药材。

功能与主治：头痛、眩晕、肢麻，主要用于血脂异常、高血压、动脉硬化症、高黏血症。

用法与用量：口服。每日 3 次，每次 1～2 粒。

天藤降压胶囊是由张老师研制的纯中药院内制剂。该药主要由天麻、决明子、焦栀子、鸡血藤、珍珠母、地龙等 10 余味药组成，具有平肝潜阳、活血通络，滋养肝肾，祛湿化痰的功效。经过 10 余年的临床使用，发现其对高血压合并血脂异常的疗效满意，临床总有效率 93.8%。此项研究于 1998 年 3 月在西安市科学技术委员会审批立项，张老师任课题负责人。2000 年 6 月按计划完成科研设计全部项目。2001 年 3 月通过了西安市科学技术委员会组织的专家验收、结题鉴定，并获西安市卫生局科技进步三等奖。

对象和方法

一、病例选择

本次临床研究选择近 3 年符合纳入标准的病人共 200 例，均为西安市中医医院门诊及住院病人，采用随机对照原则分为两组：治疗组 160 例，对照组 40 例。治疗组 160 例中男性 86 例，女性 74 例，年龄 40～64 岁，平均 60 岁，高血压病 1 级 84 例，高血压病 2 级 76 例，同时合并高胆固醇血症 27 例，高甘油三酯血症 69 例，混合型高脂血症 64 例。对照组 40 例中男性 23

例，女性 17 例，年龄 40 ~62 岁，平均 58 岁，高血压病 1 级 25 例，高血压病 2 级 15 例，合并高胆固醇血症 8 例，高甘油三酯 15 例，混合型高脂血症 7 例。两组一般资料经统计学处理无显著性差异（$P > 0.05$），具有可比性。

（一）诊断标准

1. 西医诊断标准

参照 1995 年世界卫生组织（WHO）高血压诊断标准：非同日 3 次静息状态下坐位测血压，高血压 1 级为收缩压 140 ~159mmHg 和（或）舒张压 90 ~99mmHg，高血压 2 级为收缩压 160 ~179mmHg 和（或）舒张压 100 ~109mmHg，高血压 3 级为收缩压 ≥180mmHg 和（或）舒张压 ≥110mmHg。本研究选择 1 级和 2 级原发性高血压患者，且同时符合血脂异常诊断标准，血清总胆固醇（TC）>5.72mmol/L，血清甘油三酯（TG）>1.7mmol/L，低密度脂蛋白胆固醇（LDL）>3.64mmol/L。

2. 中医辨证诊断标准

参照 1993 年中华人民共和国卫生部《中药临床研究指导原则》制定。中医辨证分三型：

（1）肝阳上亢型：头痛头晕、面红目赤、烦躁易怒、便秘尿赤、舌红苔黄、脉弦。

（2）肝肾阴虚型：头晕目涩、耳鸣乏力、腰酸腿软、舌红无苔或少苔、脉沉细。

（3）痰瘀交阻型：头晕头痛、头重如裹、心烦胸闷、舌胖质暗、苔白腻、脉弦滑。

（二）病例纳入标准

（1）符合高血压及高血脂双重诊断标准及中医辨证诊断标准者。

（2）病史 10 天至 30 年。

（3）年龄在 18 ~65 岁之间，性别不限。

（4）知情同意。

（5）能配合治疗者，没有参加其他临床研究。

（三）病例排除标准

（1）重度高血压（高血压 3 级）患者。

（2）重度心肺功能不全。

（3）合并肝、肾、造血功能等严重原发性疾病患者。

（4）精神病患者。

（5）妊娠或准备妊娠及哺乳期妇女。

（6）过敏体质者。

（7）服药前 7 天内采用其他药物治疗者。

二、病例分组

将符合病例标准的病例纳入研究，按照就诊的先后顺序随机分成治疗组（天藤降压胶囊）160 例和对照组（硝苯地平缓释片）40 例。

三、治疗方法

治疗组：（1）肝阳上亢型：58 例，口服天藤降压胶囊每次 4 粒，每日 3 次。

（2）肝肾阴虚型：45 例，口服天藤降压胶囊每次 4 粒，每日 3 次。

（3）痰瘀交阻型：57 例，口服天藤降压胶囊每次 4 粒，每日 3 次。

均以 30 天为 1 个疗程（天藤降压胶囊，由西安市中医医院生产，每粒 0.5 克，制剂批号 19990110）。

对照组：口服硝苯地平缓释片，每次 10mg，每日 2 次，疗程 30 天（硝苯地平缓释片，由西安市众生制药有限公司生产，批号 19990117）。硝苯地平缓释片为西药中一线降压药物，降压疗效肯定，临床使用广泛，与天藤降压胶囊适应证相近，有可比原则。

四、观察内容与方法

（一）观察项目

1. 安全性指标

（1）不良事件、不良反应及不良反应发生率。

（2）一般体检项目，如体温、脉搏、呼吸、心率、血压等。

（3）治疗前后分别检查血、尿、粪常规、肝功能、肾功能、心电图。

2. 疗效性指标

（1）临床症状（重点观察头晕、头痛、腰酸腿软、肢体麻木等）及舌苔、脉象的变化。

（2）一般情况：脉搏、呼吸、体温、测血压，一日 3 次，重点观察血压变化，并记录观察结果。

（3）实验室检查：血脂检测。

（二）观察方法

1. 症状分级

对主要症状进行记录评分，各项症状分轻、中、重度。

（1）轻度：症状轻微，经提示才意识到，不影响生活和工作。

（2）中度：症状较重，已影响生活和工作，尚能忍受。

（3）重度：症状严重，妨碍生活和工作，难以忍受。

2. 症状积分

以 4 分法评价，根据症状的轻、中、重分别记 1、2、3 分，无症状则记 0 分，具体症状分级见表 1。

（三）疗效判定标准

1. 高血压疗效标准

参照 1993 年中华人民共和国卫生部《中药临床研究指导原则》制定疗效判定标准。

显效：收缩压下降 ≥30mmHg，舒张压下降 ≥10mmHg，或达到正常范围。

有效：收缩压下降 10～30mmHg，舒张压下降 <10mmHg。

无效：未达到以上标准者。

2. 血脂异常疗效标准

参考 1993 年中华人民共和国卫生部《中药临床研究指导原则》及血脂调节疗效评定标准进行评定。

显效：TC 下降 20% 以上，TG 下降 40% 以上，LDL 下降 20%。

有效：TC 下降 10%～19%，TG 下降 12%～39%，LDL 下降 10%～19%。

无效：未达到以上标准。

表1 症状分级

症状	无（0分）	轻（1分）	中（2分）	重（3分）
头晕	无	偶有头晕，可自行缓解	头晕明显，但不影响生活和工作	头晕剧烈，影响生活和工作
头痛	无	偶有头痛，可自行缓解	头痛明显，但不影响生活和工作	头痛剧烈，影响生活和工作
腰酸腿软	无	轻微腰酸、下肢乏力，可坚持日常工作和活动	明显腰酸乏力，勉强坚持工作	腰酸下肢无力，难以坚持日常活动
肢体麻木	无	偶有肢体麻木，可自行缓解	肢体麻木频繁发作，能坚持工作	肢体麻木频繁不缓解，影响工作和生活

（四）统计处理

数据应用 SPSS13.0 统计软件进行分析。等级资料用 Ridit 检验，分类资料用 χ^2 检验，计量资料用 t 检验。

结果

一、降压疗效

治疗组 160 例，显效 48 例，有效 87 例，无效 25 例，总有效率 84.38%（135/160）。对照组 40 例显效 12 例，有效 23 例，无效 5 例，总有效率 87.50%（35/40）。两组降压疗效见表2。

表2 两组患者降压疗效

组别	例数 n	显效 n（%）	有效 n（%）	无效 n（%）	总有效率（%）
治疗组	160	48（30）	87（54.38）	25（15.62）	84.38
对照组	40	12（30）	23（57.5）	5（12.5）	87.5

经 Ridit 统计学处理，两组之间比较，$P > 0.05$，无显著性差异，证明治疗组疗效与对照组相似。

二、降脂疗效

治疗组显效 43 例，有效 107 例，无效 10 例，总有效率 93.75%（150/160）。对照组显效 0 例，有效 11 例，无效 29 例，总有效率 27.50%（11/40）。两组降脂疗效见表 3。

表 3　两组患者降脂疗效

组别	例数 n	显效 n（%）	有效 n（%）	无效 n（%）	总有效率（%）
治疗组	160	43（26.87）	107（66.88）	10（6.25）	93.75
对照组	40	0（0）	11（27.5）	29（72.5）	27.5

经 Ridit 统计学处理，两组之间比较，$P < 0.05$，有显著性差异，证明治疗组疗效明显优于对照组。

三、中医证候疗效

治疗组经治疗后症状均有明显改善（经 Ridit 检验 $P < 0.01$），对照组治疗后除头晕有改善外（经 Ridit 检验 $P > 0.05$），多数症状未获进一步改善（经 Ridit 检验 $P < 0.05$）。

舌脉变化：治疗组治疗前舌质正常者 18 例，治疗后增至 76 例，病脉有所转变。对照组的舌象、脉象与治疗前相比无明显变化。治疗组肝阳上亢型 58 例，显效 12 例，有效 44 例，无效 2 例，有效率 96.55%；肝肾阴虚型 45 例，显效 15 例，有效 27 例，无效 3 例，有效率 93.11%；痰瘀交阻型 57 例，显效 18 例，有效 34 例，无效 5 例，有效率 91.23%。各证型间疗效无显著性差异（经 Ridit 检验 $P < 0.05$）。

四、安全性分析

治疗组患者在治疗期间未出现明显不良反应，对照组头痛、面部潮红等副作用出现率占 20%。两组治疗前后血常规、尿常规、粪常规、肝肾功能、心电图均未出现明显变化。

讨论与结论

高血压、血脂异常主要表现头晕、头痛项强，甚则口眼歪斜、半身不遂。祖国医学认为七情所伤、饮食失节、内伤虚损为主要病因，脏腑阴阳平衡失调是发病之本，病位不离肝肾心。张老师研制出具有降压调脂作用的天藤降压胶囊，经临床及实验验证安全有效。天藤降压胶囊由10余种药物组成，以天麻为君，具有平肝潜阳之功效；决明子、鸡血藤等为臣，助君药平肝潜阳之力，更具活血通络之功；组方中天麻、决明子等药物经现代药理研究有明确的降压降脂疗效。临床使用可平稳降压，调节脂质代谢，清理血管壁沉积物，改善血管舒缩功能。

本研究共有合格受试者200人，治疗组160例，对照组40例，两组总体疗效经 Ridit 分析，$P < 0.05$，有显著性差异，证明天藤降压胶囊在治疗高血压合并血脂异常患者中对症状改善、降脂疗效方面优于硝苯地平缓释片，降压疗效与经典一线降压西药硝苯地平缓释片比较疗效相当，且无常用西药的副作用。试验提示天藤降压胶囊治疗原发性高血压病，可有效地降低高血压，总有效率84.38%，同时对血脂异常有较明显的疗效，总有效率93.75%。

本研究观察治疗组病例160例，尚未发现明显不良反应，治疗剂量对肝肾功能、造血系统均无不良影响。该制剂在临床应用10余年，在治疗高血压、血脂异常方面显示出独特疗效，值得进一步推广应用。

临床试验研究人员名单

	姓名	职称	专业
试验设计人	张素清	主任医师 省级名老中医	中医内科
临床总结人	赵 琨	主任医师	中医内科
临床负责人	郝 伟	心内科主任	中医内科

心肌舒康胶囊

心肌舒康胶囊：0.5×36粒。

批准文号：陕药管制字（2001）第1613号。

处方：太子参、五味子、黄芪、柏子仁等。

功能与主治：益气养阴，化瘀复脉；用于心肌炎、心肌缺血、心律失常。

用法与用量：口服。每日 3 次，每次 2～4 粒。

心肌舒康胶囊是由张老师的经验方研制的纯中药制剂，为 1998 年陕西省卫生厅青年科研课题。该药主要由黄芪、生地、蚤休、白菊花、知母、赤芍、炙甘草、泽兰、酸枣仁、龙齿等组成，具有益心气，养心阴，化瘀复脉复律等功效，临床可用于心肌炎、心肌缺血、心律失常等。经过 10 多年的临床使用，发现其治疗病毒性心肌炎的疗效满意，临床总有效率可达 95.7%。现代医学治疗病毒性心肌炎主要是卧床休息、保护心肌疗法等，但疗效较差，张老师在其临床实践中总结病毒性心肌炎的治疗经验，研制出心肌舒康胶囊，临床证明其安全有效。

对象和方法

一、病例选择

105 例病人分别来自我院心内科专科门诊和心内科病房。其中男性 46 例，女性 59 例；年龄最大的 42 岁，最小的 12 岁（$\overline{X} \pm S$：27.02 ± 9.74 岁）；病情：105 例病人轻中型病人 64 例，重型 41 例；临床分期：急性期 26 例，恢复期 28 例，后遗症期 51 例。随机分为治疗组 70 例，对照组 35 例。经统计学处理，两组在性别比例、年龄、病情程度、临床分期诸方面，经统计学处理均无显著性差异（$P > 0.05$），具有可比性。

（一）诊断标准

1. 西医诊断标准

（1）在上呼吸道感染、腹泻等病毒感染后 1～3 周内或急性期中出现心脏表现（如舒张期奔马律、心包摩擦音、心脏扩大等）及（或）充血性心力衰竭或阿斯综合征者。

（2）上述感染后 1～3 周内或发病同时新出现的各种心律失常而在未服抗心律失常药物前出现下列心电图改变者：①房室传导阻滞或窦房传导阻滞、束支传导阻滞。②2 个以上导联 ST 段呈水平型或下斜型下移≥0.05mV，或多个导联 ST 段异常抬高或有异常 Q 波者。③频发多形、多源成对或并行性早搏；短阵、阵发性室上速或室速、扑动或颤动等。④2 个以上以 R 波为主波的导联 T 波倒置、平坦或降低。⑤频发性房早或室早。

注：具有①～③任何一项即可确诊。具有④或⑤或无明显病毒感染史者要补充下列指标以助诊断：①左室收缩功能减弱（经无创或有创伤性检查证实）；②病程早期有CPK、CPK－MB、GOT、LDH增高。

2. 中医辨证诊断标准

《中药新药（治疗病毒性心肌炎）的临床研究指导原则》（卫生部1993年第一辑）有关治疗病毒性心肌炎的规定。

（二）病例纳入标准

（1）符合上述西医诊断标准，并中医辨证属气阴亏虚兼血瘀者。

（2）年龄18～70岁之间，男女不限，且依从性好。

（3）门诊或住院患者均可，病情较重者经住院治疗病情基本稳定后转为门诊治疗，门诊病人要严格控制可变因素。

（4）和患者签署知情同意书。

（三）病例排除标准

（1）不符合本试验病例诊断标准。

（2）符合本试验病例诊断标准，但具有甲亢、电解质紊乱等其他病史。

（3）合并严重高血压，重度呼吸功能不全，严重心律失常，肝、肾、造血系统严重原发性疾病，精神病患者，出血性疾病。

（4）哺乳期或妊娠期妇女以及妇女经期。

（5）未按医嘱坚持服药者。

（6）过敏体质或对多种药物过敏者。

（7）服药前7天内采用其他药物治疗者。

二、病例分组

将符合病例标准的病例纳入研究，按照就诊的先后顺序随机分成治疗组（心肌舒康胶囊）70例和对照组（辅酶Q10组）35例。

三、治疗方法

治疗组：心肌舒康胶囊，每次3粒，每日3次，口服。药品由西安市中医医院制剂室生产。

对照组：辅酶Q10胶囊，每次30mg，每日3次，必要时加维生素C片、吗啉胍片口服。

疗程：4 周为 1 个疗程。临床详细观察填写观察表。

四、观察内容

（一）观察项目

1. 安全性指标

（1）不良事件、不良反应及不良反应发生率。

（2）一般体检项目，如体温、脉搏、呼吸、心率、血压等。

（3）血、尿、粪常规、肝功能、肾功能、电解质四项、心电图。

2. 疗效性指标

（1）临床症状：心悸、胸闷、气短、乏力、咽痛、发热等。

（2）体征：舌苔、脉象的变化。

（3）心电图：治疗前后心电图改变。

（二）疗效标准

1. 综合疗效标准

临床痊愈：临床症状、体征消失，心电图恢复正常，血清肌酸磷酸激酶（CPK）、乳酸脱氢酶（LDH）、谷草转氨酶（AST）正常。

显效：临床症状、体征消失，心电图明显改善，CPK、LDH、AST 接近正常。

有效：临床症状、体征明显改善，心电图部分改善，CPK、LDH、AST 明显降低。

无效：临床症状、体征，心电图，CPK、LDH、AST 均无改善。

2. 心电图疗效标准

显效：心电图恢复正常或大致正常。

有效：心电图改善（心肌缺血减轻，早搏减少等）。

无效：心电图无变化。

（三）统计处理

数据应用 SPSS13.0 统计软件进行分析。等级资料用 Ridit 检验，分类资

料用 χ^2 检验，计量资料用 t 检验。

结果

一、治疗结果

1. 综合疗效

表 1   两组综合疗效比较

组别	例数 n	临床痊愈 （%）	显效 （%）	有效 （%）	无效 （%）	总有效率（%）	u	P
治疗组	70	11 (15.7)	41 (58.6)	15 (21.4)	3 (4.3)	95.7		
							6.46	<0.01
对照组	35	2 (5.7)	4 (11.4)	8 (22.9)	21 (60.0)	40.0		

从表 1 可以看出：经 Ridit 分析，两组间疗效有显著性差异（$P < 0.01$），治疗组疗效明显优于对照组。

2. 两组临床症状疗效

表 2   两组临床症状疗效比较

组别	疗效	心悸	胸闷	气短	乏力	咽痛	发热
	总例数	68	69	42	60	18	10
	显效	33	43	21	22	11	6
治疗组	有效	32	23	18	34	5	3
	无效	3	3	2	4	2	1
	总有效率%	95.6	95.7	95.2	93.3	88.9	90.0
	总例数	34	33	25	31	8	5
	显效	8	9	8	6	2	2
对照组	有效	14	8	7	7	2	1
	无效	12	16	10	18	4	2
	总有效率%	64.7	51.5	60.0	41.9	50.0	60.0

经 Ridit 分析，两组间对心悸、胸闷、气短、乏力、咽痛、发热有显著性差异（均 $P < 0.05$），结合临床说明治疗组对心悸、胸闷、气短、乏力、咽痛、发热的症状改善优于对照组。

3. 两组心电图疗效

表 3　两组心电图疗效比较

组别	总例数 n	显效 n（%）	有效 n（%）	无效 n（%）	总有效率 （%）	u	P
治疗组	68	19（27.9）	24（35.3）	25（36.8）	63.2		
						3.05	<0.01
对照组	31	3（9.6）	10（32.3）	18（58.1）	41.9		

注：治疗组 70 例中心电图正常者 2 例，对照组 35 例中心电图正常者 4 例。从表 3 中可以看出：经 Ridit 分析及 u 检验，两组间心电图疗效有显著性差异（$P < 0.01$），治疗组心电图疗效优于对照组。

六、安全性分析

治疗组 2 例胃部不适，饭后服药后不适症状消失。两组患者治疗过程中均尚未发现明显不良反应。

讨论与结论

病毒性心肌炎好发于中、青年人，近年来发病率增长较快，有资料表明我国目前病毒性心肌炎病人的患病人数约占内科发病人数的 8%～9%。已成为心血管系统常见的疾病之一。目前对该病的发病机理还不清楚，西医尚无特别有效的治疗方法。

病毒性心肌炎属于祖国医学"心悸"、"怔忡"、"胸痹"等病的范畴。中医认为：该病多起于外感时邪，内犯于心，热伤心肌，耗气伤阴，心失所养，使心脏搏动失其常度，心络瘀阻，痰浊湿热互结。心肌舒康胶囊处方来源于张老师的经验方。其组方设计独特，结构合理，融辨证思路与个人经验于一体，针对病毒性心肌炎的主要病理变化——气阴虚损，毒瘀蕴结，本虚标实的特点而组成（黄芪、生地、蚤休、白菊花、知母、赤芍、炙甘草、泽兰、酸枣仁、龙齿）。方中以黄芪、生地益心气、养心阴，强心扶其本；蚤休、白菊花清解心营蕴瘀之邪毒，祛邪以治其标；以泽兰化瘀通脉；酸枣仁、龙齿养心安神调复脉律。故全方具有益心气、养心阴、解毒化瘀、通脉复律之功能，标本同治之效用。本品对病毒性心肌炎的显效率 74.3%，总有效率为 95.7%，心电图疗效 63.2%，无不良反应。该制剂在临床应用 20 多年，在治疗病毒性心肌炎方面显示出独特疗效，值得进一步推广应用。

心素泰胶囊

心素泰胶囊：0.4×36 粒。

批准文号：陕药管制字（2001）第 1599 号。

处方：红参、鹿角胶等。

功能与主治：心脏病后期，促进恢复心功能，主要用于心肾双亏气血不足等。用法与用量：口服。每日 2~3 次，每次 2~4 粒。

心素泰胶囊是张老师研制的纯中药院内制剂。该药主要由鹿茸、黄精、淫羊藿、红参、鹿角胶、元胡、赤芍、石斛等组成，具有补益心脾，滋肾健脑之功效。主要用于各种心脏病、心律失常、心力衰竭、久病体虚，并可抗衰老、预防动脉硬化。经过近 20 年的临床使用，发现其对缓慢型心律失常的治疗疗效满意，临床总有效率可达 92.5%。临床证明其安全有效。

缓慢性心律失常，是临床常见的心血管疾病和并发症，包括窦性心动过缓、各种类型的传导阻滞、病态窦房结综合征、室上性和室性逸搏。西医多采用阿托品、654-2、异丙肾上腺素、激素等治疗，严重的需安装临时性或永久性起搏器。西药经长期临床应用，有一定的效果，但临床症状改善不明显，疗效不稳定，易反复，且长期应用有一定的副作用，甚至会导致新的心律失常。

心律失常可见数（促）、迟（结代）脉以及各种心电图表现，一般具有热数寒迟之特性，数脉多见阴虚火旺者，治以养阴清心、安神宁心为主，迟脉多见阳虚寒凝气滞者，治以温阳散寒行气为主。缓慢性心律失常患者，常见心中悸动、惊惕不安、甚则不能自主，伴有气短乏力、胸闷隐痛，甚则眩晕、视瞢、夜卧不宁，夜间或活动后症状加重，严重的可出现昏厥、抽搐、甚至猝死。心脏听诊心率过缓，心音低钝或强弱不等。查体可见舌体胖、质暗红或暗淡，苔白或浊腻，脉沉细缓或结代。心动过缓属于中医"心悸""脉痹"范畴，迟脉多见阳虚寒凝气滞者，治以温阳散寒行气为主。迟脉证其病位在心，涉及脾肾。因心肾气虚，心阳不振，推动气血运行无力，心脏搏动失其常度，久病累及脾，痰浊阻遏，经脉不畅，瘀血内阻，心失所养，搏动无力。阳虚、痰阻、血瘀三者互为因果，缠绵反复。张老师的经验方心素泰由红参、鹿角胶等组成。红参益气健脾强心，鹿角胶温肾助阳，养血复脉，配以活血化瘀之品，标本兼治，相得益彰。正如张景岳所言"虚者助之使通，寒者温之使通，皆通法也"。人体是一个有机的整体，脏腑之间互相联系、互相影响，治疗心动过缓不能只局限于"心"。肾为五脏阴阳之本，且心肾同属少阴，两者相互依存又相互制约；心肺分主气血，且同居上焦，在治疗中尤其重视心肾、心肺功能，在"本虚"时常心肾同治；在"标实"时，即表现为气滞、血瘀、痰浊为主时，常心肺同治。而对每因情绪或饱餐诱发胸闷胸痛者，往往心肝、心胃同治。我们在临床中体会到本病属虚实夹杂之证，虚为心肾不足，常涉及于脾、肺，实则痰浊、血瘀为害，阻遏心之脉络，心失所养，心脉鼓动无力，血脉不畅。故治当"损其有余，补其不足"，标本兼治，采用扶正化浊通络法。方中红参补气扶正，助心健脾，祛瘀化浊；淫羊藿培补心肾，并固其本，助心脉运行；鹿角胶"养受损之心体"，补血活血，养心通络；黄精"补心气之不足"，鹿茸以利心气充养；元胡宽胸活血，祛瘀化浊。上方诸药，相互配合，补益心肾，扶正助脉，化瘀去浊，达到固本养心，定悸复脉，标本兼治之效。

对象和方法

一、病例选择

全部病例均为门诊及住院患者，治疗组 40 例，男性 23 例，女性 18 例；年龄 16～73 岁，平均年龄 52.6 岁；病程 3 月～15 年；心律失常类型：窦性心动过缓 25 例、各种类型的传导阻滞 9 例、病态窦房结综合征 4 例、室上性和室性逸搏 2 例。原发病：冠心病 23 例、风心病 2 例、高心病 5 例、心肌炎 7 例、原因不明 3 例。

对照组 24 例，男性 14 例，女性 10 例；年龄 17～75 岁，平均年龄 51.8 岁；病程 2.5 月～16 年；心律失常类型：窦性心动过缓 14 例、各种类型的传导阻滞 6 例、病态窦房结综合征 3 例、室上性和室性逸搏 1 例。原发病：冠心病 15 例、风心病 1 例、高心病 3 例、心肌炎 4 例、原因不明 1 例。两组患者在年龄、性别、病程和病种分布等方面进行均衡性比较，均无统计学差异（$P > 0.05$），具有可比性。

一、诊断标准

1. 西医诊断标准

以心电图或 24 小时动态 ECG 为依据，窦性心动过缓：心率 < 50 次/分，24 小时动态 ECG 平均心率 < 50 次/分，各种类型的传导阻滞、病态窦房结综合征、室上性和室性逸搏均按心电图或 24 小时动态 ECG 诊断。

2. 中医诊断标准

中医诊断辨证标准参照中华中医药学会心病专业委员会制定的《中医心病诊断疗效标准与用药规范》。主要症状及体征：心中悸动、惊惕不安、气短、胸闷、乏力，甚则眩晕、视矇等，活动后症状加重，舌暗红或淡暗，苔白或少，脉沉缓或结代。心脏听诊有心率、节律变化，心音强弱也可出现异常。

二、病例分组

将符合病例标准的病例纳入研究，按照就诊的先后顺序随机分成治疗组 40 例和对照组 24 例。

三、治疗方法

治疗组：心素泰胶囊，每次 3 粒，每日 3 次。

对照组：口服 654 - 2 片，10mg，每日 3 次；辅酶 Q10，10mg，每日 3 次。7 天为 1 个疗程，连续治疗 4 个疗程。

治疗期间每周查 1 次体表心电图。观察：血压、心率、临床症状、舌象、脉象等变化。

四、观察内容及方法

（一）观察项目

1. 安全性指标

（1）不良事件、不良反应。

（2）一般体检项目，如体温、脉搏、呼吸、心率、血压等。

（3）血、尿、粪常规、肝功能、肾功能。

2. 疗效性指标

临床症状的改善及普通心电图或 24 小时心电图提示的心律及心率状况。

（二）疗效标准

显效：临床症状明显改善或消失，平卧心率每分钟增加 10 次以上或心率每分钟达到 ≥60 次。

有效：临床症状减轻，平卧心率每分钟增加 5~10 次。

无效：临床症状无改善，心率每分钟增加不足 5 次。

（三）统计处理

数据应用 SPSS13.0 统计软件进行分析。等级资料用 Ridit 检验，分类资料用 χ^2 检验，计量资料用 t 检验。

结果

一、临床疗效

治疗组显效 24 例，有效 13 例，无效 3 例，总有效率为 92.50%。

对照组显效 9 例，有效 6 例，无效 9 例，总有效率为 62.50%。

治疗组在改善临床症状及心电图方面明显优于对照组（$P < 0.05$）。

两组比较，显效率分别为 60% 和 37.5%，总有效率分别为 92.50% 和 62.50%，经统计学处理（χ^2 检验），均有显著性差异（$P < 0.05$）。见表。

	例数	显效	有效	无效	总有效率（%）
治疗组	40	24	13	3	92.50
对照组	24	9	6	9	62.50

二、安全性分析

两组患者治疗过程中均尚未发现明显不良反应。两组病例在治疗中，其中治疗组有 1 例患者出现胃部不适，嘱其饭后服药后胃部不适消失。

讨论与结论

缓慢性心律失常，是临床常见的心血管疾病和并发症，包括窦性心动过缓、各种类型的传导阻滞、病态窦房结综合征、室上性和室性逸搏。西医多采用阿托品、654-2、异丙肾上腺素、激素等治疗，严重的需安装临时性或永久性起搏器。西药经长期临床应用，有一定的效果，但临床症状改善不明显，疗效不稳定，易反复，且长期应用有一定的副作用，甚至会导致新的心律失常。

本研究共有合格受试者 64 人，治疗组 40 例，对照组 24 例，经治疗疗效确切，尚未发现明显不良反应。该制剂在临床应用 20 年，在治疗缓慢型心律失常方面显示出独特疗效，值得进一步推广应用。

参考文献

[1] 沈绍功，王承德，闫希军，等. 中医心病诊断疗效标准与用药规范 [M]. 北京：北京出版社，2001：6-12.

[2] 张治祥，刘建荣. 益气升阳法治疗缓慢性心律失常 30 例 [J]. 陕西中医，2001，22（8）：451-452.

[3] 李玉峰. 心脉安片结合冠心病室性早搏 40 例临床观察 [J]. 北京中医药大学学报，2003，26（3）：67-69.

[4] 胡正本，刘宪思. 中西医结合治疗病态窦房结综合征 88 例 [J]. 陕西中医，1996，17（3）：97-98.

临床试验研究人员名单

	姓名	职称	专业
试验设计人	张素清	主任医师　省级名老中医	中医内科
临床总结人	梁君昭	主任医师	中医内科
临床负责人	郝伟	主任医师　心内科主任	中医内科

红桂胶囊

红桂胶囊是根据张老师的经验方研制的治疗充血性心力衰竭的有效制剂，是经过西安市科委 1997 年 7 月审批立项的新药研究课题。红桂胶囊是由医院制剂室生产的院内制剂，在我院已使用十余年，临床疗效满意。该药主要由桑寄生、红花、桂枝、莪术、苏木、红参、车前子、黄芪、炙甘草、猪苓、鹿寿草等组成，全方共助温阳益气、活血通络、化瘀利湿。临床用于充血性心力衰竭、心肌缺血。经过临床使用，发现其治疗慢性收缩性心力衰竭疗效满意，安全有效，临床总有效率可达92.45%。

慢性收缩性心力衰竭是指各种心脏病发展到一定的严重程度，心肌收缩力减弱，心排血量减少，不能满足机体组织细胞代谢需要的一种病理状态，是一种临床综合征。属中医心悸，胸痹，喘证，水肿等病的范畴。慢性收缩性心力衰竭的主要病症特点为心肾阳虚，水湿内停，气滞血瘀，红桂胶囊具有温阳益气，活血利水的功效，方中以红参为君，补气固本，养心安神，固脱生津；桂枝温经通络，安神定悸，鹿寿草益肾壮阳，补气活血，黄芪补气利水，桑寄生补益肝肾，红花通利经络，祛瘀止痛，五味臣药温补心肾，活血通脉。莪术通肝经聚血，苏木行血破瘀，消肿止痛，车前子利水祛湿，猪苓淡渗利湿，四味佐药消积化郁，祛湿降浊，行气消肿；以炙甘草为使药温中安神。全方共奏补益正气不留邪，祛瘀化痰不伤正，标本兼治之效。

对象和方法

一、病例选择

选择门诊及住院患者共178例。随机分为治疗组和对照组，治疗组106例，对照组72例。两组患者在年龄、性别、病程和心功能比较均无明显差异（$P > 0.05$），具有可比性。

（一）诊断标准

1. 中医诊断标准

收缩性心力衰竭的临床症状、体征诊断标准因为目前尚未统一，根据卫生部1993年发布的《中药新药临床研究指导原则》、1995年1月1日实施的《中华人民共和国中医药行业标准·中医病证诊断疗效标准》及陈灏珠主编的《实用内科学》（人民卫生出版社）等书籍进行摘录、总结，下表的内容作为本试验的分型诊断标准。

症状	计分方法
心悸	日常体力活动后无心悸 0 分(-);中度体力活动后自觉心悸 3 分(+);轻度体力活动后即自觉心悸 5 分(++);休息时亦有心悸 7 分(+++)。
喘促	日常活动无喘促 0 分(-);中度体力活动则喘促 3 分(+);轻度体力活动后则喘促 5 分(++);休息状态时仍见喘促难卧 7 分(+++)。
乏力	不影响活动 0 分(-);日常活动减少 3 分(+);活动需辅物 5 分(++);活动困难,甚则长期卧床 7 分(+++)。
气短	无症状 0 分(-);偶感气短,不影响日常活动 3 分(+);动则感气短,影响日常活动 5 分(++);稍动则感气短,勉强坚持日常活动 7 分(+++)。
浮肿	无浮肿 0 分(-);双踝以下浮肿 3 分(+);双膝以下,下垂部位肿 5 分(++);周身浮肿 7 分(+++)。
咳嗽	无 0 分(-);白天间断咳嗽,不影响正常生活和工作 3 分(+);症状介于上下二者之间 5 分(++);昼夜咳嗽频繁,影响休息和睡眠 7 分(+++)。
咯痰	无 0 分(-);咯痰量少,昼夜咯痰 10~50ml 3 分(+);咯痰中等,昼夜咯痰 51~100ml 5 分(++);咯痰量多,昼夜咯痰 100ml 以上 7 分(+++)。
紫绀（唇内侧）	无紫绀 0 分(-);口唇轻度紫绀 3 分(+);口唇中度紫绀 5 分(++);口唇紫黑,爪甲紫黯 7 分(+++)。
胁下肿块	无 0 分(-);胁下肿块 ≤1.5cm 3 分(+);胁下肿块平脐 5 分(++);胁下肿块在脐以下 7 分(+++)。
颈静脉怒张	无充盈 0 分(-);略见充盈 3 分(+);怒张明显 5 分(++);
食欲不振、纳呆	无 0 分(-);食欲差,食量减少 1/2 以下 3 分(+);食欲差,食量减少 1/2~2/3 之间 5 分(++);无食欲,食量减少 2/3 以上 7 分(+++)。
腹胀	无 0 分(-);偶有腹胀 3 分(+);腹胀每日 6 小时以上 5 分(++);整日腹胀、或腹胀如鼓、腹部膨隆 7 分(+++)。
尿量	≥1500ml/24h 0 分(-);800~1500ml 3 分(+);500~800ml 5 分(++);500ml/24h 以下 7 分(+++)。
脉象及舌象	均记录实况

2. 西医诊断标准

心力衰竭的诊断标准（修改的 Framingham 标准）并采用 NYHA 心功能分级

主要条件：①肺部啰音和（或）呼吸音减弱，尤其双肺底。②心脏扩大。③颈静脉压升高 >15 厘米水柱。④循环时间 >25 秒。⑤X 线胸片中、上肺野纹理增粗，或见到 Kerley B 线。⑥肝颈反流征阳性。

次要条件：①踝部水肿和（或）尿量减少而体重增加。②无上呼吸道感染的夜间咳嗽。③劳力性呼吸困难。④瘀血性肝大，有时表现肝区疼痛或不适。⑤胸腔积液。⑥肺活量降低至最大肺活量的 1/3。⑦心动过速（心率≥120 次）。⑧按心力衰竭治疗 5 日内体重减少 >4.5kg。

判断方法：具有两项主要条件或具有一项主要条件及两项次要条件即可诊断。收缩期心力衰竭的诊断：

①具有收缩期心力衰竭的临床表现：a. 左心室增大，左心室收缩末期容量增加及 LVEF≤40%。b. 有基础心脏病的病史、症状及体征。c. 有或无呼吸困难、乏力和液体潴留（水肿）等症状。

②根据病史及体格检查，提供各种心脏病的病因线索，如冠心病、心脏瓣膜病、高血压、心肌病和先天性心脏病。本试验仅选取具有冠心病病史的收缩期心力衰竭患者。根据临床症状及体征判断左心衰竭、右心衰竭或全心衰竭。

（二）病例纳入标准

（1）符合收缩期心力衰竭的诊断及中医心肾阳虚、血瘀水停证型者，且根据病史及体格检查，提供具有冠心病心脏病的病因线索。本试验不包括 LVEF 已降低，但临床上无任何充血症状的"无症状性心力衰竭"，亦即 NYHA 心功能 I 级的患者。区别舒张功能不全和收缩功能不全，LVEF≤40% 确定为左室收缩功能不全。

（2）年龄 18~70 岁之间，男女不限，且依从性好。

（3）门诊或住院患者均可，病情较重者经住院治疗病情基本稳定后转为门诊治疗，门诊病人要严格控制可变因素。

（4）住院前已系统使用过血管紧张素转换酶抑制剂（ACE-I）或/和 β 受体阻滞剂者，停用药物 1 周后可重新纳入治疗。

（5）和患者签署知情同意书。

（三）排除病例标准

（1）不符合本试验病例诊断标准。

（2）符合本试验病例诊断标准，但具有心脏瓣膜病等其他心脏病病史。

（3）合并严重高血压，重度呼吸功能不全，严重心律失常，肝、肾、造血系统严重原发性疾病，精神病患者，出血性疾病。

（4）哺乳期或妊娠期妇女，妇女经期。

（5）未按医嘱坚持服药者。

（6）急性心肌梗死的心力衰竭。

（四）病例剔除或脱落标准

（1）未能按规定服药，无法判定疗效和资料不全等影响疗效和安全性判断者。

（2）观察中自行脱落、失访者。

（3）受试者依从性差、发生严重不良事件、并发症或对药物过敏、不易继续接受实验，均视为脱落。

二、病例分组

将符合病例标准的病例纳入研究，按照就诊的先后顺序随机分成治疗组（西医常规治疗加红桂胶囊）106 例和对照组（西医常规治疗）72 例。

三、治疗方法

治疗组：给予常规治疗基础上，加服红桂胶囊，每次 15g，一日 3 次。（由西安市中医医院制剂中心提供）

对照组：单用慢性收缩性心力衰竭一般西药常规治疗（包括卧床休息、低钠饮食，有感染者选用敏感抗生素等药物联合治疗），患者在利尿剂基础上，使用 ACEI 类，并心功能 Ⅱ - Ⅲ 级者从小剂量开始使用 β 受体阻断剂；使用方法参考"慢性收缩性心力衰竭治疗建议"ACE 抑制剂及 β 受体阻断剂在心力衰竭的应用要点，并尽量避免不良反应的发生。

疗程：2 组均以 7 天为 1 个疗程，观察 4 个疗程后进行统计学分析。

四、观察内容与方法

(一) 观察项目

1. 安全性指标

(1) 一般体检项目：体温、脉搏、呼吸、血压 (一周1次)。

(2) 血、尿、粪常规 (试验前后各1次)。

(3) 体重，心电图，肝、肾功、电解质、血脂 (试验前后各1次)。

2. 症状、体征疗效指标

治疗前、后询问或观察患者心悸、喘促、浮肿、紫绀等症状、体征，并在记分观察表中进行记录，分别记" – "、" + "、" ++ "、" +++ "。划分轻重标准依据上表之分型诊断标准。根据公式：(治疗前评分 – 治疗后评分) ／治疗前评分×100%，计算其有效率，并进行统计学处理。

3. 临床状况评估，采用NYHA心功能分级：

Ⅰ级：日常活动无心力衰竭症状。

Ⅱ级：日常活动出现心力衰竭症状 (呼吸困难、乏力)。

Ⅲ级：低于日常活动出现心力衰竭症状。

Ⅳ级：在休息时出现心力衰竭症状。

(二) 疗效判定标准

1. 临床疗效判定标准

显效：症状或体征消失，NYHA心功能改善2级以上。

有效：症状或体征改善，NYHA心功能改善1级，但不及2级。

无效：症状、体征均无改善，NYHA心功能改善不足1级。

恶化：心功能恶化1级或1级以上。

2. 中医证候总疗效判定标准

参照《中药新药临床研究指导原则》。根据积分法判定中医证候总疗效。

$$疗效指数 (n) = \frac{疗前积分 – 疗后积分}{疗前积分} \times 100\%$$

显效：$n \geqslant 70\%$，主次症基本或完全消失。

有效：$30\% \leqslant n \leqslant 70\%$。

无效：$n < 30\%$。

加重：治疗后积分超过治疗前积分。

（三）统计方法

数据应用 SPSS13.0 统计软件进行分析。等级资料用 Ridit 检验，分类资料用 χ^2 检验，计量资料用 t 检验。$P < 0.05$ 为差异有显著性。

结果

一、主要症状疗效

表1　治疗前后主要症状疗效统计

组别	n	显效	有效	无效	总有效率（%）
治疗组	106	61	37	8	92.45
对照组	72	23	36	13	81.94
R 值		0.764	0.3230	0.0589	

经 Ridit 检验，$u = 14.512$，$P < 0.01$。

治疗组总有效率 92.45%，明显优于对照组的 81.94%，经 Ridit 分析比较，有显著性差异，说明在改善心悸水肿等症状方面治疗组优于对照组，尤以显效率为显著。

二、心功能改善疗效

两组治疗前心功能情况，$P > 0.05$ 无显著性差异。

表2　治疗前两组心功能情况

组别	n	I级	II级	III级	IV级
治疗组	106	0	18	56	32
对照组	72	0	13	42	17

表3　治疗后两组心功能情况

组别	n	I级	II级	III级	IV级
治疗组	106	39	34	25	8
对照组	72	12	23	24	13
R 值		0.1433	0.4466	0.7443	0.9410

经 Ridit 检验，$u = 25.462$，$P < 0.01$。

三、心律失常的变化

治疗后两组的心律失常分别作自身治疗前后对比，结果显示：治疗组治疗后心律失常较治疗前明显减少，均有显著性差异（$*P < 0.05$）。

治疗组中室性期前收缩和心肌缺血（ST-T改变）具有非常显著性差异（$**P < 0.01$）。对照组治疗后心律失常有所减少，除心动过速有统计学意义外（$***P < 0.05$），余无显著性差异。

表4 治疗前后两组心律失常变化比较

组别	n	心动过速	房性早搏	室性早搏	ST-T异常
治疗组	治疗前 106	94	63	32	95
	治疗后 106	21*	14*	5**	14**
对照组	治疗前 72	61	34	25	63
	治疗后 72	32***	27	17	57

注：与本组治疗前比较 $*P < 0.05$，$**P < 0.01$，$***P < 0.05$

四、综合疗效

治疗组显效率43.39%，总有效率91.51%，明显高于对照组26.39%和80.56%。

表5 两组总疗效评定

组别	n	显效	有效	无效	总有效率（%）
治疗组	106	46	51	9	91.51
对照组	72	19	39	14	80.56
R 值		0.8174	0.3820	0.0646	

经 Ridit 检验，$u = 11.2219$，$P < 0.01$。

五、安全性分析

治疗组有3例出现口干，继续服药治疗，后症状自行消失。血、尿、粪及肝、肾功能检查，均未发现毒副作用。两组患者治疗过程中尚未发现明显不良反应。

讨论与结论

慢性收缩性心力衰竭是指各种心脏病发展到一定的严重程度，心肌收缩力减弱，心排血量减少，不能满足机体组织细胞代谢需要的一种病理状态，是一种临床综合征。属中医心悸，胸痹，喘证，水肿等病的范畴。慢性收缩性心力衰竭的主要病症特点为心肾阳虚，水湿内停，气滞血瘀。红桂胶囊具有温阳益气，活血利水的功效，方中以红参为君，补气固本，养心安神，固脱生津；桂枝温经通络，安神定悸，鹿寿草益肾壮阳，补气活血，黄芪补气利水，桑寄生补益肝肾，红花通利经络，祛瘀止痛，五味臣药温补心肾，活血通脉。莪术通肝经聚血，苏木行血破瘀，消肿止痛，车前子利水祛湿，猪苓淡渗利湿，四味佐药消积化郁，祛湿降浊，行气消肿；以炙甘草为使药温中安神。全方共奏补益正气不留邪，祛瘀化痰不伤正，标本兼治之效。本试验观察 178 例，尚未发现明显不良反应，随访 6 月，未见复发者。该药在临床使用十余年，对治疗慢性收缩性心力衰竭有独特疗效，值得进一步推广应用。

参考文献

[1] 中华医学会心血管病分会. 慢性收缩性心力衰竭的治疗建议 [J]. 中华心血管病杂志，2002，20（1）.

[2] 中华人民共和国卫生部. 中药新药临床研究指导原则 [M]. 北京：中国医药科技出版社，2002：77-85.

[3] 冉先德. 中华药海 [M]. 哈尔滨：哈尔滨出版社，1993：1676-1677，1698-1699，866-867.

临床试验研究人员名单

	姓名	职称	专业
试验设计人	张素清	主任医师　省级名老中医	中医内科
临床总结人	梁君昭	主任医师	中医内科
临床负责人	郝　伟	心内科主任	中医内科

冠通贴

冠通贴是张老师依据 30 多年临床经验，结合中医经络理论和现代医学理论提出的经验方。冠通贴选用冰片、石菖蒲开窍通痹为君，臣以红花、元胡活血化瘀、理气止痛；佐以柏子仁养心安神；使以三七散瘀止痛，全方共奏温通心阳、化瘀止痛、芳香开窍、养心安神之功效。经过近 10 余年的临床使用，发现其对痰浊血瘀型冠心病心绞痛的疗效满意。该课题研究获西安市 1996 年科技成果三等奖。该药使用方法：根据病情将冠通贴药芯对准膻中、神阙、内关等穴，用胶布固定即可，每周更换 2 次，病情轻时，贴上述之一穴，重时几穴并贴。

冠心病、心绞痛是中老年人的常见病、多发病，严重危害患者的身心健康。由于病程长，长期吃药打针给患者带来诸多不便与痛苦。研制冠通贴正是为弥补各种内治法之不足。

对象和方法

一、病例选择

本次临床研究选择近 2 年符合纳入标准的病人共 100 例，均为西安市中医医院门诊及住院病人，采用随机对照原则分为两组：治疗组 70 例，男 42 例，女 28 例，年龄 42～80 岁，平均 55.35 岁；其中稳定型心绞痛 38 例，不稳定型心绞痛 32 例，合并高脂血症 54 例，合并高血压 30 例，合并心律失常 32 例，合并糖尿病 6 例。对照组 30 例，男 18 例，女 12 例，年龄 41～80 岁，平均 54.46 岁；其中稳定型心绞痛 17 例，不稳定型心绞痛 13 例，合并高脂血症 24 例，合并高血压 14 例，合并心律失常 15 例，合并糖尿病 5 例。两组患者的性别、年龄、病程等一般资料经统计学处理无显著性差异（$P > 0.05$），具有可比性。

（一）诊断标准

1. 西医诊断标准

参照 1981 年国际心脏病学会和协会及世界卫生组织（WHO）临床命名标准化联合专题组报告《缺血性心脏病的命名及诊断标准》制定。

（1）劳累性心绞痛：是由于运动或其他增加心肌需氧量的情况下所诱发的短暂胸痛发作，休息或舌下含服硝酸甘油后，疼痛可迅速消失。劳累性心绞痛可分为3类：①初发型劳累性心绞痛：病程在1个月以上。②稳定型劳累性心绞痛：病程稳定在1个月以上。③恶化型劳累性心绞痛：同等程度劳累所诱发的次数、严重程度及持续时间突然加重。

（2）自发性心绞痛：特征是胸痛发作与心肌需氧量的增加无明显关系。与劳累性心绞痛相比，这种疼痛一般持续时间较长，程度较重，且不为硝酸甘油缓解。

初发型劳累性心绞痛、恶化型劳累性心绞痛及自发性心绞痛统称为"不稳定性心绞痛"。

2. 中医辨证诊断标准

参照1993年中华人民共和国卫生部《中药新药临床研究指导原则》中的"中药新药治疗胸痹的临床研究指导原则"的有关内容和"中药新药治疗痰浊血瘀证的临床研究指导原则"制定。

（1）胸痹中医诊断标准：胸部闷痛，甚则胸痛彻背，轻者仅感胸闷、憋气、呼吸不畅。

（2）中医辨证及证候判定标准：痰浊血瘀证：胸痛、胸闷、心悸、气短、胸胁胀满、纳呆、肢体沉重，舌质暗红或紫暗、苔浊腻、脉滑或沉或结代。

（二）病例纳入标准

（1）符合冠心病心绞痛的诊断标准和中医胸痹证属痰浊血瘀型诊断标准。

（2）每周发作2次以上的冠心病心绞痛患者。

（3）心电图检查有缺血性改变或运动试验阳性。

（4）年龄在18~65岁之间，性别不限。

（5）知情同意。

（6）能配合治疗者，没有参加其他临床研究。

（三）病例排除标准

（1）经检查证实为冠心病急性心肌梗死以及其他心脏疾病、重度心脏神经官能症、更年期综合征、颈椎病所致胸痛者。

（2）重度高血压（Ⅲ期高血压）患者。

（3）重度心肺功能不全。

（4）重度心律失常患者。

（5）合并肝、肾、造血功能等严重原发性疾病患者。

（6）精神病患者。

（7）妊娠或准备妊娠及哺乳期妇女。

（8）过敏体质或对多种药物过敏者。

（9）服药前 7 天内采用其他药物治疗者。

二、病例分组

将符合病例标准的病例纳入研究，按照就诊的先后顺序随机分成治疗组（冠通贴加常规药组）70 例和对照组（常规药物组）30 例。

三、治疗方法

（1）治疗组：常规服用硝酸异山梨酯（消心痛）、美托洛尔、肠溶阿司匹林等，根据病情将冠通贴药芯对准膻中、神阙、内关等穴，用胶布固定即可，每周更换 2 次，病情轻时，贴上述之一穴，重时几穴并贴。

（2）对照组：常规服用硝酸异山梨酯（消心痛）、美托洛尔、肠溶阿司匹林等。疗程为 4 周。

四、观察内容及方法

（一）观察项目

1. 安全性指标

（1）不良事件、不良反应及不良反应发生率。

（2）一般体检项目，如体温、脉搏、呼吸、心率、血压等。

（3）血、尿、粪常规、肝功能、肾功能、心电图。

2. 疗效性指标

（1）临床症状：胸痛、胸闷、心悸、气短、胸胁胀满、纳呆、肢体沉重及心绞痛发作的次数、持续时间、疼痛程度及硝酸甘油的停减情况等。

（3）体征：舌苔、脉象的变化。

（4）心电图：治疗前后心电图改变。

（二）观察方法

1. 症状分级

对主要症状进行记录评分，各项症状分轻、中、重度。

（1）轻度：症状轻微，经提示才意识到，不影响生活和工作。

（2）中度：症状较重，已影响生活和工作，尚能忍受。

（3）重度：症状严重，妨碍生活和工作，难以忍受。

2. 症状积分

以4分法评价，根据症状的轻、中、重分别记1、2、3分，无症状则记0分，具体症状分级见表1。

表1 症状分级

症状	无(0分)	轻(1分)	中(2分)	重(3分)
胸痛	无	发作时经休息即缓解，不影响日常生活	发作时需药物治疗，缓解后可继续正常活动	发作频繁，影响日常生活活动
胸闷	无	偶感胸闷，可自行缓解	发作频繁，但不影响生活和工作	胸闷持续不缓解，影响生活和工作
气短	无	偶发气短，可自行缓解	间断发作气短，但能坚持工作	经常气短发作，影响生活和工作
胸胁胀满	无	轻微胸胁胀满，不影响生活和工作	经常胸胁胀满，部分影响生活和工作	明显胸胁胀满，明显影响生活和工作
纳呆	无	进食乏味，但基本保持原食量	无食欲，食量较前减少	无食欲，食量较前明显减少

（三）疗效评定标准

参照1979年中西医结合治疗冠心病心绞痛及心律失常座谈会《冠心病心绞痛及心电图疗效评定标准》制定。

1. 心绞痛疗效判定标准

（1）轻度。

显效：胸痛消失或基本消失。

有效：胸痛发作明显减轻。

无效：胸痛症状无改善。

加重：胸痛发作加重，达到"中度"以上标准。

（2）中度。

显效：胸痛症状消失。

有效：胸痛症状减轻一级，达到"轻度"标准。

无效：胸痛症状无改善。

加重：胸痛症状加重，达到"较重度"或以上标准。

（3）较重度。

显效：胸痛症状消失或减轻到"轻度"标准。

有效：胸痛症状减轻到"中度"标准。

无效：胸痛症状与治疗前相同。

加重：胸痛症状加重，或达到"重度"标准。

2. 心电图疗效

根据 1979 年上海心血管会议标准评定

（1）显效：心电图恢复至"大致正常"或达到"正常心电图"。

（2）有效：ST 段降低，治疗后回升 0.05mV 以上，但未达到正常水平，在主要导联上倒置 T 波变浅（达 25% 以上者），或 T 波由平坦变直立，房室或室内传导阻滞改善者。

（3）无效：心电图基本与用药前相同。

（4）加重：ST 段较用药前降低 0.05mV 以上，在主要导联倒置 T 波加深（达 25% 以上），或直立 T 波变平坦，平坦 T 波变倒置以及出现异位心律、房室传导阻滞或室内传导阻滞。

3. 中医证候疗效判定标准

证候积分减少率（%）＝〔（用药前证候积分－用药后证候积分）/用药前证候积分〕×100%

显效：临床症状、体征明显改善，证候积分减少 >70%。

有效：临床症状、体征均有好转，证候积分减少 ≥30%，<70%。

无效：临床症状、体征无明显改善，甚或加重，证候积分减少 <30%

加重：临床症状、体征均有加重，证候积分减少为 0。

五、统计处理

数据应用 SPSS13.0 统计软件进行分析。等级资料用 Ridit 检验，分类资料用 χ^2 检验，计量资料用 t 检验。

结果

一、心绞痛疗效比较

表 1　两组心绞痛疗效

组别	例数 n	显效 n（%）	有效 n（%）	无效 n（%）	总有效率（%）
治疗组	70	58（82.86）	6（8.57）	6（8.57）	91.43
对照组	30	12（40）	11（36.67）	7（23.33）	76.67

经 Ridit 检验，两组之间比较，$P < 0.05$，说明冠通贴组明显优于常规对照组。

二、两组患者心电图疗效

表 2　两组心电图疗效

组别	例数 n	显效 n（%）	有效 n（%）	无效 n（%）	加重 n（%）	总有效率（%）
治疗组	70	24（34.29）	28（40）	18（25.71）	0	74.29
对照组	30	6（20）	7（23.33）	17（56.67）	0	43.33

经 Ridit 检验，两组之间比较，$P < 0.05$，有显著性差异，证明治疗组疗效优于对照组。

三、两组患者中医证候疗效比较

表 3　两组患者中医证候疗效比较

组别	例数 n	显效 n（%）	有效 n（%）	无效 n（%）	总有效率（%）
治疗组	70	42（60）	21（30）	7（10）	90
对照组	30	10（33.33）	8（26.67）	12（40）	60

经 Ridit 检验，两组之间比较，$P < 0.05$，有显著性差异，证明治疗组疗效优于对照组。

三、安全性分析

治疗组和对照组患者在治疗期间未出现明显不良反应，两组治疗前后血常规、尿常规、粪常规、肝肾功能均未出现明显变化。

讨论与结论

冠心病、心绞痛是中老年人的常见病、多发病，严重危害患者的身心健康。由于病程长，长期吃药打针给患者带来诸多不便与痛苦。研制冠通贴正是为弥补各种内治法之不足。

冠心病心绞痛属中医"胸痹"，其病因病机多为心气虚损，致心血瘀滞，心脉痹塞，不通则痛。冠通贴选用冰片、石菖蒲开窍通痹为君，臣以红花、元胡活血化瘀、理气止痛，佐以柏子仁养心安神，使以三七散瘀止痛。全方共奏温通心阳、化瘀止痛、芳香开窍、养心安神之功效。

本研究共有合格受试者100人，治疗组70例，对照组30例，经临床试验证明冠通贴（治疗组）在治疗冠心病心绞痛患者中对心绞痛疗效、心电图疗效、中医证候总疗效等方面均优于对照组，证明冠通贴能显著提高心绞痛的临床疗效，优于对照组，方法独特，安全有效，给药方便，内病外治，无不良反应。本研究观察治疗组病例70例，尚未发现明显不良反应，对肝肾功能、造血系统均无不良影响。通过临床观察所得，冠通贴在治疗冠心病心绞痛方面显示出独特疗效，值得进一步推广应用。

参考文献

[1] 国际心脏病学会和协会及 WHO 命名标准化联合专题组. 缺血性心脏病命名及诊断标准. 中华心血管病杂志 [J]. 1981, 9（1）: 75 - 76.

[2] 中华人民共和国卫生部. 中药新药临床研究指导原则 [M]. 北京：中国中医药出版社，1993.

中篇　临床经验

第一章　辨治冠心病经验

一、祖国医学对冠心病心绞痛的认识

冠心病心绞痛在祖国医学中属中医"胸痹"、"心痛"、"真心痛"等范畴，为临床常见病及多发病。祖国医学对其病名、临床表现、证治记载颇丰。

1. 对于症状的描述

《灵枢·五邪》有"邪在心则病心痛"。《素问·藏气法时论篇》有："心病者，胸中痛，胁支满，胁下痛，膺背肩胛间痛，两臂内痛。"《圣济总录·胸痹》："胸痛者，胸痹痛之类也，胸膺两乳间刺痛，甚则引背肩，或彻背痛。"《灵枢·厥病篇》有"痛如以锥针刺其心，心痛甚至，脾心痛也"以及"真心痛，手足青至节，心痛甚，旦发夕死，夕发旦死"。《症因脉治》："脉痹也，脉闭不通，心下鼓暴……心下痛，夜卧不安。"指出脉痹可引起心痛、心悸等心系症状。

2. 关于病机的认识

本虚标实是冠心病心绞痛的基本病因病机。

历代医家认为本病发生多与年老体衰、外邪侵袭、情志失调、饮食不当、劳逸适度等有关。《金匮要略·胸痹心痛短气病脉证治》："夫脉当取太过不及，阳微阴弦，即胸痹而痛，所以然者，责其极虚也。今阳虚知在上焦，所以胸痹、心痛者，以其阴弦故也。"张仲景以"阳微阴弦"进行概括，认为上焦胸阳不足，浊阴上乘，痹阻胸中，本虚标实是发病关键。明代

《病因脉证·胸痹论》指出七情内伤，饮食不节，痰凝、气结、血瘀是其病因病机。《医门法律·中寒门》亦云："胸痹心痛然总因阳虚，故阴得乘之。"《类证治裁·胸痹》也说："胸痹胸中阳微不运，久则阴乘阳位而为痹结也。"《圣济总录》亦云："心痛者，本于脏腑虚损……"《诸病源候论》谓："寒气客于五脏，因虚而发，上冲胸间则为胸痹。"进一步说明冠心病心绞痛是以脏腑虚损，气血阴阳不足为本，以气滞、血瘀、痰浊、寒凝等有形之邪为标的"本虚标实"之证。后世医家多在此基础上认为"本虚标实"是本病的基本病机。

正气内虚是冠心病心绞痛发病病机的关键因素。

多数医家均强调"胸痹心痛"的病机关键在于先有内虚，然后受寒气为主的外邪所客而发病。如《圣济总录》曰："体虚之人，寒气客之，气结在胸，郁而不散，故为胸痹。"又曰："卒心痛者，本于脏腑虚弱，寒气卒然客之。"又曰："凡人将理失度，阴阳俱虚，血气不足，复因风寒暑湿客忤邪恶之气，乘虚入于肌体，流注经络，伏留脏腑，毒击心包，时发疼痛，积滞日久，转相注易，故曰恶注心痛也。"《普济方》曰："心虚之状，气血虚少，面黄烦热，多恐悸不乐，心腹痛难言。"《景岳全书》曰："气血虚寒，不能营养心脾者，最多心腹痛证，然必以积劳积损及忧思不遂者，而有此病，或心脾肝肾气血本虚，而偶犯劳伤，或偶犯寒气及饮食不调者，亦有此证。"《杂病源流犀烛》曰："夫心主诸阳，又主阴血，故因邪而阳气郁者痛，阳虚而邪胜者亦痛，因邪而阴血凝注者痛，阴虚而胜者亦痛。"

痰瘀互结是冠心病心绞痛发生的重要病理因素，是标实的核心。

《灵枢·本脏》云："肺大则多饮，善病胸痹。"指出痰饮阻痹胸中。清代曹仁伯《继志堂医案·痹气门》提出"胸痛彻背是为胸痹……此病不唯痰者，且有瘀血交阻隔间"，从而提出痰瘀互结是胸痹的病机。《古今医鉴》"心痛者亦有顽痰死血……"《证因脉治》"胸痹之因……痰凝血滞"。清代唐容川说："胸痹……血痰相阻滞。"《素问》云："脉涩血痹"，"痹在脉则血凝而不流"。《圣济总录》亦云："脉痹血道壅涩。"指出脉痹特征即气血不通，瘀血阻络。《济生方》云："脉痹之病应乎于心……血脉不注，令人萎黄，心下鼓气，卒然逆喘不通。"隋代巢元方的《诸病源候论》云："诸痰者，此由血脉壅塞，饮水积聚而不消散，故成痰也。"阐述了由瘀致痰的病理变化。元代朱丹溪的《丹溪心法》中提出"痰挟瘀血，遂成窠囊"，实为痰瘀互结病机的一种表述。明代秦景明的《证因脉治》谓："心痹之因……痰凝血滞。"将痰瘀共同作为心痹的重要病机。清代王孟英则对从气滞到停饮再到气血痹阻而为瘀的病理过程有了认识："痰饮者，本水谷之悍气……初则气滞以停饮，继则饮蟠而气阻，气既阻痹，血亦怨其行度，积以为瘀。"唐容川的《血证论》指出："血积既久，也能化为痰水。"则进一步说明了痰瘀病理产物之间的关系和相互之间影响的机制。

当代国内名医对冠心病心绞痛的中医病机也进行了探讨。蒲辅周认为冠心病属虚证，不是实证。施今墨认为："阳虚者固有之，阴虚者尤多见。"冉雪峰主张痰热内阻，夹有瘀血致病。秦伯未认为冠心病的发病既与心血不足有关，又与心阳衰弱有关。岳美中、赵锡武力主心阳虚致病，方药中认为应责其正气虚损，即有标实，亦属本虚所致。任应秋认为患冠心病时首先考虑阳气亏虚，其次才是血脉损伤。邓铁涛认为气虚乃冠心病的病机共性。郭世魁认为致胸痹心痛的直接原因是血脉不通，不通则痛，强调活血化瘀治疗。朱良春认为冠心病病位在心，但与其他诸脏均有密切关系，有"养其四脏则心自安"之论。张伯臾认为冠心病本虚而标实，本虚者，可阴虚，可阳虚，然以阳虚者为多见，标实者，因气滞，因血瘀，因痰浊壅塞，因寒邪凝滞。

3. 治疗方面的认识

《内经》提出了针刺治疗的穴位和方法，但未列出方药。汉代以前治疗胸痹心痛，多以芳香温通为主，如《灵枢·五味》已有"心病宜食薤"的记载。汉代张仲景的《金匮要略·胸痹心痛短气病》曰："胸痹，心中痞气。气结在胸，胸满，胁下逆抢心，枳实薤白桂枝汤主之，人参汤亦主之。""心痛彻背，背痛彻心，乌头赤石脂丸主之。""胸痹之病，喘息而唾，胸背痛，短气，寸口脉沉而迟，关上小紧数，瓜蒌薤白白酒汤主之。""胸痹，不得卧，心痛彻背者，瓜蒌薤白半夏汤主之。"《世医得效方·心痛门》提出用苏和香丸芳香温通治疗"卒暴心痛"。明代王肯堂《证治准绳·诸痛门》提出用大剂红花、桃仁、降香、失笑散等活血理气止痛治疗死血心痛。

二、张老师对冠心病病因病机的认识

1. 禀赋不足，气血阴阳亏虚

祖国医学很早就认识到疾病与先天因素有关，如《灵枢经·寿天刚柔篇》曰："人之生也，有刚有柔，有弱有强，有短有长，有阳有阴。"说明不同的人，先天有差异，禀赋有强弱。而先天不足之体，脏腑功能低下，心之本脏失强，一旦受袭，易发为心病。得之母腹或禀赋不足，是心病发病的常见因素，其本脏阴阳气血亏损，心气不足则固摄推动无力；血脉运行失常；心血虚少，血脉失充，心失所养；心阴不足，阴不敛阳，心阳浮越，心神扰动不安；心阳不足，无以温煦，至寒凝血脉，均可导致冠心病。

2. 七情过极，气血耗逆

情志失调可诱发心病。《灵枢·口问》曰："心者五脏六腑之大主也……故悲哀愁忧则心动，心动则五脏六腑皆摇。"由于"喜则气缓"、"怒则气上"、"悲则气消"、"恐则气下"而致气机升降失调。过思伤脾，气血生化不足，劳心则营血暗耗，致气血失和，血行不畅，涩滞成瘀，郁闭血脉，而终成心病。正如《素问·脉要精微》云："夫脉者，血之府也，长则气治，短则气病，数则烦心，大则病进，上盛则气高，下盛则气胀，代则气衰，细则气少，涩则心痛。"由于忧思恼怒，心肝之气郁滞，血脉运行不畅而致心失所养，发生心痛。故《杂病源流犀烛·心病源流》曰："喜之气能散外，余皆足令心气郁结而为心痛也。"人的精神情志活动与人体的生理、病理有密切的关系，强烈的或持续时间较长的精神刺激，会导致人体气机逆乱，阴阳失调而发生疾病。

3. 痰浊内生，血行受阻

《素问·生气通天论》曰："味过于甘，心气喘满。"过食肥甘厚味，既可助阳化气，亦可生阴化浊。助阳气而化火，则灼津成痰；阴浊过盛，则留储成饮，常见过食膏粱厚味者脂质代谢异常，沉积血管壁而成冠心病。饮食不节、烟酒成癖，日久损伤脾胃，运化失司，聚湿生痰，上犯胸中，闭阻心脉，遂致胸痹心痛。

4. 瘀血内阻，闭塞血脉

《灵枢经·刺节真邪篇》曰："宗气不下，脉中之血，凝而留止。"《素问·痹论》曰："心痹者，脉不通。"因思虑烦多，劳伤心脾，心脾气虚，血液运行无力，血流艰涩，成瘀闭阻心脉；肝气郁结气滞日久，气血郁结，瘀阻脉络；体肥多痰之人，痰浊内停，日久化热，煎灼成瘀，心脉受阻；均可导致心痛的发生。

5. 心气虚弱

年老体衰或劳倦内伤，致心气虚弱，鼓动无力，血行迟滞，瘀阻心脉，发生心痛。心气不足，日久亦可致心阳不振，进而累及肾阳，致心肾阳虚，阴寒痰饮上犯，乘于阳位，阻滞心脉，致胸痹心痛。正如《诸病源候论》所云："心气不足，则胸腹大。胁下与腰背相引痛，惊悸恍惚，少颜色。"

6. 心阴不足

思虑过度，劳伤心脾，暗耗阴血，致心之阴血不足，心失濡养，而致心痛。同时，心阴不足，日久可耗伤肾阴，致心肾阴虚。《杂病源流犀烛》曰："心失所养，而心病，肾失所养，而心亦病乎。且夫心主血，血即精也。"胸痹心痛的病因病机较为复杂，其病机特点可归纳为：本虚标实。本虚可有气虚、阳虚、血虚、阴虚，且又相互影响；标实以气滞、寒凝、痰阻、血瘀为多。本虚是发病的基础，标实是发病的条件。

三、张老师诊治冠心病经验

张老师认为冠心病的发生，是由于脏腑功能虚损，正气不足，阴阳平衡失调，心气不足，鼓动无力，气血失和而导致血脉不畅，脉道不利，胸阳阻遏，此为心痛本虚病机。痰浊为阴邪，痰浊壅塞，阻滞气机，气滞导致血瘀，瘀血阻塞气道，三者相互关联，相互影响，此为标实病机。冠心病病位在心，日久往往累及肺脾肾等脏，形成复杂证型，尤其在情志变化或劳累时，更易诱发本病或加重病情，对于冠心病的治疗，张老师强调要立足辨病，着眼辨证，抓住本虚标实这一关键，治疗突出"补"与"通"。欲通先补，以通为补，补以扶正固本为主，通以祛痰化瘀为主，补通结合，标本兼顾，促使受损脏腑功能恢复，使气血阴阳渐趋平衡，心脉通畅。张老师认为"不通则痛，通则不痛"的治法，对标实者活血化瘀、祛痰通络固然有效，但以此概解痛之法，不辨标本虚实，就可能犯虚虚实实之戒，正如张景岳所言"有曰通则不痛，又曰痛随利减，不知此为治实痛者言也"，"其有因虚而作痛者，则此说更如冰炭"。张老师认为通法不能狭义地理解，凡能使气血平和调达之法均可称通法。调气以和血，调血以和气，通也；下逆者使之上行，中结者使之旁达，亦通也；虚者助之使通，寒者温之使通，皆通法也。人体是一个有机的整体，脏腑之间相互联系相互影响。治疗冠心病不能局限于心，肾为五脏阴阳之根本，且心肾同属少阴，两者互相依存又互相制约。心肺分主气血，且同居上焦。张老师治疗冠心病时重视心肾、心肺功能，在本虚时，当心阳虚、心阴虚或阴阳两虚时，常心肾同治；在标实时，

即表现为气滞、血瘀、痰浊为主时，常心肺、心肝、心脾同治。近些年来有
关中医治疗冠心病的研究成果层出不穷。对本病的治疗以扶正祛邪为原则得
到多数人认可。冠心病可大体分虚实两大类，实症包括痰火内扰、饮邪阻遏
及心血瘀阻；虚症又分为心气虚、心阳虚、心血虚、心阴虚及气阴两虚。有
资料根据国家中医药医政司胸痹心痛协作组制定的诊疗规范标准，对不同临
床类型冠心病进行中医辨证分析，发现虚证以气阴两虚证居多，依次为气虚
证、阴虚证、阳虚证与阴阳两虚证；实证以痰瘀交阻证居多。目前广泛运用
活血化瘀法治疗冠心病，张老师认为不可拘泥于某方某法，仍应坚持中医辨
证施治的原则。冠心病心绞痛瘀血者固然多见，但阴阳气血亏虚及气滞痰阻
者也为数不少，若一概以逐瘀法治疗冠心病，则不能取得满意的疗效。张老
师临床诊治大量冠心病病人，取得可靠满意的疗效，学生体会导师诊治经验
如下。

1. 判断预后，重视舌诊

舌诊是中医诊病的重要方法之一。中医有舌为心窍、脾之外候之说。人
体脏腑、气血、津液之虚实，疾病的发展变化，常常可以反映于舌象。观察
舌苔变化有助于了解实邪致病之轻重深浅。病之初，冠心病轻证，无严重并
发症或合并病，常见薄白苔。重症多见薄黄苔或白腻苔，甚至黄腻苔。病情
进展中，轻症一般舌苔变化较少，可以始终为薄白苔，也可出现黄苔或白腻
苔后，经治疗很快就化为薄白苔。因此，病初舌苔不厚不腻，病程中变化不
多，治疗或恢复较快者，大多病情较轻，预后较好；而重症一般较早出现厚
腻苔，若经治疗而腻苔易化者，常有转危为安之机；腻苔持续不化或日见加
重者，常伴恶心、呕吐、呃逆、便秘等脾胃证候，预后多险恶。观察舌质变
化有助于了解心脏功能与正气盛衰程度。冠心病之舌质以暗红或淡暗、紫斑
等紫舌多见。心绞痛胸痛剧烈时，舌质紫气加重或转晦暗少泽。经治疗疼痛
缓解后，舌紫可减轻。如病人原为红舌者，随病情进展可加深，尤在腻苔经
治化薄后，常出现红绛或光剥舌者，反映正气进一步受损，已由气虚阳虚致
营阴耗损，提示病情转重。红绛舌而苔黄腻厚者，病情多较复杂严重，预后
多差。若淡暗舌渐转淡红，多属正气渐复，乃好转之兆，常见于急性心肌梗
死恢复期。舌下脉络变化对病情的判定也有指导意义。舌下脉络正常者脉呈
暗红色，不超过舌体 1/2，管径约 2mm。虚者淡红而细短，瘀者青紫而粗
长；寒者淡紫而紧束；热者紫红而怒张。舌下脉络的检查是舌诊重要的

组成部分。

2. 注重诊脉，判断虚实

诊脉在冠心病标本虚实判断中起着重要的作用。张老师非常注重脉象的研究，她认为脉象可反映人体脏腑虚实的潜在变化。根据"脏无实证，腑无虚证"理论，结合冠心病本虚标实，以虚为主的特点，把复杂脉象归纳为"理清三部，轻取重按，分别虚实"法，其具体方法是左寸口脉三部分别主心、肝、肾三脏及小肠、胆、膀胱三腑；右寸口脉三部分别主肺、脾、命门三脏及大肠、胃、膀胱三腑。脉轻取即得，重按有力，为腑实脏不虚，细查三部可知具体部位；脉轻取有力，重按无力，为腑实脏虚；脉轻取无力，重按始得，为脏有虚象；脉重按亦难触及，为脏腑虚衰至极。脉虚主本虚主病重，脉实主病轻。在冠心病早期即见脏虚脉象，其病情发展快，并发症重，预后多较差。另外在治疗的过程中出现脉由虚转实，多见于疗效好且效果持久的病人，反之，脉由实转虚，多见于疗效差或即使有效但疗效不能维持的病人。诊脉时只要轻重取脉，脉搏有力无力是较容易感觉的，但要体会男女有别，结合四季主脉之不同，才能把握准确。其他一些脉象，如弦、滑、洪、大脉等病脉，见于冠心病标实或虚实夹杂证。虚脉如细、濡、弱脉均可见于冠心病，其对病情的判断与以上虚实脉的分析不矛盾，且更能细致地分析病情，只是需要一定的临床经验才有体会。

3. 益气养阴与冠心病

张老师根据冠心病本虚标实的特点，强调扶正，补法是治疗冠心病必不可缺的方法。气阴两虚型在临床颇为多见，益气养阴法是张老师常用治法之一。《素问》云："正气存内，邪不可干，邪之所凑，其气必虚。"说明了人体正气虚是导致发病的重要因素，也说明了补气的重要性。在补气时，益气养阴又常常并用，即在补气同时，必须注意体内阴液的补充，以保证脏腑功能的物质基础。益气养阴法，属于"八法"中"补法"的范畴。祖国医学中的气，有两种含义，一是指营养人体的精微物质，如水谷之气、呼吸之气等。一是指脏腑组织的活动能力，如脾气、胃气、心气及经脉之气等。这两种含义的气，都充盈于全身内外上下，推动着生理机能的正常进行。阴的范围包括精、血、津、液，均来源于水谷精微。在正常情况下，它们互相资生，相互为用；在异常情况下，也相互影响。由于津血同源，故有"保津即以生津"的治疗理论。冠心病病人，经常出现心悸、气喘、心痛、少寐、心嘈杂等症，这些表现往往与气虚、阴虚有关。李东垣之生脉散是为气阴两虚而设之良方。生脉散以人参为君，麦冬为臣，五味子为佐，三药合用，一补、一清、一敛共收养阴生津、益气敛汗之功。张老师常以益气养阴为大法，调理心脏，改善症状。如益气养阴法治疗冠心病心肌缺血；益气养阴宁心复脉法，治疗冠心病心律失常；益气养阴化瘀宣痹法，治疗冠心病心绞痛；益气养阴补肾法，治疗冠心病心动过缓；益气养阴活血通络法，治疗冠心病心肌梗死。生脉散可随症加减，如气阴两虚兼痰浊阻络，清阳不振，用生脉散合瓜蒌薤白半夏汤化裁；瘀血明显者，舌暗或有瘀斑，常合丹参饮，以调气活血止痛；如痰火交结于胸中而闷痛者，可合用小陷胸汤，开其结，涤其热；兼有咳嗽，吐痰者加杏仁、桔梗、厚朴，以开泄肺气，降逆止咳；出现心悸少寐，可加生龙骨、牡蛎、酸枣仁、柏子仁等以养心安神；喘息，心悸，水肿不得卧，可加茯苓、薏米、车前子以健脾、利水；伴肾阴虚，加龟板、山萸肉、桑椹；伴肾阳虚，加仙茅、仙灵脾、巴戟天。生脉散古方今用，随症加减变化，每获良效。

四、张老师治疗冠心病经验用方

张老师治疗冠心病，积累了丰富的临床经验。她把冠心病分为四个基本证型，每一证型都有比较成熟的方药。

1. 气阴两虚型

主证：心胸闷痛或隐痛，心悸怔忡，自汗出，气短乏力，虚烦不眠。舌红苔少，脉沉细数或有结代。

辨证：气阴两虚，心脉涩滞。

治法：益气养阴，宁心安神。

方药：太子参 12g，麦冬 12g，五味子 10g，黄精 12g，北沙参 12g，酸枣仁 15g，柏子仁 12g，炙甘草 6g。

本方益心气、养心阴、安心神兼有复脉之功。

加减：气血亏虚明显者加生黄芪、当归、知母、芦根；心脾两虚偏气虚者加党参、白术；偏阴虚者加生地、石斛。

2. 胸阳不振型

主证：胸痛感寒加重，心悸胸闷，肢末不温。舌淡苔白，脉沉迟。

辨证：阴寒凝聚，胸阳痹阻。

治法：宣痹通阳，益气活血。

方药：瓜蒌 15g，薤白 12g，桂枝 10g，枳壳 12g，丹参 15g，茯苓 15g，白术 12g，干姜 6g。

本方以瓜蒌、薤白、桂枝通阳开结止痛；茯苓、白术、干姜，甘温化饮消除阴翳，丹参益气活血。

加减：寒甚去瓜蒌加附子；喘息咳唾不得卧，痰涎壅结胸中者，加半夏、橘红、川贝等。

3. 气滞血瘀型

主证：心胸刺痛，痛处不移，胸闷短气，遇怒加重。舌紫暗苔薄白，脉弦涩或弦滑。

辨证：气滞血瘀，心脉瘀阻。

治法：行气散结，活血化瘀，温通络脉。

方药：柴胡 12g，郁金 12g，瓜蒌 15g，薤白 10g，枳壳 12g，檀香 10g，丹参 15g，赤芍 12g，红花 12g，鸡血藤 15g。

本方以柴胡、郁金疏肝柔肝解郁止痛，瓜蒌、薤白通阳散结；枳壳、檀香行气宽胸；丹参、赤芍、红花、鸡血藤活血化瘀通络，达到化瘀通络之目的。

加减：气滞明显者加厚朴、合欢皮、元胡、降香等；气虚加太子参，血瘀较重加苏木、三七、路路通等；痰热盛加小陷胸汤。

4. 痰浊壅塞型

主证：胸闷胸痛，咳嗽咯痰，气短心悸。舌红苔白腻或黄腻，脉弦滑。

辨证：痰浊壅塞，气血运行不畅。

治法：祛痰宣痹，行气活血。

方药：瓜蒌 15g，薤白 12g，半夏 12g，茯苓 15g，檀香 12g，砂仁 10g，丹参 12g，苏木 10g，鸡内金 12g。

本方以瓜蒌、薤白、半夏、茯苓祛痰，檀香、砂仁、丹参、苏木行气活血，共建宣痹通络之功。

张老师积多年临床经验，研制出冠心香丹片，由院制剂室生产，处方由太子参、五味子、白檀香、丹参、全瓜蒌、枳壳、元胡、鸡血藤、清半夏、生草等组成。方中以太子参为君，补益心脾以治本；全瓜蒌、白檀香、丹参为臣，祛痰化浊，活血通脉；佐以枳壳、元胡、鸡血藤，行气止痛，养血活血；清半夏升清降浊，生草调和诸药共为使药。太子参：甘苦，微温，入心、脾、肺经，现代药理研究证实其含有果糖、淀粉、皂苷等，具有补益心脾，生津定志的作用；五味子：性温，味酸微苦咸，入肺肾经，可补元气不足，收耗散之气。有实验证实五味子可使人的手指血管扩张。白檀香：辛温，理气止痛，《日华子本草》：“治心痛，霍乱。肾气腹痛……”《医学金针》：“治心腹诸痛，属半虚半实者。”丹参：苦，微温，活血祛瘀，安神宁心，止痛。现代药理研究：丹参有扩张血管作用，能缩短心肌缺血的时间。全瓜蒌：甘、苦寒，润肺化痰，开胸宣痹。有研究表明瓜蒌可改善冠脉供血，放松动脉紧张度，减轻心脏负荷。元胡：辛苦，温，归肝、胃经。功用：活血、散瘀、理气、止痛。《雷公炮炙论》曰：“入心肺、胃、脾经。……治心痛欲死。”枳壳：苦辛，凉，行气，化痰，止痛，治胸膈痰滞。鸡血藤：苦甘，温，入心、脾经。补益气血，活血化瘀。清半夏：辛苦温，有毒。入脾、胃经。健脾化痰，降逆止呕，消痞散结。生草调和诸药。全方扶正祛邪，标本兼治，相辅相成，因而疗效满意。临床治疗冠心病心绞痛，治疗组与对照组，经统计学处理，中医证候总疗效、扩冠药物停减率、治疗后心绞痛发作次数均有显著性差异。冠心香丹片对心血瘀阻、痰浊壅塞、气阴两虚型胸痹心痛均有较好疗效，经统计学处理，无显著性差异。未发现任何不良反应。实验研究表明冠心香丹片对垂体后叶素所致大鼠的心肌缺血有明显的抑制作用。急性毒性实验表明：冠心香丹片无毒副作用。

综上所述，冠心香丹片是经多年验证治疗冠心病心绞痛的一种安全、有效的中药复方制剂。

第二章 治疗病毒性心肌炎经验

1. 祖国医学对病毒性心肌炎的认识

病毒性心肌炎是现代医学的病名，其临床表现多以心慌，胸闷，气短，脉结代等为特征。中医学虽无“病毒性心肌炎”病名，但以其临床表现看，在祖国医学中当属“心悸”、“胸痹”、“怔忡”、“温病”、“心瘅”等范畴。如《类证治裁·胸痹》云：“胸痹，胸中阳微不运，久则阴乘阳位，而为痹结也。其症胸满喘息，短气不利，痛引心背。”《丹溪手镜·悸》则述：“有气虚者，由阳明内弱，心下空虚，正气内动，心悸脉代，气血内虚也。"《素问·痹论》指出："心痹者，脉不通，烦则心下鼓。"国家标准《中医临床诊疗术语》中将其定名为"心瘅"，系指外感温热病邪，或因手术等创伤，温毒之邪乘虚而入，内舍于心，损伤心之肌肉，内膜，以发热，心悸，胸闷等为主要表现的内脏瘅病。《汉书·艺文志·方技略》谓古代有"五脏六腑瘅十二病方"，其五脏瘅中当有"心瘅"，可惜已佚。表现的症状以心慌，胸闷，气短，脉结代等为特征，张仲景《伤寒论》中提出："伤寒，脉结代，心动悸，炙甘草汤主之。"到清代吴鞠通《温病条辨》六条有"温病误用升散，脉结代，甚者脉来两至者，重与复脉，虽有它症后治之"。《诸病源候论》曰："风惊悸者，由体虚，心气不足，心之府为风之所乘，或恐惧忧迫，令人气虚，亦受于风邪，风邪搏于心，则惊悸不安。"《证治准绳》曰："心悸之由，不越两种，一者虚也，二者饮也。气虚者，由阳气内虚，心下空虚，火气内动而为悸也。"《东医宝鉴·内经篇》云："盖气者血之帅也，气行则血行，气止则血止，气温则血滑，气寒则血涩，气有一息之不运，则血有一息之不行。"心气虚乏，运血无力，心络瘀阻，绌急而痛，则发为胸痹心痛。《灵枢·邪客篇》云："心者，五脏六腑之大主，精神之所舍，其脏坚固，邪弗能容也。容之则心伤，心伤则神去，神去则死矣。故诸邪之在于心之包络。"是强调心脏的重要性，心脏不能受邪。综上可知，祖国医学认为正气虚损是病毒性心肌炎的发病的基础，感受外邪是发病的关键。

2. 现代医学对病毒性心肌炎的认识

病毒性心肌炎是病毒侵犯心脏，引起局限性或弥漫性病变，心肌纤维发生退行性改变与坏死，常见病毒为柯萨奇病毒、流感病毒等。有的可伴有心包或心内膜炎症改变。患者可以见到神疲乏力，面色苍白，心悸，气短肢冷，多汗等。近年来病毒性心肌炎的发病率有增多的趋势，临床表现轻重不一，轻者可无明显的自觉症状，只出现心电图改变或心肌酶谱异常改变；重者出现各种心律失常、心脏扩大，少数发生心源性休克或急性心力衰竭，甚至猝死等。本病如能及时诊断和治疗，预后大多良好，部分患儿因治疗不及时或病后调养失宜，可迁延不愈，形成后遗症。目前，现代医学主要采取对症及支持疗法治疗本病，而中医学根据病毒性心肌炎本虚标实的特点辨证治疗，在改善临床症状、减少后遗症等方面，显示出一定的优势。

3. 张老师对病毒性心肌炎病因病机的认识

张老师认为正气不足、邪毒侵心是本病发病的关键。正气不足是以心肺气阴两虚为主，或与心经气阴两虚，兼肺、脾、肾三脏机能失调有关。疲劳、外感等因素又为发病的诱因。邪毒侵犯人体，可由鼻咽或卫表而入，袭肺损心也可从口而入，损伤脾胃，蕴湿郁热，上犯于心或是外邪袭表，导致营卫不和，侵及血脉，先损心"体"，继损心"用"。本病总属本虚标实、虚实夹杂之证。以心脾肾虚损为本。热毒、痰浊、瘀血等为标。邪毒侵心、心气虚弱、气阴两虚为常见证型，表明邪毒侵心、心气虚弱、气阴两虚是病毒性心肌炎的主要病理机制。

4. 张老师治疗病毒性心肌炎重在扶正祛邪、宁心通脉

张老师认为本病发病多起于外感时邪、热毒，由表入里，内侵于心，热伤心肌，耗气伤阴，心失所养，使心脏搏动失其常度，心络瘀阻，痰浊湿热阻滞心脉所致。故《内经》有"复感于邪，内舍于心"之说。其病理机制为早期时邪热毒，内侵于心，心脉痹阻，或痰湿内阻，郁而化热，痰热上扰于心。至中后期，气阴两伤，心脉瘀阻，心失所养。若邪毒侵入心脉，留滞不去，气血耗损，余毒不易清彻，则五脏俱损，病势凶险。张老师强调把握本病病变的发展阶段，是预防和治疗的关键。

张老师根据病毒性心肌炎邪毒蕴结、心脉瘀阻、气阴亏虚、本虚标实的特点，结合多年临床经验，研制出治疗本病的纯中药制剂心肌舒康胶囊。该药主要由黄芪、生地、蚤休、白菊花、知母、赤芍、炙甘草、泽兰、酸枣仁、龙齿等组成，全方具有益心气，养心阴，解毒化瘀，通脉复律等功效。其组方设计独特，结构合理，融辨证思路与个人经验于一体，针对病毒性心肌炎的主要病理变化——气阴虚损，毒瘀蕴结，本虚标实的特点而组成。方中以黄芪、生地益心气、养心阴，强心扶其本；蚤休、白菊花清解心营蕴瘀之邪毒，祛邪以治其标；以泽兰化瘀通脉；以酸枣仁、龙齿养心安神调复脉律。全方益心气、养心阴、解毒化瘀、通脉复律，达到标本同治之效用。

第三章　治疗心律失常经验

心律失常是心脏病中比较常见的疾病，发病率高，在猝死患者中，大多数由于心律失常所致。张老师对心律失常的治疗独具特色，现将张老师治疗心律失常的经验总结介绍如下。

1. 首辨标本，标本兼治

张老师认为，心律失常属中医"心悸""怔忡"等范畴。病机是本虚标实，本虚为心阴不足，心气亏虚，心失所养。标实为痰湿内停，瘀血阻滞，心脉不畅。临证往往表现为虚实夹杂，然而本虚是本病的发病基础，标实是病理产物，辨证分阴虚、阳虚、阴阳两虚、痰瘀闭阻4型。遣方用药常选用沙参滋阴，太子参补气养阴，玄参养阴，丹参祛瘀，苦参清解心、胃诸经之火毒。以此为主，气虚者加黄精、黄芪，血压高者加天麻、钩藤，血脂异常者加草决明、山楂，痰浊闭阻者加薤白、清半夏，以此组方治疗每获良效。

2. 平脉辨证，善养心神

心律失常证候往往虚实夹杂，张老师善于识脉辨证，并以脉数（促）、迟（结代）为辨证眼目。以数（促）脉言"阳盛则促"，"数为阳热"，故宜用苦参清泄火热，玄参滋阴清心，太子参益气养阴，沙参滋阴降火，丹参凉血祛瘀。若结代脉，阴损及阳者常于养阴药中酌加温通心阳之桂枝，阳损及阴者每加入麦门冬、芍药、生地黄以护阴。心藏神，心律失常者常伴心悸、心慌、易惊、不寐等，此心气亏虚所致，故张老师在临证中还非常注重养护心神，辨证之中喜加入酸枣仁宁心，柏子仁养心，琥珀定心，甘松静心，龙齿定志，结果取效甚佳。

3. 治心为主，兼顾他脏

张老师在治疗心律失常时强调以治心为主，但亦不忘兼顾他脏，随症加减不拘一方，往往依病情而立法选方。因心肺同居上焦，心气上通于肺，肺主治节而助心行血，故对肺气虚弱，宗气不足，不能助心行血，心气亦弱者，张老师每择用西洋参以益肺气；对心火炽盛，灼伤肺阴而出现心悸、心烦、失眠等症者，则常用黄连清泄心火，天门冬养肺阴；对脾虚健运失职，不能化生气血致心失所养者，每佐以炒白术、山药、佛手、知母以健脾益气；对肝血不足，心血亦亏之心悸怔忡、面色无华、舌淡、脉细者，常加石斛、杭白芍、杜仲、五味子之品以补养肝血；肝气不舒者，加炒柴胡以疏肝理气；肾阴不足，心阳独亢者，则用山萸肉、怀牛膝、玉竹、石斛以滋养肾阴。由此可见，治心为主兼顾他脏，是张老师治疗心律失常的又一特色。

4. 功能器质，虚实并治

张老师治疗功能性心律失常，药用太子参15g，沙参12g，龙齿12g，磁石 15g，酸枣仁 15g，柏子仁 12g，炒柴胡 12g，郁金 9g，远志 9g，珍珠母 12g，生甘草 3g，夜交藤 15g。而器质性者以风心、冠心、甲心、病毒性心肌炎多见，在辨证的基础上，法以益气滋阴为主，上方佐入丹参、苏木、延胡索等活血之品；伴痰浊阻心者，佐清半夏、胆南星；伴气滞者，佐枳壳、瓜蒌；病毒性心肌炎者，佐虎杖、板蓝根。因辨病清楚，用药周全，药专力宏，故收效明显。

5. 合理调护，巩固疗效

中医常说"三分治疗，七分调理"。调护不当往往是引起心律失常发作或加重的重要原因，因此对发病期间的患者张老师常嘱不宜重体力劳动及剧烈体育活动，可适当散步、练气功，打太极拳，以促使经脉气血流通，身体康复，而重症患者则应绝对卧床休息。饮食方面，她主张宜清淡，忌烟酒、浓茶、咖啡，可食用新鲜蔬菜及水果，忌饱食，保持肠道通畅。张老师还强调患者应注意保持精神乐观，情志愉悦，避免不良精神刺激和过度疲劳，以利于本病的康复。

第四章 辨治心力衰竭经验

一、审病求因，病证结合

慢性心力衰竭是大多数心血管疾病的最终归宿及最主要死亡原因，其临床主要表现有心悸气短、胸闷喘促、上腹胀满、咳嗽咯痰、痰中带血、四肢水肿等，属中医心悸、喘证、痰饮、水肿等范畴。张老师指出，心脏的生理功能最主要有三个方面，即主阳气、主血脉、主神志。《素问》曰"心为阳中之太阳，通于夏气"，"阳中之阳，心也"。"心为火脏"，血液的循环，脾胃的运化，肾气的温煦等，都不能缺少这种阳气；心脏之所以能主持血脉，全有赖于所储备的阳气，因而有"气为血帅"，"气行血行，气止血止"之说。

心力衰竭的主要病理变化在心，但与肺、脾、肾关系密切，心主血脉，心气虚弱，心阳不足则鼓动血脉运行无力，气虚血瘀，累及肺脾肾，水液运化排泄障碍，肾虚不能纳气，则气逆于上；如本病发展到严重阶段，心阳虚极就会出现心阳气脱的危险重症。本病虚证为本，以心肾阳虚为主，实证为标，病理因素为水湿、血瘀、痰浊；外邪反复感染、劳倦思虑、情志抑郁、饮食失节为本病的诱发及加重因素。

二、灵活用药，标本兼顾

心力衰竭，为多种心血管疾病的终末期表现，临证往往表现为虚实夹杂。张老师指出：心力衰竭的治疗，关键是"急"字。本虚是发病基础，标实是病理产物，不仅要治标，还要治本。临床可见喘促肿满、阴阳离绝等危候，或由心本脏虚损所致，或他脏病久累及于心，其病机如《黄帝内经》所云："诸湿肿满，皆属于脾。诸气膹郁，皆属于肺。"浮肿之由，脾虚不运，肺郁不通，肾气开合不利，以致水渍三焦，累及于心，其本在肾，其标在肺，其制在脾。心力衰竭以阴阳气血亏虚为本，水湿瘀血为标，虚实错杂，互为因果。张老师在临床上非常注重应用整体观念，先辨标本虚实，本着治病求本，知常达变，因势利导，以平为期的原则，防犯"虚虚实实之戒"。她经常指出：病有标本，治有缓急；缓则治其本，急则治其标，亦有标本同治之异。因心肾气虚，心阳不振，推动气血运行无力，心脏搏动失其常度，久病累及于脾，痰浊阻遏，经脉不畅，瘀血内阻，心失所养，搏动无力。阳虚、痰阻、血瘀三者互为因果，缠绵反复。张老师在临床诊治中，强调要病证结合，五脏兼顾，掌握时机，灵活用药；心衰病位在心，但不局限于心，是心脏自病或他病累及于心，心衰日久，无力鼓动血脉，从而使血脉瘀阻，而痰、水、瘀等病理产物又进一步损及阴阳，从而引发咳喘、水肿、心悸等一系列证候临床表现，形成恶性循环，最终表现为阳气厥脱之危象。

三、温阳益肾，活血行水

张老师在临床上诊治心力衰竭时以治心为主兼顾他脏，温阳益气，活血利水治疗心力衰竭是其治疗特色之一，她根据多年的临床经验制成红桂心力康复方无糖冲剂，在组方中用红参、鹿寿草为君药，温阳益气，补肾养心；桂枝、桑寄生、红花、葶苈子、猪苓等为臣药，活血通脉，利水祛湿；佐以莪术、郁金消癥化积，行气解瘀，全方补益正气不留邪，祛瘀化痰不伤正，相互配合，标本兼治。

张老师强调以治心为主，但亦不忘兼顾他脏，随症加减不拘一方，往往依病情而立法选方。因心肺同居上焦，心气上通于肺，肺主治节而助心行血，故对肺气虚弱、宗气不足，不能助心行血，心气亦弱者，张老师每择用西洋参以益肺气；对心火炽盛、灼伤肺阴而出现心悸心烦、失眠等症者，则常用知母、怀牛膝、石斛滋阴降火，天门冬、玉竹养肺阴；对脾虚健运失职，不能化生气血致心失所养者，每佐以炒白术、山药以健脾益气；对肝血不足，心血亦亏之心悸怔忡、面色无华、舌淡、脉细者，常加杭白芍、五味子之品以补养肝血；肝气不舒者，加炒柴胡、佛手以舒肝利气；肾亏不足者，用杜仲、山萸肉以滋补肾脏。在治疗时张老师同时强调合理调护，巩固疗效，中医常说"三分治疗，七分调理"。调护不当往往是引起心力衰竭发作或加重的重要原因，饮食方面，她主张宜清淡，忌烟酒、浓茶、咖啡，可食用新鲜蔬菜及水果，忌饱食，保持肠道通畅。还强调患者注意保持精神乐观，避免不良精神刺激和过度疲劳，以利于本病的康复。

第五章　辨治糖尿病及糖尿病性心脏病经验

一、利用平衡阴阳法辨治糖尿病

1. 对糖尿病病因的认识

历代医家对消渴病病因多有论述，不外饮食肥甘辛辣所伤、情志所伤、劳逸所伤三种主要病因，但以上原因均无法解释糖尿病易感人群发病的内在原因。张老师认为先天禀赋不足、元阴亏虚之人，是潜伏发病的糖尿病易感人群，在男子五八、女子五七肾精亏虚阶段，即可隐匿发病，待症状出现之时，多无典型"三消"症状，而病情已发展至中晚期阶段，以心、脑、肾损伤等并发症为主要表现。糖尿病早诊断、早治疗、防止并发症是糖尿病康复的关键。对有糖尿病家族史的正常人，尤其是中老年人仅出现阴虚征象，而无典型糖尿病"三多一少"症状的高危易感人群，应进行全面的中西医检查，使糖尿病得以早期治疗。对一些不能明确诊断糖尿病，但处在亚健康状态的人，应指导其日常生活的调理，必要时给予食补或药补，可减少糖尿病发病率。

2. 重视舌诊

舌诊是中医诊病的重要方法之一。中医有舌为心之窍、脾之外候、五脏六腑之外候之说，人体脏腑、气血、津液的虚实，疾病的发展变化，都能客观地反映于舌象。患糖尿病时，舌色的改变出现较早，舌色能反映血管微循环状况及血液黏稠度、酸碱平衡等的内在变化。舌由淡红转红或红转暗，血液生化指标多随之发生异常变化。糖尿病早期多舌质红，乃血热内盛，舌质越红表明热象越重；舌由红转淡为热减病轻。糖尿病中期舌由红转淡且舌体胖为阴损及阳，是病情加重的迹象。糖尿病晚期舌有瘀斑或瘀点，为病久血瘀，舌紫暗为气血壅塞不通。舌体瘦小质地嫩软为肾精亏虚；舌体瘦小少津为肾阴不足；舌边有齿痕为气虚湿阻；舌苔黄厚而腻为内有湿热；舌苔焦黄干涩为津液亏损；舌苔光剥为胃阴不足。对舌色、形态及舌苔的变化要仔细观察，舌诊往往能为临床提供较为直观可靠的诊断依据。

3. 巧辨病脉

诊脉在糖尿病预后判定中起着重要的作用。张老师非常注重脉象的研究，认为脉象可反映人体脏腑虚实的潜在变化。根据"脏无实证，腑无虚证"理论，结合糖尿病发病早期虚实夹杂、中晚期以虚为主的特点，把复杂脉象归纳为"理清三部，轻取重按，分别虚实"法，其具体方法是左寸口脉三部分主心、肝、肾及小肠、胆、膀胱；右寸口脉三部分主肺、脾、命门及大肠、胃、膀胱。脉轻取即得，重按有力，为腑实脏不虚，细查三部可知具体部位；脉轻取有力，重按无力，为腑实脏虚；脉轻取无力，重按始得，为脏有虚象；脉重按亦难触及，为脏腑虚衰至极。脉虚主病重，脉实主病轻。在糖尿病发病早期即见脏虚脉象，其病情发展快，并发症重，预后较差。另外在治疗的过程中出现脉由虚转实，多见于疗效好且效果持久的患者；反之，脉由实转虚，多见于疗效差或即使有效但疗效不能维持的患者。诊脉时只要轻重取脉，脉搏有力无力是较容易感觉的，但要体会男女有别，结合四季主脉之不同，才能把握准确。其他一些脉象，实脉如弦、滑、洪、大脉，虚脉如细、濡、弱脉均可见于糖尿病，其对病情的判断与以上虚实脉的分析不矛盾，且更能细致地分析病情，只是需要一定的临床经验才有体会。

4. 辨证分型

张老师将糖尿病分为5种类型。肺热津伤型（上消）：多饮症状明显，饮食正常或多食，大小便正常，舌红、苔薄白或薄黄而少津，右寸脉轻取浮

（大）而有力，重按有力或无力视阴虚程度有别。胃热炽盛型（中消）：多食易饥症明显，小便黄，舌红、苔薄黄或焦黄或光剥而少津，右关脉轻取浮滑有力，重按无力。肾阴亏虚型（下消）：小便频数，夜尿增多症明显，舌红、苔少或光剥，左尺脉重按细数无力。阴阳两虚型：腰膝酸软无力症明显，可有颜面及下肢浮肿，舌淡胖或瘦小嫩软、苔灰白，左右尺脉均重按细弱无力。瘀血阻络型：症状多不典型，可有皮肤瘙痒、肢端疼痛等表现，主要从舌脉辨证，舌暗红或瘀斑、瘀点，脉弦滑或涩滞，瘀血阻络型可单独表现，或与其他证型合并出现，一般多见于疾病的中晚期。在心脑肾并发症出现时，应以心脑肾病单独辨证治疗，但要注意阴虚是并发症发生的基础，辨证思路有所不同。

5. 用药经验

张老师研制的纯中药制剂消糖片，在临床使用 20 余年，治疗了众多糖尿病患者，早期糖尿病单独口服消糖片，即有明显的降糖效果，中晚期糖尿病与小剂量的西药联合使用，较单用西药的效果明显提高，也可减轻西药的副作用，尤其在防治心、脑、肾并发症方面有明显疗效。其方由生地黄、地骨皮、玄参、牡丹皮、知母、桑椹子、丹参等 10 余味药物组成。在糖尿病的中晚期及病情反复阶段，张老师主张辨证施治，遣方用药灵活不拘泥。辨证上消当滋阴清热，生津止渴，常用生地黄、玄参、石斛、淡竹叶、麦冬等甘寒滋阴之品；中消当清热泻火，常用黄芩、黄连、连翘、知母、栀子等苦寒泻火之品；下消当滋阴补肾，育阴潜阳，常用生地黄、桑椹子、枸杞子、黄柏、旱莲草等滋阴补肾之品；阴阳两虚当育阴补阳，常用生地黄、熟地黄、狗脊、续断、杜仲等补肾之品；瘀血阻络当活血化瘀，常用丹参、红花、川芎、路路通等活血通络之品。

张老师在组方时注重引经药的选用，如上焦用药须清轻布散，桔梗有引药上行之功效；下焦用药需沉降下行，才能达下焦病所而起到治疗作用，泽泻、川牛膝有引药下行功效；中焦用药需平衡，不轻不重，山药入肺脾肾三脏，平衡阴阳，有中通三焦之用。

二、辨治糖尿病性心脏病经验

1. 张老师"治未病"学术思想

中医一直倡导"治未病"的学术思想，《素问·四气调神大论》言"圣人不治已病治未病，不治已乱治未乱，此之谓也"。继《黄帝内经》之后，经历代先贤不断丰富和发展逐步构成了"未病先防，已病防变，瘥后防复"的中医"治未病"理论体系，其核心就在于"防重于治"。世界卫生组织《迎接21世纪挑战》的报告指出，21世纪医学将从"疾病医学"向"健康医学"发展，从重治疗向重预防发展，从针对病源的对抗治疗向整体治疗发展，从重视对病灶的改善向重视人体生态环境的改善发展，从生物治疗向心身综合治疗发展，从强调医生治疗作用向重视患者的自我保健作用发展。中医"治未病"理论揭示的未病先防、既病防变、瘥后防复、防患于未然的思想，是与现代预防医学不谋而合、相互印证的，中医"治未病"思想对于防治糖尿病及其并发症的发生、发展，有着重要的现实意义和指导意义。

糖尿病性心脏病是糖尿病所有慢性并发症中最多见，也是最严重的一种。及时发现与积极控制高血糖、高脂血症，早期发现无痛性心肌缺血，预防感染，并及时予以治疗，可以改善冠心病的预后。张老师运用中医"治未病"思想，抓住糖尿病气阴亏虚，脉络瘀阻这一症结，应用补通结合的方法，通过大量的临床观察及科学实验研究证实，积极运用有效的补气益阴、活血通络药物对糖尿病前期、糖尿病早中期进行干预，能起到较好的心血管保护、防治糖尿病早中期的心血管并发症的作用，此外，糖尿病病程中心血管的保护贵在早，甚或在发病之前。

糖尿病前期一般无临床症状，多在健康体检或其他疾病检查时发现，口服葡萄糖耐量试验确诊为糖尿病前期。糖尿病前期尚缺乏有效的药物治疗。而祖国医学的"治未病"理论可以指导防治糖尿病前期。首先，对糖尿病前期进行干预性治疗，防止其发展为临床期糖尿病，符合"治未病"未病先防的原则。处于糖尿病前期的人群如果得不到及时有效的防治将会发展为临床期糖尿病。发展为临床期糖尿病之后进行治疗，将造成极大的社会资源浪费，加重社会和个人的负担，而且还大大降低患者的生活质量。这又和"治未病"的现实意义相符合。其次，糖尿病前期的病因主要是：饮食因素、缺乏运动、情志失调。中医"治未病"的基本内容中，强调合理的饮食，适量的运动和保持良好的心态，与现代医学对糖尿病前期的防治措施很接近。根据祖国医学"治未病"的理论，张老师指出防治糖尿病的基础治疗方案如下：

（1）饮食预防：糖尿病发病前期出现的糖耐量异常，是可以通过饮食来预防的, 其包括以下几方面: 一是饮食规律。① 定时定量饮食可以维持气血阴阳的平衡。对食量的要求是既不"太过", 也不能"不及", 这两种情况都是饮食所忌。提倡少食多餐, 切忌贪食。② 食物合理搭配: 粮食、肉类、蔬菜、果品等要合理搭配, 才能更好地补益气血津液。③谨和五味: 不同的食物其性味不同、归经不同, 如"酸入肝、苦入心、辛入肺、甘入脾、咸入肾"等。正确饮食, 可以补宜相应的五脏之气。④ 饮食清淡: 糖耐量异常的人群饮食更宜清淡。饮食有节, 不过饱过饥, 不偏嗜五味, 脾胃俱强, 痰浊则无以生。二是根据体质的偏颇状态, 有意地食用某些食物以调和体质, 预防糖尿病的发生。大量研究发现, 糖耐量异常时患者以阴虚、痰浊、痰热等体质多见, 因此, 对于糖耐量异常的患者, 可根据患者的证候表现, 选用绿豆、冬瓜、芝麻、百合、黑大豆、白木耳、枸杞子益气滋阴及海藻、海带、冬瓜、白萝卜、金橘行气化痰的药膳食疗, 以达调节免疫及内分泌的作用。

(2) 运动预防: 华佗在《中藏经》中云: "人体欲得劳动, 但不当使其极耳。"故劳逸结合, 气血运行顺畅, 痰浊无以停滞, 使过食之脂膏得以消耗, 防治其蓄积, 减轻体重, 改善脂质代谢, 健脾而强身。现代研究表明, 运动能增加机体代谢率, 对能源物质特别是糖的需求量增大; 运动使肌细胞内胰岛素刺激的葡萄糖转运和磷酸化作用加强, 促进胰岛素转运, 血糖的活性增高, 增加骨骼肌对葡萄糖的吸收及糖原合成, 有助于降低血糖。①运动有时。《外台秘要》强调: "食毕即行走, 稍畅而坐。"主张每餐食毕, 出庭散步, 说明适当运动是防治糖尿病的有效措施之一, 这与现代医学的认识是完全一致的。②运动有度。运动要遵循适度运动、因人而异、循序渐进、持之以恒的原则。适当的运动可以增强外周组织对胰岛素的敏感性, 减少胰岛素抵抗, 降低血糖。③ 运动多样。在运动形式上可多种多样, 通常采用太极拳、太极剑、保健气功等传统健身法, 这是根据中医学的阴阳五行和经络脏腑学说以及相应的导引、行气、存思、内丹技术建立的"动中求静、静中求动"协调身心的演练功法。

(3) 心理预防: 中医理论强调"形神一体", 心身是统一的整体。现代医学认为, 糖尿病是典型的心身疾病, 中医心理治疗具有明显的心身并治"整体观"特点, 它注重从诸多因素如个体与社会环境、自然环境的关系, 个体自身的心身关系等方面进行综合治理, 而最突出的是建立在"形神相即"理论基础上的"心身并治",即"治神"与"治身"并用,在治疗效果上追求"心"、"身"并调。简单讲即是调节情志:要心胸开阔、乐观豁达;要保持平静的心态,不以物喜,不以己悲,清心寡欲。忌多愁善感、思虑过度;遇事不慌,无所惊恐。在闲暇、业余时间,通过各种情趣高雅、动静相参的活动怡养心志,舒畅情怀,可以克服禀赋、年龄以及文化教育背景对情志活动的不良影响,进而达到调节情志的目的。在此基础上,还可因人而异,中药辨证治疗。

2."通补结合"在治疗糖尿病心脏病中的运用

(1)辨析病因病机:糖尿病性心脏病是指糖尿病所并发的心脏血管系统病变,涉及心脏的大、中、小、微血管损害,包括非特异性冠状动脉粥样硬化性心脏病,微血管病变性心肌病和心脏自主神经功能失调所致的心律失常和心功能不全。中医学中,没有糖尿病性心脏病或糖尿病并发心脏病的概念和病名,据其病因、病机和临床表现,归属于中医的消渴病、心病范畴;临床上多冠以"消渴"、"心悸"、"胸痹"、"胸痛"、"真心痛"、"水肿"等病名,与西医病名并非一一对应。张老师指出:糖尿病性心脏病是消渴病迁延日久,累及于心,心气阴亏虚,或脾阳虚损而致血瘀、痰浊阻滞脉络;或情志不遂,肝火亢盛,风火扰心;或肾阴不足,心火亢盛,心肾不交;或疾病日久心阴阳损伤或脾肾阳虚,或肺通调失职,水湿(饮)内停,脉络受阻;甚或阴损及阳,阴阳离决,危及生命;久病入络致瘀,瘀血痹阻心脉贯穿本病的始终。

(2)辨标本虚实:《景岳全书·标本论》中说:"本为病之源,标为病之变","但察其因何而起,起病之因,便是病本"。张老师在临床上非常注重应用整体观念,先辨标本虚实,本着治病求本,知常达变,因势利导,以平为期的原则,防犯"虚虚实实之戒"。病有标本,治有缓急。缓则治其本,急则治其标,亦有标本同治之异。张老师临床上辨治糖尿病性心脏病时则多兼顾标本,标本同治。糖尿病性心脏病临床上可见:先天不足、五脏亏虚,特别是心之气、血、阴、阳亏虚,兼有脾阳虚损、肾阴肾阳亏虚,为病之本;外感六淫、饮食不节、情志不畅等所致阴虚生燥热、胃热炽盛、肝火上炎及痰浊、水湿、瘀血等病理产物为病之标。

(3)施补通之法:《素问·阴阳应象大论》云:"形不足者,温之以气,精不足者,补之以味。其高者,因而越之;其下者,引而竭之;中满者,泻之于内……"对于先天不足或五脏虚损者均可施以补法。张老师指出：人体是一个有机整体，脏腑之间互相联系、互相影响。治疗糖尿病性心脏病不能局限于"心"，肾为五脏阴阳之根本，且心肾同属少阴，两者相互依存又互相制约；心肺且同居上焦，分主气血；对于因情绪或饱餐诱发胸闷胸痛者，往往心肝、心胃同治。通法不能狭义地理解，凡能使气血平和调达之法均可称通法。调气以和血，调血以和气，通也；下逆者使之上行，中结者使之旁达，亦通；虚者助之使通，寒者温之使通，皆通法也。张老师认为，胸痹病本虚标实，应以补为通，以通为补，通补兼施，补而不助其阻塞，通而不损其正气。在辨清标本虚实的基础上，施以补通之法，即体现了"法随证立"。

第六章　辨治多发性大动脉炎经验

多发性大动脉炎（TA）又称"无脉症"，是累及主动脉及其分支的一种慢性、进行性、非特异性炎症，常引起多发性动脉狭窄和闭塞，出现相应器官及组织供血不足征象。本病多发于 40 岁以下年轻女性，常见于中国、日本等亚洲国家，本病病因和发病机制至今尚不明确，目前西医治疗尚无特效方法。张老师临床 50 余年，在治疗多发性大动脉炎方面积累了丰富的临证经验。

1. 病因复杂，多肝肾气血不足，脉络瘀滞

祖国医学无多发性大动脉炎的病名，但历代文献中，对类似多发性大动脉炎所表现的症状，均有较为详细的记载。如《素问·痹论》载："风寒湿三气杂至，合而为痹也……以夏遇此者为脉痹。"《证之纪要》道："痹之在脉，则血凝不流。"《金匮要略》："血痹……脉自微湿。"《中藏经》："血痹者……其寸口脉缓，脉结不利，或如断绝是也。"《医学心悟》："脉伏不出者，寒气闭塞也"，"郁热极深，反见假寒之象，脉涩滞之甚，似伏而非伏也"。《奇效良方》亦指出，"脉痹，血道壅塞"。

多发性大动脉炎根据临床表现看，属祖国医学"脉痹"范畴，亦可涉及"眩晕"、"虚损"等。张老师认为其病因多由先天禀赋不足或后天失调，致肝肾气血阴阳不足，脉道不充。外邪风、寒、湿乘虚而入，致瘀血、痰浊内生。本病总属本虚标实之证，本虚指肝肾气血阴阳不足，但以阳气亏虚为其

根本，阳气推动血脉无力，瘀血、痰浊、寒湿为标，内外合邪，痰浊瘀血痹阻脉道，使脉道受损，经络阻塞，气血运行不畅，脉络瘀滞发为本病。因受累动脉的部位不同，本病临床表现各异。

2. 早期诊断及全面认识本病相当重要

一般实验室检查对 TA 缺乏特异性，血管造影是 TA 诊断的金标准，但在疾病早期，病变尚未发展到血管狭窄时，血管造影不能及时发现病变。

本病早期确诊较难，无脉前期表现多为非特异性全身症状，如发热、肌肉酸困等，易误诊为风湿热、结核病、心肌炎等。缺血是 TA 最具特征的临床表现，部分患者就诊时以血管狭窄、组织缺血症状为主，但常以不同部位动脉病变所累及的靶器官症状（尤其是心、脑、肾器官受累症状）为主诉，易误诊为冠心病、脑血管病、高血压病等。

张老师经临床总结，认为下列几点对多发性大动脉炎诊疗有指导意义。

①对于青壮年起病的高血压，首发症状表现为脑梗死、脑出血、心衰的患者，要考虑 TA 的可能。②对于青年女性出现不明原因的发热、乏力、视力减退、眼底改变、胸闷、咯血及关节疼痛等表现时，要考虑 TA 的可能。③对于可疑病人进行全面检查，应注意检查患者双侧桡动脉及足背动脉搏动情况、四肢血压、主动脉及其分支，并检查颈部、锁骨上区、背部、腹部动脉血管杂音，以便早期发现 TA，减少漏诊。④动脉造影、超声多普勒、ECT 等检查可进一步明确诊断。⑤全面认识本病，本病属于累及主动脉及其分支的一种慢性、进行性、非特异性炎症，治疗宜综合治疗，而非针对某一个缺血症状进行单一治疗。

3. 治疗重视气血同补，舒经通络，兼补肝肾

根据上述"脉痹"的发病病因及病机，张老师治疗重在气血同补，兼祛湿舒经活络通脉，补肝肾，自拟温阳通脉汤为基础方灵活加减。张老师根据患者气血阴阳的偏衰灵活选方用药，补气药常用太子参、黄芪、白术等。补阴药常用北沙参、石斛、黄精。补血药常用当归、熟地、生地。补阳药常用巴戟天、仙灵脾、杜仲等。针对舒经通络，张老师拟五藤汤，药用鸡血藤、忍冬藤、红藤、海风藤、路路通，并喜用桑枝。桑枝苦、平，归肝经，功效祛风通络，利关节，用于风湿痹痛，四肢拘挛，以其祛风湿、通经络、利关节，性质平和，故寒热证常用，尤以上肢风湿热痹更适用。补肝肾常用桑寄生、怀牛膝等，桑寄生祛风湿兼补肝肾，强筋骨。怀牛膝活血通经，补肝

肾，强筋骨。偏寒则用桂枝，桂枝温通经脉，用于寒凝血滞诸痛。根据患者体质偏热，或伴发热、肌肉酸痛、血沉加快等，多系急性炎症活动期，中药以清热解毒、活血化瘀药为主。可选用秦艽、忍冬藤、络石藤、豨莶草等祛风湿清热药。张老师在临证时常加用丹参、红花等活血化瘀之品，以增强通络之力。

温阳通脉汤方由黄芪、黄精、当归、仙灵脾、红藤、鸡血藤、路路通、怀牛膝、丹参、红花、甘草组成。本方以黄芪、仙灵脾益气温阳为主，当归补血活血通经止痛，黄精补阴，寓阴中求阳，阴血足则脉道充盈，同时助黄芪、当归补气养血。方中黄芪大补脾肺之气，取"气行则血行"之意。路路通祛风通络。红藤，苦平，归大肠经，清热解毒，活血止痛。鸡血藤苦甘温，归肝经，行血补血，调经，舒经活络。怀牛膝，补肝肾活血通经。丹参、红花活血化瘀通络。

1980～1986年，张老师曾采用中西医结合治疗多发性大动脉炎73例，取得较好临床疗效。当时认为本病五脏皆可受累，与心肾关系密切，本病标为血脉痹阻，本为里虚寒症，辨证为阳虚寒凝，脉络痹阻，治疗采用标本同治，以温阳散寒，培补元气为主，益气养血为辅，佐以活血祛瘀通络。具体方药为：附子、当归各10g，麻黄、川芎、桂枝、细辛、炙甘草各8g，黄芪20g，丹参15g。每日1剂水煎服，10剂为一疗程。气虚甚重用黄芪；血虚甚重用当归加鸡血藤；阳虚甚重用附子，最大剂量可达20g以上；阴虚甚加用麦冬、玄参。若伴阳亢者同时加牛膝15g，菊花9g，并酌减附子用量；肢麻冷痛者重用丹参、桂枝；药后热象明显时麻黄、附子、细辛酌情减量。参附注射液静脉点滴，每日10～20ml，加入10%葡萄糖液500ml内，10次为一疗程（参附液为本院制剂，每毫升相当于人参0.1g，附子0.16g，丹参0.16g）。

2005年7月～2012年2月，马振、黄晓莉、赵琨、张素清运用温阳通脉汤治疗多发性大动脉炎30例，疗效显著，临床治愈17例，显效9例，有效3例，无效1例，总有效率96.7%。

第七章　治疗乳腺增生病经验

乳腺增生病是乳房部一种非炎症性疾病，其特点是乳房肿块，经前肿痛加重，经后减轻，好发于 30~40 岁妇女，是较为常见疾病。张老师临床 40 余年，在治疗乳腺增生病方面积累了丰富的临证经验。

1. 病因病机紧扣"气血不和"，见解独到

乳腺增生疾病与肝脾肾脏腑相关，与冲任二脉失调密不可分。乳房的功能需要冲任之调摄、肝之疏泄与脾胃之滋养，而冲任、肝脾均需肾气之煦濡。肾气不足，冲任失调，肝失所养，肝气郁滞、脾失健运是乳腺增生的发病之因，气滞、痰凝、血瘀导致的肿块与疼痛是其果。故本病属虚实夹杂、标本同病之证。

肝与乳腺增生：足厥阴肝经上膈，布胸胁绕乳头而行。乳腺增生与肝之疏泄关系密切。如忿怒伤肝，情志抑郁，疏泄失职，气郁血凝，乳络不通，则发生乳房胀痛或乳头痒痛。气血凝滞，经脉不通，日久则形成肿块。临床多数发病与情绪因素有关，患者常诉生气后觉气窜入乳，胀痛为主，结块喜消怒长等，此均为肝郁气机不畅之证。

脾与乳腺增生：足阳明胃经行贯乳中，足太阴脾经络胃上膈，布于胸中。乳房属脾胃，正如《女科经论》曰："妇人经水与乳，俱由脾胃所生。"思虑伤脾，或肝郁横逆侮脾，肝脾两伤，运化失职，生湿生痰，结于乳络，亦可形成乳房结块疼痛。

肾与乳腺增生：足少阴肾经，上贯肝膈而与乳联；足少阴肾经起于涌泉，由内廉而上，在太阴经之后行于乳内，傍近膻中。肝肾同源，肾为肝母，肾气虚衰则母不养子，肝失所养而疏泄失常，气血运行不畅，气滞血瘀；肾阳不足无以温煦脾阳，脾阳不充则脾失健运，聚湿成痰，从而产生气滞、血瘀、痰结。因此肾气虚衰、天癸失调是本病的病理基础，气滞、血瘀、痰浊等病理产物乘而循经窜留乳络，日久渐成包块发为本病。诚如《谦益斋外科医案》云："水亏木旺，营亏无以营养⋯⋯乳房结核成癖，拟以壮水涵木治之。"肾气盛衰主宰天癸的至竭，同时也决定着天癸正常生理作用的发挥。肾气盛，在特定的年龄阶段天癸才能蓄积而生，并且发挥其润养和调节制约乳房经脉的生理作用。反之，若肾气虚衰、天癸失调，则乳房经脉失于润养，可直接发为乳腺增生。

冲任二脉下起胞宫，上连于乳，乳房与胞宫通过冲任二脉而与其他脏腑经脉相通。冲任为气血之海，下行为经，上行为乳，可见乳房的生理病理与冲任二脉密切相关。如《圣济总录》云："盖妇人以冲任为本，若失于调

理，冲任不和，阳明经热，或为风邪所客，则气壅不散，结聚乳间，或硬或肿，疼痛如核。"冲任二脉隶属于肝肾，与脾胃相关，脏腑功能失常、气血失调均可致冲任失调，形成乳房肿痛。引起冲任失调的具体原因有气滞、血瘀、痰凝、肝郁、脾虚、肾虚等，故冲任失调主要还是体现在肝肾两脏的功能失调上。

张老师将本病病机概括为"气血不和"。本病与肝发病多因肝气郁结，与脾发病多因脾胃气血生化乏源，与肾发病多因肾气血亏虚，与冲任发病多因冲任不和，以上互为发病，均可致妇人气血不和，痰瘀丛生，乳络气血凝滞不通，临床出现肿块疼痛不适，发为乳腺增生病。

2. 治疗注重调理气血，兼顾冲任，标本同治

从上述张老师对本病病机的分析可以看出，调理气血、兼顾冲任、标本同治是治疗本病的重要法则和提高临床疗效的必要途径。张老师总结治疗乳腺增生病的基础方由柴胡、郁金、香附、乌药、路路通、红藤、丹参、红花组成。全方疏肝解郁理气活血通络。方用柴胡、郁金疏肝解郁并能活血行气止痛；香附，辛微苦，疏肝理气，调经止痛，取其为疏肝解郁、行气止痛之要药，并取其"乃气病之总司，女科之主帅"；乌药行气止痛温肾；路路通，辛苦平，通络利水下乳；红藤苦平，清热解毒，活血止痛，取其《本草图经》"行血，治血块"之意；丹参，苦，微寒，活血调经，凉血消痈；红花活血调经，祛瘀止痛，取其"活血润燥，止痛，散肿，通经"。若乳房疼痛较著，可重用理气药，可加川楝子、延胡索、枳壳行气止痛。气郁较著，加用佛手，疏肝解郁，理气和中，燥湿化痰散结。滋补肝肾之阴常选用石斛、女贞子、旱莲草。补肝肾、调冲任选用川续断。祛瘀通经，选苏木。补肝肾，养血用桑寄生。补气药常用太子参、党参、黄芪，取其"气能生血，气能行血"之意。若肝郁化火，出现口苦烦躁易怒者，可清肝火散郁结，选用夏枯草、栀子等。结块质硬者，可加用穿山甲、生牡蛎、白芥子等。

第八章　治疗病态窦房结综合证经验

病态窦房结综合征是窦房结及其邻近组织病变导致窦房结起搏功能和（或）窦房结传导功能障碍，引发以心动过缓为主要特征的多种心律失常并引起相应症状体征的临床综合征，简称病窦综合征。症状轻重不一，主要表现为心动过缓、心排出量过少所致的脑、心、肾供血不足症状，尤以脑供血不足症状最为突出，如头晕、眼花、乏力等。严重者可发生心源性晕厥。部分病人在心动过缓的基础上合并短阵室上性快速心律失常发作，如室上性心动过速、心房颤动或扑动等，称为心动过缓－心动过速综合征（慢－快综合征）。

病窦综合征以脉迟、头晕、心悸、胸闷、乏力、气短、喜温恶寒等为其主要临床表现，中医学将此病归为"脉迟症"、"脉结代"、"心悸"、"眩晕"、"胸痹"、"厥证"、"虚劳"等范畴。本病最大特点是迟脉，更有甚者为损脉。《难经》云：一息二至之曰损。这表明虚损至极。古代医籍有许多关于此类脉象的描述。《医宗金鉴》论及脉象时曰："三至为迟，迟则为冷"，"迟，阴脉也"。"迟司藏病"，"阳不胜阴气血寒"。《濒湖脉学》曰："迟而无力定虚寒，代脉都因元气虚，结脉皆因气血凝。"

张老师经过多年临床实践认为本病为本虚标实之证，心肾阳气虚弱为本，邪实以痰浊、瘀血、阴寒水饮为主。《素问·生气通天论》云："阳气者，若天与日，失其所则折寿而不彰"，可见阳气在人体中有重要作用。若阳气虚弱则诸症皆现，如心阳气虚不能鼓动血脉、温养脏腑经脉，则见心悸、胸闷痛；脾阳虚不能温阳四肢而见畏寒肢冷、疲乏；肾阳虚下元虚冷可见腰膝酸冷、浮肿泄泻等。从发病年龄看，病窦综合征多发于老年，它与老年脏腑的生理特点密切相关。中医学认为，中年以后人体阳气开始衰弱，机能衰退。如孙思邈《千金翼方·养老大例》云："人五十以上，阳气日衰，损与日至，心力渐退，忘前失后，兴居怠惰。"总之，五脏皆虚，尤以心肾两虚是老年脏腑的生理特点。临床发现老年人常有喜暖畏寒、四肢不温、夜尿多、易外感等阳虚表现。病窦综合征病位虽在心，但与脾、肾关系密切。张老师治疗主张采用益气温阳，宁心安神，化瘀通脉为治疗大法，临床疗效显著。

第九章　治疗高血压病经验

高血压病属于祖国医学"眩晕"、"头痛"等范畴，其临床表现主要以头痛、眩晕等为主要表现，严重时可出现恶心、呕吐、肢体麻木等表现。

本病的发生常与情志失调、饮食不节、内伤虚弱等因素有关，长期的精神紧张或恼怒忧思致使肝失调达，肝气郁滞，郁久化热，风阳上浮，而致目赤、面红、头晕、头痛；年老肾亏或房劳过度，肾精亏损，肝失所养，肝阴不足，阴不敛阳，肝阳亢盛，上扰清窍，而致头晕、头痛；恣食肥甘，高盐饮食，或吸烟酗酒，损伤脾胃，脾失健运，致水液代谢失调，痰浊内蕴，痰生热，热生风，风痰上扰也可致头晕头痛。

中医学认为本病病位在肝、心、脾、肾，则之病机为风、痰、火、瘀、虚，其为本虚标实之证，风为风阳，火属肝火，痰有痰饮、痰湿、痰浊、痰热，虚有阴虚、阳虚之别。本病虽有虚实之别，寒热之分，但临床却虚实兼夹为多见，而虚实之间又可转化。如风阳每兼痰火，火盛易致阴伤，阴虚可以及阳，阳虚易生痰湿等。张老师认为此病的治疗应药物疗法与非药物疗法相结合。药物治疗一是应以中医辨证用药为先；二是应结合现代药理学之结果，尽量采用现代药理学所证实的中药；三是应标本兼顾，重视心、肝、脾、肾四脏阴阳之平衡。张老师根据多年临床经验，研制出具有降压、降脂双降作用的天藤降压胶囊，经多年临床应用，疗效可靠。

张老师认为中医学治疗高血压病，借鉴高血压的病理学知识，从症状入手，辨证使用中医药，不仅显示中药有较好的降压疗效，而且对机体进行多环节、多层次、多靶点的整体调节，体现个体化治疗的特征，形成了现代中医治疗高血压病的特色理论体系。

高血压治疗的目标不仅仅是降压本身，更重要的是全面降低心脑血管疾病的发病率及死亡率，中医药治疗高血压的优势在于首先可以改善症状，提高生活质量；其次可以调节代谢，改善胰岛素抵抗；中医药治疗高血压可以减少蛋白尿，防治肾脏早期损害，可以将阵线前移，及早干预动脉硬化。

第十章 治疗低血压病经验

低血压是临床上常见的一种慢性疾病，是指血压在 90/60mmHg 以下。慢性低血压的原因很多，有因其他疾病引起的，必须治疗原发病；部分患者是体位性低血压；但相当部分的低血压患者是多种方法检查而无器质性病变表现的原发性低血压，以女性多见，有的有家庭遗传倾向，可为诊断提供依据。临床上主要表现为头晕、头昏、健忘、心悸、气短、乏力、纳差、嗜睡等。低血压在祖国医学中属于气血两虚、脾肾阳气亏损之范畴。诸多医家认为治疗应益气补血、调和营卫、温补脾肾。张老师认为，低血压虽多为气血两虚、脾肾阳气亏所致，但临床除应照顾气血脾肾之外，还应顾护脾胃之气机，调畅中焦，健运脾胃，脾胃和，中焦气机通畅，脾胃之气健旺，则纳食有佳，气血生化之源增加，故气血足，阳气充，血脉充盈，人体健魄。

第十一章　治疗冠脉支架置入术后心绞痛经验

冠心病是一种常见病、多发病，为当今人类三大死亡原因之一。经导管介入治疗是目前以及将来一段时间治疗冠状动脉狭窄、改善心肌缺血的重要手段，大多数可以使患者心电图得到显著改善，体力活动提高。但临床上介入后支架内再狭窄发生率为20%～30%，实践中不乏见到介入后依然出现不同程度心绞痛的情况，甚至少数患者出现心绞痛加重，其发作时间可以立刻发生，也可以在术后不同时间内出现。这样严重影响了介入治疗的远期疗效，也受到越来越多人的关注。近年在临床研究中采用中医药辨证治疗介入后再狭窄，收到显著的成效。

介入后心绞痛的患者往往存在无复流或慢复流现象。介入治疗只是利用机械挤压，打通了冠脉主要分支的严重狭窄或堵塞，而介入治疗部位以外的冠脉壁的病理改变没有丝毫改善。

张老师认为介入后心绞痛的病因病机为：气阴亏虚为本，瘀血阻滞及痰浊壅塞为标。介入术后心绞痛患者主要表现为心气不足，也可见心阴亏虚。气虚日久可以导致阳虚，气虚影响其帅血无力导致瘀血。气虚导致气不化津，津液凝聚成痰。瘀血、痰浊阻滞脉络，可反过来导致气血不畅，影响心肌血液供应导致介入术后心绞痛。所以益气养阴、活血通络是防治介入术后再狭窄的关键。《金匮要略》云："阳微阴弦即为胸痹而痛，所以然者则其急虚也。"张老师强调治疗介入术后心绞痛之心病应重视其他各脏腑功能之间的调理作用，应注意心肝同治、心肾同治、心胃同治、心肺同治等多脏器调理治疗。

第十二章　临床用药特色

一、善用药对，用药严谨

中医临证既要辨证准确，还要用药精确。做到理、法、方、药的和谐统一，才能收到满意疗效。所以，正确掌握和运用中药是一个很重要的关键。善用药对是张老师临床用药一特色。药对有良好的相辅相成作用或有较好的制约作用，能更好地发挥药物的治病功效。张老师常用药对如下：

1. 丹参与红花

中医药典籍对丹参、红花这两味药的功效描述如下：《神农本草经》列丹参为上品，具有活血祛瘀、调经止痛、除烦安神、凉血消痈等功效。《本草正义》载：丹参专入血分，其功在于活血行血，内之能达脏腑而化瘀滞，故积聚消而癥瘕破，外之利关节而通脉络，则腰健而痹著行。《本草纲目》载：丹参活血，并能破宿血，生新血。《名医别录》则称丹参有养血之功。

《本草纲目》记载，红花"活血、润燥、止痛、散肿、通经"；《新修本草》记载，红花能"治口噤不语，血结"；《药性考》记载，红花能"生新破瘀"，治"口噤风瘫"。

以上记载证实了丹参、红花确有显著的活血化瘀功效。从中药的性味归经来说，丹参味苦性微寒，红花味辛性温，这两味药都入心经和肝经，二药相辅可以起到祛瘀生新、除邪而不伤正的效果。此外，血性属阴，得温则行，遇冷则凝。丹参性微寒，若辅以红花，则可借其温性以助消散瘀血，温运血行，可以共奏活血通络、祛瘀生新之功。从中药的升降浮沉来说，丹参为植物根茎，具有沉降之功，红花为植物花蕾，具有升浮之效。唐代名医王冰说过，"升无所不降，降无所不升，无出则不入，无入则不出"。二药同用，一升一降，内外通和，行气活血之功尤为显著。

因此，丹参和红花二药都为活血化瘀之品，一温一寒，一升一降，活血同时兼具养血之功，堪称为完美组方。目前由丹参和红花配伍研制出的丹红注射液，经过大量临床试验证明其具有改善微循环、抗凝溶栓、抗氧化、保护血管内皮等功能。

2. 丹参与鸡内金

鸡内金味甘，性平。入脾、胃、小肠、膀胱经。功能消食积，化结石，止遗尿。主治食积不化，脘腹胀满，小儿疳积，胆结石，尿路结石，遗精，遗尿，口疮等病症。丹参苦，微寒。归心、心包、肝经。功能活血祛瘀，凉血清心，养血安神。主治胸肋胁痛，风湿痹痛，癥瘕结块，疮疡肿痛，跌仆伤痛，月经不调、经闭、痛经，产后瘀痛，温病热入营血、身发斑疹、神昏烦躁，心悸怔忡、失眠等病症。此外，近年来临床常用本品治疗冠心病、心肌梗死、肝脾肿大、宫外孕等病症。

丹参配鸡内金：丹参活血化瘀，去瘀生新，消肿止痛，养血安神。鸡内金甘平，生发胃气，健脾消食，固摄缩尿，养胃阴，生胃津，化结石，消瘀积。《医学衷中参西录》云："鸡内金，鸡之胃也。中有瓷石，铜、铁皆能消化，其善化瘀积可知。"《本草汇言》谓："丹参，善治血分，去滞生新，调经顺脉之药也。"《重庆堂随笔》说："丹参，降而行血，血热而有滞者宜之。"由此可见，鸡内金以化积为主，丹参以祛瘀为要。二药伍用，祛瘀生新，散结化积，开胃消食，增进食欲，活血止痛之力增强。主治阴虚内热，宿食内停，血脉瘀滞所致的舌红少苔，唇红口干，食欲不振，胃脘疼痛，嗳气吞酸，食纳呆滞等病症。

3. 檀香与薤白

檀香辛散温通而芳香，归脾、胃、心、肺经。《本草备要》言此药："调脾胃，利胸膈，为理气要药。"薤白味辛、苦，性温。归肺、胃、大肠经。功效：温中通阳，下气散结。主治胸痹刺痛，痰饮胁痛，咳嗽气喘，以及下痢等病症。

寒邪在冠心病致病因素中的地位一直比较重要，因寒凝心脉，气血凝滞，运行不畅，不通则痛。故檀香与薤白二药共行芳香走窜、温经止痛之功。动物实验证明檀香液给离体蛙心灌流，呈负性肌力作用，且对四逆汤、五加皮中毒所致之心律不齐有拮抗作用。现代药理研究证明，薤白具有降血脂和抗动脉粥样硬化和抑制血小板聚集和抗栓等作用。

4. 石菖蒲与郁金

石菖蒲味辛、苦，性温，归心、胃经，有化湿、豁痰，理气活血止痛作用，可治疗心胸烦闷疼痛。郁金味辛、苦，性寒。入心、肝、胆经。活血止痛，行气解郁，用治胸腹胁肋胀痛。

在冠心病的发病过程中，瘀血贯穿始终，因此由于血脉壅塞、气机郁滞，以致饮水结聚而不消散，产生痰浊。痰浊、瘀血既可相互转化，又可相互为病。故石菖蒲和郁金相伍，以达理气豁痰、活血止痛之功。石菖蒲可降低血液黏度，动物实验证实其具有抗心律失常的作用。郁金提取液可减少脂类过氧化物的产生，对实验动物的主动脉、冠状动脉及分支内膜斑块的形成有减轻作用。

5. 墨旱莲与女贞子

墨旱莲与女贞子皆归肝、肾经，均有滋补肝肾的功效。

女贞子甘、苦、凉，补肾滋阴，养肝明目，性质平和，为清补之品。旱莲草甘、酸、寒，入肾补精，能益下而荣上，强阴而乌须发，凉血止血。二药相须为用，滋补肝肾之力加强，临床用于阴虚血热之失眠，手足心热，尿淋涩痛、头晕目眩、须发早白、腰膝酸软等症。

冠心病常见于中、老年之人，年过半百，肾气自衰，又因为肝肾同源，故肝肾二脏皆亏虚。实验表明墨旱莲可增加豚鼠冠状动脉流量，提高耐缺氧能力。女贞子对实验性高脂血症大鼠有明显的降脂作用，还可增加离体兔心冠脉血流量，同时能抑制心肌收缩力且不增加心率。

6. 川楝子与川朴

川楝子，别称金铃子，具有悠久的药用历史。川楝子以"楝实"之名始载于《神农本草经》。川楝子性苦寒，有小毒。入肝胃小肠经，亦有认为入心经，抑或入"手足阳明，手足太阴经"。具有舒肝、行气止痛、驱虫等作用。用于胸胁、脘腹胀痛、疝痛、虫积腹痛等病症的临床治疗。《神农本草经》云："主温疾，伤寒大热烦狂，杀虫疥疡，利小便通道。"李东垣认为："主下部腹痛，心暴痛。"《本草纲目》称其能"治诸疝、虫、痔"，导小肠、膀胱之热。《医林纂要》誉之为"泻心火。坚肾水，清肺经，清肝火，核治疝，去痼冷"。《活法机要》和《杨氏家藏方》用川楝子创制成著名的金铃子散，治热厥心痛，或发或止，久不愈者。《本经逢原》对川楝子之用说："川楝，苦寒性降，能导湿热下走渗道，人但知其有治疝之功，而不知其荡热止痛之用。……"古方金铃子散以金铃子能降火逆，延胡索能散结血，功胜失笑散，而无腥秽伤中之患。

厚朴，别名川朴、赤朴、烈朴。性味苦、辛，温。归脾、胃、肺、大肠经。具有醒脾化湿，下气除满，疏肝解郁，宽胸理气，开胃消食，降逆止呃，止咳平喘、燥湿消痰等作用。用于湿滞伤中，胸脘痞闷，呃逆吐泻，食积气滞，腹胀便秘，痰饮喘咳的治疗。

川楝子配厚朴：二药相配，疏肝行气之用增强，用以治疗胸胁满闷作痛，川楝子苦寒，厚朴辛温，一个清降寒凉，一个辛散温经，张老师用以治疗胸痹心痛，取得较好疗效。

川楝子配郁金：二药相配，平肝止痛力增强。可以治疗肝郁气滞化火，胁痛，胃痛，腹痛，热厥暴痛之症。

川楝子配当归：二药相配伍，一为行气，一为活血，气血并治，善治肝、胆、胁肋疼痛等症。

川楝子配延胡索：为金铃子散组方，二药相配，散瘀止痛力增强。用治胃脘、少腹气滞血瘀的疼痛。

川楝子配补骨脂、小茴香：三药相互配伍，既可理气，又温肝肾，可以治疗寒湿腹痛、寒疝等症。

7. 元胡与石斛

延胡索别名延胡、玄胡索、元胡。其性味辛、苦、温，归心、肝、脾经。延胡索是常用理气止痛、活血化瘀中药，具有活血、理气、止痛的功效，临床主要集中用于各种疼痛、心血管疾病及痛经等。特别是在冠心病的防治中发挥重要作用。

早在《雷公炮炙论》就有记载："心痛欲死，速觅延胡。"现代药理研究认为：延胡索具有扩张冠状动脉，增加冠脉血流量，抑制血小板聚集，抗血栓，抗心律失常，改善心肌供氧，增加心输出量等药理作用。延胡索对中枢神经系统有镇痛、催眠、镇静、镇吐、降低体温的作用。对外周血管也有一定的扩张作用，其扩张血管的作用可能是缓解疼痛的原因之一。中药制剂主要有元胡止痛膏、元胡止疼片、元胡注射液等。

在我国传统医学中，石斛为常用珍贵药材，始载于《神农本草经》，称其有"下气，补助五脏，虚老羸瘦，强阴，久服厚肠胃，轻身延年"之作用，列为上品。

石斛药用部分为干燥的茎。味甘、淡、微苦，性微寒。归胃、肺、心经。有滋阴清热，养胃生津，润肺止咳，益肾明目之功，主治热病伤津，虚热不退，胃阴不足，口干咽燥，脘痛干呕，肺燥咳嗽，腰膝酸软，阴伤目暗等。

石斛能养肺胃之阴、清肺胃虚热而止烦渴，清肾中浮火而摄元气，清中有补，补中有清，补而不腻。但石斛总属补阴之品，有恋邪助湿之可能。元胡入肝经，可理气活血，为血中之气药，故石斛与元胡配对使用时可明显削弱其滋腻助湿的负面作用。张老师应用此对药治疗眩晕、头痛、消渴病、胸痹心痛、心悸、气虚不寐、热病身痛等病症。

8. 仙茅与仙灵脾、狗脊

仙茅又名独茅根、仙茅参、蟠龙草、风苔草、山兰花等，为仙茅科植物仙茅的根茎。味苦，性温，入肾经，具有补肾壮阳、散寒除湿，益精血、强筋骨、行血消肿之功效，可用于肾阳不足阳痿精寒、腰膝酸软、小便失禁、遗尿、寒湿痹痛、心腹冷痛等症。李时珍《本草纲目》中对其评价颇高："仙茅久服长生。其味甘能养内，辛能养节，苦能养气，咸能养骨，滑能养肤，酸能养筋。宜和苦酒服之，必效也。"本品药用始载于《海药本草》一书，认为本品具有补暖腰脚，清安五脏，明耳目，益精气，强筋骨，填骨髓，益阳，消食等功效。在《日华子本草》用来"治一切风气，补五劳七伤，开胃下气"。

仙灵脾又名淫羊藿、灵毗，其性味辛温，能够补肾壮阳，强筋健骨，祛除风湿。可治疗阳痿、四肢软弱无力、神疲健忘等。常用羊脂加入仙灵脾中炒化后药用，补肾壮阳作用更加明显，而且不伤阴。

狗脊始载于《神农本草经》列为中品，历版《中国药典》均有收载。为多年生草本植物金毛狗脊的根茎，味苦甘、性温，入肝肾二经。主要功效为补肝肾、壮腰肾、祛风湿、舒经络、利关节，能补能行，能除风寒湿邪，用于腰腿酸痛、手足麻木、半身不遂、白带遗精、血崩等症，其毛茸外用治疗外伤出血，为历代常用中药。其性温，又具补肝肾、强筋骨之功，故对寒湿腰痛尤为适宜。然而肾虚有热、小便不利或短涩黄赤的患者应禁用本品。

张老师常以仙茅、仙灵脾配对温补肾阳，治疗心肾阳虚之心律失常或心力衰竭，以女贞子、墨旱莲为伍滋补肝肾阴，两对药或同时应用于处方中一温一凉，一阴一阳，调节阴阳，平衡热寒，即所谓："壮水之主以制阳光，益火之源以消阴翳。"同样道理，狗脊与女贞子、墨旱莲配伍使用，也可取得同样的治疗效果。

9. 枸杞与熟地

枸杞与熟地配伍最为多见，枸杞甘平能补肾益精，熟地黄功能养血滋阴，填精益髓，二者相须为用，增强补益肾精之效。清代杨栗山指出，枸杞"以其味重而纯，故能补阴，以其阴中有阳，故能补气，阴滋则血盛，气足则阳旺。……故用以佐熟地最良，其功聪耳明目，益神魂添精髓，强筋骨，补虚劳，止消渴"。例如左归丸中枸杞子补肾益精，养肝明目，增强熟地滋肾益精之功。右归丸中枸杞子配伍熟地黄、山萸肉、山药共同滋阴益肾，养肝补脾，填精益髓，并取"阴中求阳"之义。

10. 枸杞与山药

山药甘平，功能健脾补虚，滋精固肾。若心脾虚弱之人，同时有肝肾不足之证，若单用枸杞，则虚不受补，此时宜用枸杞配伍山药。如明代缪希壅所说："枸杞虽为益阴除热之上药，若脾胃薄弱，时时泄泻者勿入。须先治脾胃，俟泄泻已止，乃可用矣。即用尚须同山药、莲肉、车前、茯苓相兼，则无润肠之患矣。"

11. 枸杞与龙眼肉

二者均为甘平滋补而药力平和之品。但枸杞子长于补益肝肾，且滋肾养肝之中兼益肾阳，龙眼肉功专补益心脾，滋养营血，两者合用，共奏滋阴养血、宁心安神、益智驻颜之效，且有气血兼顾，阴阳并蓄之特点。常用于年老体弱、病后失养之心悸、健忘、失眠、烦躁、头晕、倦怠乏力、腰酸腿软等证。

12. 枸杞与黄精

黄精甘平厚腻，既能补中益气，又能养阴益精，为气阴两补之品。《本草便读》谓"此药味甘如饴，性平质润，为补养脾阴之正品"。枸杞与黄精合用，补阴之中又有补阳之力，补气之中具填精之功；且黄精多入脾而补后天，枸杞多入肾而助先天，故有先天后天并补、气血阴阳兼顾之妙。可用于肝肾不足、精血虚少，头晕心悸，病后体虚，精气两亏等证。常用方如延龄长春丹、乌须固本丸等。

13. 牛膝与桑寄生

牛膝首载于《神农本草经》，其性平，其味甘、苦、酸，临床用途甚广。《神农本草经》载其"主寒湿痹痿，四肢拘挛，膝痛不可曲伸，逐血气，伤热火烂，堕胎"。现代药理研究已知其对子宫和肠胃有收缩作用，并能扩张心脑血管、降压、利尿等。此药性平，无寒热燥腻之弊，补消兼长，临床常用。

牛膝有川牛膝、怀牛膝之分，补消之力各有擅长。川牛膝擅长用治头脑部、心胸部瘀阻及下焦、肝肾冲任等处瘀滞之证，故认为其有引血、引热、引水下行之力，其通滞化瘀之力强于怀牛膝；怀牛膝补肝肾、强筋骨之力稍强，善治腰膝酸软之疾，但多以通为补取效。

桑寄生甘苦平，入肝肾经，原名桑上寄生，得桑之余气补肝肾，益心脉通经络。始载于《神农本草经》。《本经》云："主腰痛、小儿强背、痈肿、安胎、充肌肤、坚发齿、长须眉。"《灵枢·口问》篇有下气不足则发为痿厥心闷。进一步阐述了补肝肾可益心脉的理论基础。桑寄生补下气，益肝肾，扶本元，下气得补，以助心气，心脉血流得以畅行，心悸、短气应效。传统主要用于风湿痹证、崩漏经多、妊娠漏血、胎动不安等证。

张老师常以牛膝配伍桑寄生补益肝肾、强壮筋骨，益心通脉，用于临床治疗高血压、冠心病心律失常等有较好疗效。

14. 茯苓与泽泻

茯苓甘、淡、平，归心、脾、肺经，能渗湿利水、益肝和胃、宁心安神，重在健脾；泽泻甘、寒，归肾、膀胱经，能利水、渗湿泻热，重在泻热利水。二者相须配用，泻中有降，利中有补。共奏利水渗湿、健脾、清热之用。

15. 桑枝与桂枝

炒桑枝苦、平，入肝经，祛风湿、通经络、达四肢，利关节；桂枝甘、温，祛风寒湿邪，温经通络，温通血脉，散寒逐瘀。二药相须为用，温经散寒，通络止痛，祛风除痹效佳。

16. 龙骨与牡蛎

龙骨甘、涩、平，敛气逐湿、止盗汗、安神、涩精止血；牡蛎味咸、微寒；归肝、胆、肾经，平肝潜阳、重镇安神、软坚散结、收敛固涩；二者功能相似，相须为用，以治阳亢眩晕，惊悸狂躁、心烦不眠以及各种虚弱滑脱症。

17. 天花粉与芦根

天花粉味甘、微苦，微寒，归肺、胃经。清热生津、消肿排脓，生津之力较强；芦根味甘、寒，清热生津、除烦止呕、利尿、善清肺胃之热而兼透散。二药合用清热、生津、除烦止渴，用于邪热伤津的发热、口干、舌燥为宜。

18. 夏枯草与菊花

夏枯草清肝火、平肝阳；菊花清热平肝，二者合用，有清肝、凉肝、平肝之用；用于治疗肝火上炎，肝经风热引起的目赤肿痛；或肝阳上亢导致之头痛、目眩晕。

19. 郁金与姜黄

郁金行气化瘀、清心解郁、利胆退黄；姜黄破血行气、通经止痛；郁金重在行气、姜黄重在破血；二药配用临床均能活血祛瘀、行气止痛，用治胸肋疼痛、月经不调、肢体疼痛。

20. 鸡血藤与路路通

鸡血藤味苦、甘，归肝、肾经，补血、活血、通络，用于月经不调，血虚萎黄、麻木瘫痪、风湿痹痛；路路通味苦、平，归肝、肾经，祛风活络、利水通经。用于关节痹痛、麻木拘挛、水肿胀满、乳少经闭。二者合用，共奏祛风补血、活血通经、利水之功，临床用于血虚血瘀之证。

二、常用经方，灵活加减

经方一般是指汉朝张仲景所著《伤寒杂病论》（后世分为《伤寒论》及《金匮要略》二书）所记载之方剂。其中《伤寒论》载方113首，《金匮要略》载方262首，除去重复的，共计178首，用药151味。经方是"方书之祖"，后世中医学家称《伤寒杂病论》为"活人之书"、"方书之祖"，赞誉张仲景为"医圣"。古今中外的中医学家常以经方为母方，依辨证论治的原则而化裁出一系列的方剂。在经方框架理论指导下应用，可重复验证的方剂，其特点是组方严谨、药少力专，疗效可靠。

张老师在临床运用经方时，既学习与掌握其严谨的组方理论和宝贵的临床经验，又注意运用中医理论按照辨证论治的方法，结合具体情况，对经方进行加减化裁而灵活应用，这样才能使方证合宜，提高疗效。

张老师常用方剂有经方瓜蒌薤白半夏汤、炙甘草汤、半夏泻心汤、真武汤、苓桂术甘汤、麻黄附子细辛汤及半夏白术天麻汤、生脉散、天麻钩藤饮、逍遥散、血府逐瘀汤等，临床灵活加减，辨证使用，取得较好疗效。

三、用药精简，价廉效高

张老师年过七旬，临床50余年，每剂方药大都为八九元。在临床用药中，张老师很少选用沉香、麝香、三七、冬虫夏草等贵重药材，而是多选用诸如柴胡、白芍、丹参、佛手等价廉之药，每剂药味大多为 8 味或 12 味，从不开大处方药。张老师常教导学生，在临床审证用药时应在保证临床疗效的前提下尽量用经方，灵活运用，既做到药味之少，又做到价格低廉。

下篇　医案医话

第一章　冠心病心绞痛医案

医案 1

患者姓名：淡某某，性别：男，年龄：69 岁。就诊时间：2009.03.05。

主诉：发作性心前区不适 12 年，加重伴头晕 1 周。

现病史：12 年前患者因劳累出现心前区闷痛不适，曾在我院住院检查诊断为冠心病，给予营养心肌及活血化瘀等治疗病情好转，平素间断口服复方丹参片，上症时轻时重。1 周前因生气心前区不适加重，伴头晕头胀不适，无恶心及呕吐。

高血压病史 8 年，血压最高 170/100mmHg，平素口服硝苯地平缓释片，血压控制一般。

既往史：否认肝炎、结核等传染病史，预防接种史不详。否认糖尿病史。否认外伤、手术及输血史。过敏史：否认药物、食物及花粉等过敏史。

体格检查：血压 140/90mmHg，神志清，精神差，面色潮红，营养中等，发育正常，形体中等，全身皮肤及巩膜无黄染，浅表淋巴结未及肿大。双瞳孔等大等圆，对光反射灵敏。咽红，无充血，双扁桃体无肿大。颈软无抵抗，气管居中，甲状腺不大。胸廓对称，双肺呼吸音清，未闻及干湿啰音。叩诊心界左下扩大，心率 82 次/分，律齐，心音低钝，各瓣膜听诊区未闻及病理性杂音。腹软，无压痛及反跳痛，肝脾肋下未及，双肾区无叩击痛，双下肢无水肿。舌暗红，苔薄白，脉弦涩。

辅助检查：心电图：窦性心律，心肌缺血。

中医诊断：胸痹。

证候诊断：气滞血瘀。

西医诊断：冠心病，稳定型心绞痛。

治法：疏肝理气活血化瘀。

处方：

醋柴胡 12g	郁金 12g	茯神 12g	佛手 12g
路路通 12g	丹参 12g	红花 10g	醋延胡索 12g
桑寄生 12g	合欢皮 12g	泽泻 12g	钩藤 12g
厚朴 12g	桑枝 12g		

7 剂，水煎取汁 400ml，分早晚温服，日 1 剂。

二诊（2009.03.12）：心前区偶有疼痛不适，每次发作约 10～30 秒，头晕头胀缓解。舌暗红，苔薄白，脉弦涩。

处方：上方去泽泻、钩藤、厚朴、桑枝，加川楝子 12g，枳壳 12g，白芍 12g。14 剂，煎服法：上方水煎取汁 400ml，分早晚温服，日 1 剂。

治疗 1 月，上方随症加减调整，患者心前区不适消失，无胸痛再发作，室内外活动无特殊不适，头晕头胀消失。

按语：本病诊断明确，结合发病前情绪不稳定，属肝郁气滞，并肝火内生，治疗本病重点疏肝理气，故重用疏肝理气之品并桑枝温通经脉。头晕头胀属肝热，故用钩藤熄风止痉，泽泻功效利水，渗湿，泄热。此处清泻肾火，用于阴虚火旺诸证。

医案 2

患者姓名：陈某某，性别：女，年龄：56 岁。就诊时间：2009.02.27。

主诉：阵发性胸闷心慌 7 年，加重 1 周。

现病史：7 年前患者因与邻居争吵后出现发作性胸闷心慌不适，曾在某县医院检查心电图提示心肌缺血，给予阿司匹林及硝酸异山梨酯、逍遥丸等，上症时轻时重。1 周前因生气后出现胸闷心慌加重，伴心烦不欲饮食。

既往史：否认肝炎、结核等传染病史，预防接种史不详。否认高血压病史、糖尿病史。脂肪肝病史 4 年。否认外伤、手术及输血史。过敏史：否认药物、食物及花粉等过敏史。

体格检查：血压 110/80mmHg，神志清，精神差，面色淡红，营养中等，发育正常，形体适中，全身皮肤及巩膜无黄染，浅表淋巴结未及肿大。双瞳孔等大等圆，对光反射灵敏。咽红，无充血，双扁桃体无肿大。颈软无抵抗，气管居中，甲状腺不大。胸廓对称，双肺呼吸音清，未闻及干湿啰音。

叩诊心界不大，心率 82 次/分，律齐，各瓣膜听诊区未闻及病理性杂音。腹软，无压痛及反跳痛，肝脾肋下未及，双肾区无叩击痛，双下肢无水肿。舌暗红，苔白，脉弦。

辅助检查：心电图：窦性心律，心率 82 次/分，左心室肥厚，ST－T 异常改变。

中医诊断：胸痹。

证候诊断：气滞血瘀。

西医诊断：冠心病，稳定型心绞痛。

治法：疏肝宽胸理气活血化瘀。

处方：醋柴胡 12g　　　郁金 12g　　　茯苓 12g　　　炒白术 12g
　　　炒山药 12g　　　丹参 12g　　　红花 10g　　　佛手 12g
　　　桑寄生 12g　　　合欢皮 12g　　　知母 9g　　　鸡内金 12g
　　　香附 12g

14 剂，水煎取汁 400ml，分早晚温服，日 1 剂。

二诊（2009.04.02）：胸闷心慌缓解，自觉头目胀痛不适，舌红，苔白，脉弦。

处方：天麻 12g　　　桑枝 12g　　　炒白术 12g　　　全瓜蒌 12g
　　　怀牛膝 12g　　　苏木 12g　　　丹参 12g　　　红花 12g
　　　鸡内金 12g　　　元胡 12g　　　盐杜仲 12g　　　砂仁 10g
　　　佛手 12g　　　厚朴 12g

14 剂，水煎取汁 400ml，分早晚温服，日 1 剂。

复诊 3 次，上方随症加减调整，患者胸闷心慌缓解，后坚持口服本院中成药冠心香丹片，随访病情稳定。

按语：本例患者发病之初因生气，怒伤肝，肝郁气滞，气滞血瘀。故开始用药重点在于疏肝理气活血，其中香附属气中血药，可理气解郁，调经止痛，用于肝郁气滞，胸、胁、脘腹胀痛等。二诊时头目胀痛，结合舌象，分析属肝阳上亢等，故选用天麻熄风止痉，平抑肝阳，桑枝等通络，怀牛膝及盐杜仲等补益肝肾。结合患者主证辨证准确，灵活选择用药，为临床治疗之关键。

医案 3

患者姓名：李某某，性别：男，年龄：61 岁。就诊时间：2009.11.12。

主诉：发作性胸闷心慌气短 6 年，加重 1 周。

现病史：6 年前发作性胸闷心慌气短，曾在我院门诊就诊查心电图提示：阵发性房速，经治疗好转。平素口服复方丹参片等病情稳定。1 周前心前区疼痛加重，伴心慌，入睡困难，饮食可，二便调。

既往史：否认肝炎、结核等传染病史，预防接种史不详。否认高血压、糖尿病史。否认外伤、手术及输血史。过敏史：四环素及磺胺类药物过敏，否认其他药物、食物及花粉等过敏史。

体格检查：血压 130/70mmHg，神志清，精神差，面色暗红，营养中等，发育正常，形体中等，全身皮肤及巩膜无黄染，浅表淋巴结未及肿大。双瞳孔等大等圆，对光反射灵敏。咽红，无充血，双扁桃体无肿大。颈软无抵抗，气管居中，甲状腺不大。胸廓对称，双肺呼吸音清，未闻及干湿啰音。叩诊心界不大，心率 62 次/分，律齐，各瓣膜听诊区未闻及病理性杂音。腹软，无压痛及反跳痛，肝脾肋下未及，双肾区无叩击痛，双下肢无水肿。舌暗红，苔白润，脉沉细。

辅助检查：心电图：窦性心律，心率 62 次/分，大致正常。

中医诊断：胸痹。

证候诊断：气滞血瘀。

西医诊断：冠心病，稳定型心绞痛。

治法：疏肝理气活血化瘀。

处方：醋柴胡 12g　　郁金 12g　　　太子参 12g　　全瓜蒌 12g
　　　薤白 12g　　　桑寄生 12g　　煅龙齿 12g　　茯神 12g
　　　山楂 12g　　　醋延胡索 12g　丹参 12g　　　赤芍 12g
　　　夜交藤 12g　　甘草 3g

14 剂，水煎取汁 400ml，分早晚温服，日 1 剂。

二诊（2009.12.28）：胸闷心慌减轻，睡眠好转。舌暗红，苔白，脉细涩。

处方：醋柴胡 12g　　郁金 12g　　　桑枝 12g　　　太子参 15g
　　　全瓜蒌 12g　　苏木 12g　　　薤白 12g　　　元胡 12g
　　　丹参 12g　　　红花 10g　　　厚朴 12g　　　佛手 12g
　　　合欢皮 12g

14 剂，水煎取汁 400ml，分早晚温服，日 1 剂。

复诊 4 次，治疗 2 月，上方随症加减调整，胸闷心慌消失，睡眠好转，室内外活动无特殊不适。

按语：胸痹指胸部闷痛，甚则胸痛彻背，短气，喘息不得卧，轻则感呼吸欠畅，重则胸痛，严重者心痛彻背，背痛彻心。本病病机总属本虚标实，本虚以阴阳气血亏虚，标实为阴寒痰浊血瘀交互为标。本例患者主因标实气滞血瘀，治疗重在治标，以理气活血化瘀通络止痛为主。掌握轻重缓解，急则治其标，缓则治其本。

医案 4

患者姓名：李某某，性别：女，年龄：71 岁。就诊时间：2009.10.15。

主诉：发作性胸闷气短 5 年，加重 1 周。

现病史：5 年前患者每因劳累出现发作性胸闷气短，曾在我院心内科住院检查诊断为冠心病，给予阿司匹林、美托洛尔、单硝酸异山梨酯片及银杏叶胶囊等口服，上症时轻时重。1 周前胸闷气短加重，为进一步治疗，今来我院国医馆门诊。

既往史：否认肝炎、结核等传染病史，预防接种史不详。否认高血压、糖尿病史。否认外伤、手术及输血史。过敏史：否认药物、食物及花粉等过敏史。

体格检查：血压 140/70mmHg，神志清，精神差，面色暗红，营养中等，发育正常，形体偏胖，全身皮肤及巩膜无黄染，浅表淋巴结未及肿大。双瞳孔等大等圆，对光反射灵敏。咽红，无充血，双扁桃体无肿大。颈软无抵抗，气管居中，甲状腺不大。胸廓对称，双肺呼吸音清，未闻及干湿啰音。叩诊心界不大，心率 78 次/分，律齐，心音低钝，各瓣膜听诊区未闻及病理性杂音。腹软，无压痛及反跳痛，肝脾肋下未及，双肾区无叩击痛，双下肢无水肿。舌暗红，苔薄白，脉弦涩。

辅助检查：心电图：窦性心律，心率 78 次/分，部分导联 T 波低平，心肌缺血。

中医诊断：胸痹。

证候诊断：气滞血瘀。

西医诊断：冠心病，稳定型心绞痛。

治法：疏肝理气活血化瘀。

处方：醋柴胡 12g   郁金 12g   夏枯草 12g   知母 9g

太子参 12g	茯神 12g	佛手 12g	厚朴 12g
砂仁 10g	鸡内金 12g	丹参 12g	红花 12g
元胡 12g	桑寄生 12g	合欢皮 12g	墨旱莲 12g
石斛 12g	路路通 12g	白芍 12g	

10 剂，水煎取汁 400ml，分早晚温服，日 1 剂。

二诊（2009.10.26）：胸闷气短减轻，偶有头痛头木，舌暗红，苔白，脉弦涩。

处方：原方去墨旱莲，加片姜黄 12g，白芷 12g，丝瓜络 12g。具体如下：

醋柴胡 12g	郁金 12g	夏枯草 12g	知母 9g
太子参 12g	茯神 12g	佛手 12g	厚朴 12g
砂仁 10g	鸡内金 12g	丹参 12g	红花 12g
元胡 12g	桑寄生 12g	合欢皮 12g	石斛 12g
路路通 12g	白芍 12g	片姜黄 12g	白芷 12g
丝瓜络 12g			

14 剂，水煎取汁 400ml，分早晚温服，日 1 剂。

复诊 4 次，治疗 2 月，上方随症加减调整，胸闷气短消失，病情稳定。

按语：原方理气活血通络散郁结。复诊时加用姜黄活血行气，通经止痛，白芷祛风，燥湿，消肿，止痛。丝瓜络通络活血祛风。三药合用加强行气通络之力，治疗头痛头木。夏枯草可清肝火散郁结。结合临症灵活应用。

医案 5

患者姓名：胡某某，性别：女，年龄：73 岁。就诊时间：2009.10.15。

主诉：发作性胸闷痛 15 年，加重伴两胁部胀痛 10 天。

现病史：患者发作性胸闷痛 15 年，曾在外院检查诊断为冠心病。10 天前无特殊原因出现胸闷痛不适，两胁部胀痛，不欲饮食，眠差，心慌乏力，喜深呼吸，头晕头木，无恶心呕吐及视物旋转等。

高血压病史 15 年，平素口服硝苯地平缓释片，血压未检测。

既往史：否认肝炎、结核等传染病史，预防接种史不详。否认糖尿病史。否认外伤、手术及输血史。过敏史：否认药物、食物及花粉等过敏史。

体格检查：血压 150/90mmHg，精神差，面色暗红，营养中等，发育正常，形体偏胖，全身皮肤及巩膜无黄染，浅表淋巴结未及肿大。双瞳孔等大等圆，对光反射灵敏。咽红，无充血，双扁桃体无肿大。颈软无抵抗，气管居中，甲状腺不大。胸廓对称，双肺呼吸音清，未闻及干湿啰音。叩诊心界左下扩大，心率 86 次/分，律齐，心音低钝，各瓣膜听诊区未闻及病理性杂音。腹软，无压痛及反跳痛，肝脾肋下未及，双肾区无叩击痛，双下肢无水肿。舌暗红，苔薄白，脉弦。

　　辅助检查：心电图：窦性心律，心电轴不偏，左心室肥大，心肌缺血。

　　中医诊断：胸痹。

　　证候诊断：气滞血瘀。

　　西医诊断：冠心病，稳定型心绞痛，高血压病 3 级。

　　治法：疏肝理气活血化瘀。

　　处方：醋柴胡 12g　　　郁金 12g　　　全瓜蒌 12g　　　薤白 12g
　　　　　枳壳 12g　　　　丹参 12g　　　红花 12g　　　　元胡 12g
　　　　　佛手 12g　　　　合欢皮 12g　　苏木 12g

20 剂，水煎取汁 400ml，分早晚温服，日 1 剂。

　　二诊（2009.11.19）：血压 150/90mmHg，胸闷减轻，头木，头不清醒，心烦易发火，舌红，苔白，脉弦。

　　处方：原方去薤白，加钩藤 12g，夏枯草 12g，盐泽泻 12g。

14 剂，煎服法：上方水煎取汁 400ml，分早晚温服，日 1 剂。

　　复诊 4 次，治疗 2 月，上方随症加减调整，胸闷气短消失，病情稳定。

　　按语：原方理气活血通络散郁结。复诊时患者头木、易发火等，分析属肝火，肝阳上亢，故加用钩藤熄风止痉清热平肝，夏枯草清肝火散郁结。泽泻可利水，渗湿，泄热，清泻肾火，用于阴虚火旺诸证。现代药理研究提示泽泻有降血脂作用，并增加冠脉血流量。

医案 6

患者姓名：李某某，性别：女，年龄：60 岁。就诊时间：2011.11.03。

　　主诉：胸前区不适 3 个月。

　　现病史：3 个月前出现胸前区不适，曾在某厂医院查心电图提示心肌缺血，诊断为冠心病，口服复方丹参滴丸疗效一般，今来我院门诊求治。目前胸前区不适，偶有心慌，易惊，情绪低落，饮食及眠可。

　　既往史：否认肝炎、结核等传染病史，预防接种史不详。否认高血压、糖尿病史。否认外伤、手术及输血史。过敏史：否认药物、食物及花粉等过敏史。

体格检查：血压130/70mmHg，神志清，精神差，面色暗红，营养中等，发育正常，形体中等，全身皮肤及巩膜无黄染，浅表淋巴结未及肿大。双瞳孔等大等圆，对光反射灵敏。咽红，无充血，双扁桃体无肿大。颈软无抵抗，气管居中，甲状腺不大。胸廓对称，双肺呼吸音清，未闻及干湿啰音。叩诊心界不大，心率68次/分，律齐，各瓣膜听诊区未闻及病理性杂音。腹软，无压痛及反跳痛，肝脾肋下未及，双肾区无叩击痛，双下肢无水肿。舌暗红，苔薄白，脉细涩。

辅助检查：心电图：窦性心律，部分导联T波低平。

中医诊断：胸痹。

证候诊断：气滞血瘀。

西医诊断：冠心病，稳定型心绞痛。

治法：疏肝理气活血化瘀。

处方：

醋柴胡 12g	郁金 12g	太子参 12g	全瓜蒌 12g
苏木 12g	醋延胡索 12g	丹参 12g	红花 10g
佛手 12g	鸡内金 12g	姜黄 12g	路路通 12g
枳壳 12g			

7剂，水煎取汁400ml，分早晚温服，日1剂。

二诊（2011.11.10）：服药后胸前区不适减轻，偶有心前区及背部疼痛，泛酸，纳差，眠可。心率72次/分。舌暗红，苔薄白，脉细。

处方：原方加茯苓12g，白术12g，7剂，煎服法：上方水煎取汁400ml，分早晚温服，日1剂。

治疗1月，上方随症加减调整，患者胸闷痛背痛及心前区不适缓解。

按语：本病属中医胸痹范畴属气滞血瘀，本方治疗柴胡、郁金及合欢皮疏肝理气，全瓜蒌宽胸理气，佛手、元胡、枳壳等行气止痛，活血化瘀药仅丹参、红花。故胸痹治疗不能活血化瘀药太多，必须兼顾气，气为血之帅，血为气之母，气行则血行，气滞则血瘀。临床应借鉴灵活应用。

医案7

患者姓名：李某某，性别：男，年龄：70岁。就诊时间：2009.06.04。

主诉：发作性胸闷气短1个月。

现病史：1个月前患者无特殊原因出现发作性胸闷气短，2009年5月26

日曾在外院查冠脉造影提示：RCA 不规则，3 段 4PD 轻度不规则，LAD 7 段 25% 狭窄，LAD 7~8 段 50% 狭窄，余血管未见明显异常。

既往史：否认肝炎、结核等传染病史，预防接种史不详。否认高血压病及糖尿病史。否认外伤、手术及输血史。过敏史：否认药物、食物及花粉等过敏史。

体格检查：血压 130/80mmHg，神志清，精神差，面色暗红，营养中等，发育正常，形体中等，全身皮肤及巩膜无黄染，浅表淋巴结未及肿大。双瞳孔等大等圆，对光反射灵敏。咽红，无充血，双扁桃体无肿大。颈软无抵抗，气管居中，甲状腺不大。胸廓对称，双肺呼吸音清，未闻及干湿啰音。叩诊心界左下扩大，心率 72 次/分，律齐，心音低钝，各瓣膜听诊区未闻及病理性杂音。腹软，无压痛及反跳痛，肝脾肋下未及，双肾区无叩击痛，双下肢无水肿。舌暗红，苔薄白，脉弦涩。

辅助检查：心电图：窦性心律，心肌缺血。

中医诊断：胸痹。

证候诊断：气血亏虚，心血瘀阻。

西医诊断：冠心病，稳定型心绞痛。

治法：疏肝宽胸理气兼活血化瘀止痛。

处方：醋柴胡 12g   郁金 12g   太子参 12g   全瓜蒌 12g
苏木 12g   薤白 12g   枳壳 12g   厚朴 10g
醋延胡索 12g   丹参 12g   红花 10g   合欢皮 12g

14 剂，水煎取汁 400ml，分早晚温服，日 1 剂。

二诊（2009.06.18）：患者胸闷气短减轻，舌暗红，苔薄白，脉弦涩。

处方：醋柴胡 12g   郁金 12g   全瓜蒌 12g   苏木 10g
佛手 12g   路路通 12g   鸡血藤 12g   鸡内金 12g
砂仁 10g   桑寄生 12g   煅龙骨 12g   合欢皮 12g
元胡 12g

7 剂，煎服法：水煎取汁 400ml，分早晚温服，日 1 剂。

三诊（2009.06.25）：患者胸闷气短减轻，偶有胸痛不适，舌暗红，苔薄白，脉弦涩。

处方：二诊方去路路通，加丹参 12g，红花 12g。

治疗 2 个月，上方随症加减调整，患者胸闷气短不适缓解，室内外活动无特殊不适。

按语： 全方共奏疏肝宽胸理气、兼活血化瘀止痛，该患者70岁，气血渐亏，气机失调，属气滞血瘀。而肝主疏泄调畅气机，肝气机不畅，气机郁结，可出现各种闷痛不适。肝主藏血，调节人体各部分血量的分配。本方从疏肝宽胸理气之本出发，兼用活血化瘀之标，共奏标本同治，心肝同治，取得较好疗效。

医案8

患者姓名：李某，性别：女，年龄：68岁。就诊时间：2009.05.08。

主诉：劳累后胸前区疼痛不适6年，加重1个月。

现病史：6年前患者每因劳累出现胸前区疼痛不适，休息并含服速效救心丸可缓解，6年来上症时轻时重。2009年3月18日因胸闷痛加重曾在外院行冠脉造影提示：LAD近段30%~40%狭窄，LCX 20%狭窄，RCA未见明显狭窄。1个月前胸闷加重，稍活动则胸闷痛明显，伴口干无力，夜休差，心烦失眠，盗汗，耳鸣，余无特殊不适。

高血压病史6年，血压最高180/110mmHg，平素口服波依定2.5mg，血压控制可。

既往史：否认肝炎、结核等传染病史，预防接种史不详。否认糖尿病史。反流性食管炎病史，间断口服奥美拉唑。否认外伤、手术及输血史。过敏史：否认药物、食物及花粉等过敏史。

体格检查：血压140/90mmHg，精神差，面色暗红，营养中等，发育正常，形体中等，全身皮肤及巩膜无黄染，浅表淋巴结未及肿大。双瞳孔等大等圆，对光反射灵敏。咽红，无充血，双扁桃体无肿大。颈软无抵抗，气管居中，甲状腺不大。胸廓对称，双肺呼吸音清，未闻及干湿啰音。叩诊心界左下扩大，心率82次/分，律齐，心音低钝，各瓣膜听诊区未闻及病理性杂音。腹软，无压痛及反跳痛，肝脾肋下未及，双肾区无叩击痛，双下肢无水肿。舌暗红，苔薄白，脉细涩。

辅助检查：心电图：窦性心律，心肌缺血。

中医诊断：胸痹。

证候诊断：心肾阴虚，心血瘀阻。

西医诊断：冠心病，稳定型心绞痛，高血压病3级。

治法：滋阴益肾，理气活血化瘀止痛。

处方：醋柴胡 12g　　郁金 12g　　石菖蒲 12g　　煅龙齿 12g

　　　　知母 10g　　　北沙参 12g　黄精 12g　　　枳壳 12g

　　　　元胡 12g　　　桑寄生 12g　丹参 12g　　　红花 12g

　　　　合欢皮 12g

14 剂，水煎取汁 400ml，分早晚温服，日 1 剂。

二诊（2009.05.15）：胸闷痛口干等明显缓解，目前仍夜休差。舌暗红，苔薄白，脉细。给予枣仁宁心胶囊坚持口服。随访 1 月，病情基本稳定。

按语：结合舌脉及临症，该患者心肾阴虚，胸闷痛，治宜滋阴益肾治本，理气活血等治标。本方中知母、北沙参益气养阴，黄精、桑寄生补益肝肾。石菖蒲及煅龙齿镇心安神。柴胡、郁金、合欢皮理气，丹参、红花活血化瘀。心肝肾同治，临症应注意借鉴灵活运用。

医案 9

患者姓名：万某某，性别：女，年龄：52 岁。就诊时间：2009.03.06。

主诉：发作性胸闷气短 1 年。

现病史：1 年前患者无特殊原因出现发作性胸闷气短，曾在外院查冠脉造影提示：LAD 近段 20% 狭窄，远端心肌桥，压缩 30%。余血管未见明显异常。平素心烦失眠，腹胀及右胁部不适。

高血压病史 4 年，血压最高 160/100mmHg，平素口服非洛地平缓释片（波依定）及吲达帕胺（寿比山），血压控制可。

既往史：否认肝炎、结核等传染病史，预防接种史不详。否认糖尿病史。否认外伤、手术及输血史。过敏史：否认药物、食物及花粉等过敏史。

体格检查：血压 130/70mmHg，精神差，面色淡红，营养中等，发育正常，形体中等，全身皮肤及巩膜无黄染，浅表淋巴结未及肿大。双瞳孔等大等圆，对光反射灵敏。咽红，无充血，双扁桃体无肿大。颈软无抵抗，气管居中，甲状腺不大。胸廓对称，双肺呼吸音清，未闻及干湿啰音。叩诊心界左下扩大，心率 68 次/分，律齐，各瓣膜听诊区未闻及病理性杂音。腹软，无压痛及反跳痛，肝脾肋下未及，双肾区无叩击痛，双下肢无水肿。舌暗红，苔薄白，脉弦涩。

辅助检查：心电图：窦性心律，心肌缺血。

中医诊断：胸痹。

证候诊断：气滞血瘀。

西医诊断：冠心病，稳定型心绞痛，高血压病2级。

治法：宽胸理气消胀兼活血化瘀止痛。

处方：醋柴胡12g　　郁金12g　　　全瓜蒌12g　　苏木12g

知母9g　　　　薤白12g　　　丹参12g　　　红花10g

路路通12g　　　广木香12g　　茯神12g　　　川楝子12g

夜交藤12g

7剂，水煎取汁400ml，分早晚温服，日1剂。

二诊（2009.03.13）：患者胸闷气短减轻，自觉胸部堵胀不适，伴腹胀，饮食及休息可。舌暗红，苔薄白，脉弦。

处方：原方去苏木、知母。加厚朴12g，桑椹12g，14剂，上方水煎取汁400ml，分早晚温服，日1剂。

治疗3月，上方随症加减调整，患者胸闷气短心烦失眠等不适缓解。

按语：该患者，平素心慌失眠，情绪不畅，肝郁气滞，气滞血瘀。治疗重点在于疏肝理气宽胸，辅助以木香、厚朴等行气消胀等，肝郁伤及肝阴血不足，治疗加用桑椹补益肝肾，滋阴养血。辨证准确，灵活用药，故取得较好疗效。

医案10

患者姓名：吕某某，性别：男，年龄：67岁。就诊时间：2009.02.06。

主诉：胸闷伴下颌部不适3个月。

现病史：3个月前患者因情绪不畅出现胸闷伴下颌部不适，曾口服复方丹参滴丸上症时轻时重。2009年1月15日外院行冠脉造影提示：心肌桥，冠脉未见明显狭窄。平素胸闷如窒，气短，心烦。

既往史：否认肝炎、结核等传染病史，预防接种史不详。否认高血压病史、糖尿病史。否认外伤、手术及输血史。过敏史：否认药物、食物及花粉等过敏史。

体格检查：血压120/80mmHg，面色暗红，营养中等，发育正常，形体中等，全身皮肤及巩膜无黄染，浅表淋巴结未及肿大。双瞳孔等大等圆，对光反射灵敏。咽红，无充血，双扁桃体无肿大。颈软无抵抗，气管居中，甲状腺不大。胸廓对称，双肺呼吸音清，未闻及干湿啰音。叩诊心界不大，心率72次/分，律齐，心音低钝，各瓣膜听诊区未闻及病理性杂音。腹软，无压痛及反跳痛，肝脾肋下未及，双肾区无叩击痛，双下肢无水肿。舌暗红，苔薄白，脉弦涩。

　　辅助检查：心电图：窦性心律，心肌缺血。

　　中医诊断：胸痹。

　　证候诊断：气滞血瘀。

　　西医诊断：冠心病，稳定型心绞痛。

　　治法：疏肝理气宽胸活血化瘀。

　　处方：醋柴胡 12g　　郁金 12g　　全瓜蒌 12g　　苏木 12g

　　　　　白檀香 12g　　丹参 12g　　红花 12g　　黄精 12g

　　　　　石斛 12g　　　元胡 12g　　茯神 12g　　甘草 3g

　　7 剂，水煎取汁 400ml，分早晚温服，日 1 剂。

　　二诊（2009.03.05）：患者胸闷减轻，舌暗红，苔薄白，脉弦涩。

　　处方：原方基础加用路路通 12g，醋三棱 12g，7 剂，煎服法：上方水煎取汁 400ml，分早晚温服，日 1 剂

　　随访 1 月，病情基本稳定。

　　按语：结合患者发病情况，本病属肝郁气滞，气滞血瘀所致。治疗重点宜疏肝理气宽胸。冠脉造影未见明显狭窄，向患者交代病情，勿过于思虑担心等，宜心情舒畅。患者年老体虚，气血亏虚，在常规治疗基础加用石斛养阴清热益胃生津，黄精滋肾润肺补脾益气，此属本病本方微妙之处。

医案 11

　　患者姓名：郭某某，性别：女，年龄：68 岁。就诊时间：2009.03.12。

　　主诉：发作性胸闷气短乏力 1 年。

　　现病史：1 年前患者每因活动后出现胸闷气短乏力，休息后可缓解，2008 年行冠脉造影提示：右冠及左主干等均狭窄 40%，余无明显狭窄。平素胸闷气短，纳差，眠差。

　　既往史：否认肝炎、结核等传染病史，预防接种史不详。否认高血压病及糖尿病史。否认外伤、手术及输血史。过敏史：否认药物、食物及花粉等过敏史。

　　体格检查：血压 132/90mmHg，精神差，面色暗红，营养中等，发育正常，形体中等，全身皮肤及巩膜无黄染，浅表淋巴结未及肿大。双瞳孔等大等圆，对光反射灵敏。咽红，无充血，双扁桃体无肿大。颈软无抵抗，气管居中，甲状腺不大。胸廓对称，双肺呼吸音清，未闻及干湿啰音。叩诊心界

左下扩大，心率68次/分，律齐，心音低钝，各瓣膜听诊区未闻及病理性杂音。腹软，无压痛及反跳痛，肝脾肋下未及，双肾区无叩击痛，双下肢无水肿。舌暗红，苔白厚，脉弦涩。

辅助检查：心电图：窦性心律，ST-T异常改变。

中医诊断：胸痹。

证候诊断：脾胃气虚，瘀血阻滞。

西医诊断：冠心病，稳定型心绞痛。

治法：化湿和胃，理气活血。

处方：

醋柴胡 12g	郁金 12g	全瓜蒌 12g	苏木 12g
佛手 12g	厚朴 12g	佩兰 12g	丹参 12g
太子参 12g	生龙齿 12g	鸡内金 12g	砂仁 10g
元胡 12g	合欢皮 12g		

14剂，水煎取汁400ml，分早晚温服，日1剂。

二诊（2009.03.26）：胸闷缓解，纳差气短不适，舌暗红，苔白厚，脉弦。

处方：原方去全瓜蒌、苏木、佛手、厚朴、佩兰、太子参、生龙齿等，加苍术12g，白术12g，党参12g，黄精12g，桑寄生12g。

复诊6次，随访3月病情稳定。

按语： 本例患者舌苔白厚，纳差，眠差，"胃不和则卧不安"。本病属脾胃气虚，脾不能运化水湿，湿邪内生，脾喜燥恶湿。故脾胃不和，运化失常。本例患者治疗在理气活血基础上加用厚朴、佩兰及党参、苍术、白术、鸡内金、砂仁等化湿行气健脾消食和胃之品治本，心脾胃同治。临症应辨证灵活使用。

医案 12

患者姓名：王某某，性别：男，年龄：53岁。就诊时间：2009.07.24。

主诉：发作性胸闷胸痛3个月。

现病史：3个月前因劳累出现胸闷胸痛，曾在外院检查诊断为冠心病，给予口服阿司匹林、美托洛尔、阿托伐他汀钙及单硝酸异山梨酯缓释片等药，疗效一般，仍发作性胸闷胸痛，失眠，心慌，畏冷，肢冷，腰酸，乏力，夜尿多，饮食可，休息差。

既往史：糖尿病2型10年，高血压病史10年，血压最高180/110mmHg，平时口服厄贝沙坦及阿卡波糖等药，血压血糖控制一般。过敏史：否认药物、食物及花粉等过敏史。

体格检查：血压 140/80mmHg，神志清，精神差，面色暗红，营养中等，发育正常，形体中等，全身皮肤及巩膜无黄染，浅表淋巴结未及肿大。双瞳孔等大等圆，对光反射灵敏。咽红，无充血，双扁桃体无肿大。颈软无抵抗，气管居中，甲状腺不大。胸廓对称，双肺呼吸音清，未闻及干湿啰音。叩诊心界左下扩大，心率 70 次/分，律齐，各瓣膜听诊区未闻及病理性杂音。腹软，无压痛及反跳痛，肝脾肋下未及，双肾区无叩击痛，双下肢无水肿。舌暗红，苔薄白，脉沉涩。

辅助检查：心电图：窦性心律，心肌缺血。

24 小时心电图：最慢 39 次/分，最快 110 次/分，频发室早三联律，偶发房早，短阵房速。

冠脉造影：左主干未见明显狭窄，左前降支中段狭窄 70%，左回旋支明显狭窄。右冠近端狭窄 25%，中段狭窄 50%。

心脏彩超：左房略大，主动脉硬化，左室收缩及舒张功能正常。二尖瓣、三尖瓣轻度反流。

中医诊断：胸痹。

证候诊断：肾阳虚衰。

西医诊断：冠心病，稳定型心绞痛。

治法：益气温补肾阳，活血化瘀。

处方：醋柴胡 12g　　郁金 12g　　太子参 12g　　黄精 12g
　　　全瓜蒌 12g　　薤白 12g　　苏木 12g　　路路通 12g
　　　鸡血藤 12g　　桑寄生 12g　　巴戟天 12g　　仙灵脾 12g
　　　佛手 12g　　赤芍 12g　　知母 10g

10 剂，水煎取汁 400ml，分早晚温服，日 1 剂。

二诊（2009.08.03）：患者胸闷痛减轻，口干。

处方：原方去黄精、路路通，加生地 12g，旱莲草 12g，檀香 12g，14 剂，上方水煎取汁 400ml，分早晚温服，日 1 剂。

治疗 2 月，上方随症加减调整，患者胸闷痛缓解，怕冷及夜尿多缓解。

按语：本例患者辨证属肾阳气虚衰，阳气虚衰，胸阳不运，气机痹阻，血行瘀滞，故见胸闷胸痛等，肾阳虚衰，故兼畏寒肢冷，腰酸乏力。故治疗重在益气温阳，兼理气活血通络。本方仙灵脾、巴戟天温补肾阳，治本，柴胡、郁金理气，全瓜蒌、薤白宽胸理气。本例属心肾同治，取得较好疗效。

医案 13

患者姓名：段某某，性别：女，年龄：52 岁。就诊时间：2010.06.24。

主诉：发作性胸闷痛 4 年，加重 1 周。

现病史：2006 年患者因劳累出现胸闷心前区烧灼痛，在外院就诊，查心电图等诊断为"冠心病、前壁心梗、劳累性心绞痛"，经西医等治疗病情好转出院。2007 年 4 月曾因胸闷再发在我院门诊就诊，病情基本稳定。1 周前患者因劳累加之情绪不稳定，出现胸闷加重，活动后胸痛，休息可缓解。

既往史：否认肝炎、结核等传染病史，预防接种史不详。否认高血压、糖尿病史。慢性萎缩性胃炎病史 2 年，HP（＋）。否认外伤、手术及输血史。过敏史：否认药物、食物及花粉等过敏史。

体格检查：血压 130/75mmHg，神志清，精神差，面色暗红，营养中等，发育正常，形体中等，全身皮肤及巩膜无黄染，浅表淋巴结未及肿大。双瞳孔等大等圆，对光反射灵敏。咽红，无充血，双扁桃体无肿大。颈软无抵抗，气管居中，甲状腺不大。胸廓对称，双肺呼吸音清，未闻及干湿啰音。叩诊心界不大，心率 74 次/分，律齐，各瓣膜听诊区未闻及病理性杂音。腹软，无压痛及反跳痛，肝脾肋下未及，双肾区无叩击痛，双下肢无水肿。舌暗红，苔薄白，脉沉细。

辅助检查：心电图：窦性心律，电轴不偏，逆钟转，部分导联 T 波低平。

中医诊断：胸痹。

证候诊断：气滞血瘀。

西医诊断：冠心病，稳定型心绞痛。

治法：疏肝理气活血化瘀。

处方：
醋柴胡 12g	郁金 12g	太子参 12g	生五味子 12g
佛手 12g	丹参 12g	红花 10g	枳壳 12g
桑寄生 12g	醋延胡索 12g	全瓜蒌 12g	苏木 12g
夏枯草 12g	甘草 3g	合欢皮 12g	知母 9g

14 剂，水煎取汁 400ml，分早晚温服，日 1 剂。

二诊（2010.07.08）：患者胸闷痛明显减轻。舌暗红，苔薄白，脉沉细。

处方：醋柴胡 12g　　郁金 12g　　太子参 15g　　全瓜蒌 12g

苏木 12g　　　石斛 12g　　佛手 12g　　　厚朴 12g

川楝子 12g　　远志 12g　　元胡 12g　　　夜交藤 12g

鸡内金 12g　　甘草 3g

14 剂，水煎取汁 400ml，分早晚温服，日 1 剂。

治疗 2 月，上方随症加减调整，患者胸闷痛缓解，室内外活动无特殊不适，饮食及休息好转。

按语： 结合患者病史及临床不适，诊断明确，本病属中医胸痹范畴，证属气滞血瘀，本方治疗柴胡、郁金及合欢皮疏肝理气，全瓜蒌宽胸理气，佛手、元胡及川楝子等行气止痛，远志、夜交藤养心安神，辨证准确，用药恰当，疗效可靠。

医案 14

患者姓名：李某某，性别：女，年龄：70 岁。就诊时间：2011.05.05。

主诉：发作性心慌胸闷 18 年，加重半月。

现病史：患者 2011 年 4 月 29 日~5 月 5 日以发作性心慌胸闷 18 年，加重半月在外院住院治疗。诊断：冠心病，不稳定型心绞痛，心律失常 - 频发室早，空腹血糖受损。冠脉造影提示（2011.05.03）：RCA2 段狭窄 50%，左冠提示：前降支血流缓慢，LAD6 段狭窄 25%，LAD7 段狭窄 30%，余血管未见异常。

既往史：否认肝炎、结核等传染病史，预防接种史不详。否认高血压病及糖尿病史。否认外伤、手术及输血史。过敏史：否认药物、食物及花粉等过敏史。

体格检查：血压 140/90mmHg，精神差，面色暗红，营养中等，发育正常，形体中等，全身皮肤及巩膜无黄染，浅表淋巴结未及肿大。双瞳孔等大等圆，对光反射灵敏。咽红，无充血，双扁桃体无肿大。颈软无抵抗，气管居中，甲状腺不大。胸廓对称，双肺呼吸音清，未闻及干湿啰音。叩诊心界左下扩大，心率 68 次/分，律齐，心音低钝，各瓣膜听诊区未闻及病理性杂音。腹软，无压痛及反跳痛，肝脾肋下未及，双肾区无叩击痛，双下肢无水肿。舌暗红，苔薄白，脉弦涩。

辅助检查：心电图：窦性心律，ST - T 异常改变。

中医诊断：胸痹。

证候诊断：气滞血瘀。

西医诊断：冠心病，稳定型心绞痛。

治法：理气活血化瘀。

处方：炒柴胡 12g 　　郁金 12g 　　太子参 12g 　　元胡 12g

　　　石斛 12g 　　龙齿 12g 　　川朴 12g 　　川楝子 10g

　　　知母 12g 　　丹参 12g 　　红花 12g 　　灵芝 12g

7 剂，水煎取汁 400ml，分早晚温服，日 1 剂。

二诊（2011.05.12）：心慌胸闷明显缓解，活动劳累后胸闷不适。舌暗红，苔薄白，脉弦涩。要求口服中成药。给予冠心香丹片 5 瓶口服。随访病情基本稳定。

按语：本例患者结合造影冠心病诊断明确，未能植入支架，口服西药抗心绞痛药物疗效欠佳。中医结合舌脉等辨证为瘀血痹阻，治疗理气活血化瘀，患者心慌早搏，加用龙齿等镇心安神，患者高龄，气短，加用太子参等补气生津。冠心香丹片是由张素清老师研制的纯中药院内制剂。该药主要由太子参、白檀香、五味子、全瓜蒌、元胡、丹参、枳壳、鸡血藤、清半夏等 10 余味药组成，具有健脾化痰、理气开胸、化瘀通络、宣痹通阳的功效，后病情稳定，疗效可靠。

医案 15

患者姓名：徐某，性别：女，年龄：53 岁。就诊时间：2011.04.11。

主诉：间断性胸闷心慌气短 1 周。

现病史：1 周前因情志不畅出现胸闷气短心慌，未予治疗。现症见：胸闷心慌气短，黄昏后明显，坐立不安，四肢麻木，右侧为主，口干口苦，精神差，眠差，难以入睡，夜间易惊醒，发抖，纳呆。绝经 1 年。

既往体健，否认药物等过敏史。

体格检查：血压 110/70mmHg，精神差，双肺（－），心率 70 次/分，心律整齐，各瓣膜听诊区未闻及病理性杂音。双下肢不肿。舌淡红，苔薄黄，脉弦。

辅助检查：心电图：大致正常。

中医诊断：胸痹。

证候诊断：气滞血瘀。

西医诊断：冠心病。

治法：疏肝理气解郁。

处方：炒柴胡 12g　　郁金 12g　　太子参 15g　　元胡 15g

　　　　石斛 12g　　　黄精 12g　　　知母 9g　　　　川朴 12g

　　　　桑寄生 12g　　合欢皮 15g　　夏枯草 12g

7 剂，水煎取汁 400ml，分早晚温服，日 1 剂。

二诊（2011.04.18）：胸闷心慌气短减轻，夜间休息差时出现上症，伴泛酸，胃灼热，头痛，以头顶及颞部明显。食纳差，眠差，二便调。舌淡红，苔薄白，脉弦。血压 110/70mmHg。

处方：上方加龙齿 12g，远志 12g，石菖蒲 12g，7 剂。上方水煎取汁 400ml，分早晚温服，日 1 剂。

随诊，患者胸闷心慌气短消失，饮食及休息正常。

按语：患者发病前情志所伤，肝郁气滞，肝失调达，情绪不宁，坐立不安。气滞血瘀，瘀血痹阻，发为胸痹。故本病治疗重在疏肝理气解郁。本方柴胡、郁金、合欢皮疏肝理气，口干口苦属肝火旺，故应用夏枯草清肝火。由本病看，胸痹并非一定使用活血化瘀才能助效，而要根据临床发病情况辨证使用。

医案 16

患者姓名：伊某某，性别：女，年龄：69 岁。就诊时间：2009.02.28。

主诉：阵发性胸闷痛 1 年，加重 2 周。

现病史：1 年前患者阵发性胸闷痛不适，曾在外院检查诊断为冠心病，心绞痛，自服复方丹参片，疗效一般，上症时轻时重。2 周前胸闷痛加重，胸闷如窒，活动则加重，饮食一般，休息差。

2005 年发现 2 型糖尿病史，目前胰岛素治疗，早 10U，晚 12U，血糖控制可。

既往史：否认肝炎、结核等传染病史，预防接种史不详。否认高血压病史。否认外伤、手术及输血史。

体格检查：血压 130/70mmHg，神志清，精神差，面色淡红，营养中等，发育正常，形体偏胖，全身皮肤及巩膜无黄染，浅表淋巴结未及肿大。双瞳孔等大等圆，对光反射灵敏。咽红，无充血，双扁桃体无肿大。颈软无抵抗，气管居中，甲状腺不大。胸廓对称，双肺呼吸音清，未闻及干湿啰音。

叩诊心界不大，心率 63 次/分，律齐，心音低钝，各瓣膜听诊区未闻及病理性杂音。腹软，无压痛及反跳痛，肝脾肋下未及，双肾区无叩击痛，双下肢无水肿。舌暗红，苔薄白，脉沉细。

辅助检查：心电图：窦性心律，ST－T 异常改变。

中医诊断：胸痹。

证候诊断：气滞血瘀。

西医诊断：冠心病，心绞痛，2 型糖尿病。

治法：疏肝理气活血化瘀。

处方：

醋柴胡 12g	郁金 12g	太子参 12g	白檀香 10g
丹参 12g	砂仁 10g	元胡 12g	桑寄生 12g
枳壳 12g	佛手 12g	合欢皮 12g	川楝子 12g
香附 12g	石斛 12g		

14 剂，水煎取汁 400ml，分早晚温服，日 1 剂。

二诊（2009.03.09）：胸闷痛减轻，近日口干口渴乏力，舌暗红，苔薄白，脉沉细。

处方：

生地黄 12g	熟地黄 12g	芦根 12g	酒山黄肉 12g
葛根 12g	薤白 12g	橘红 12g	丹参 12g
赤芍 12g	路路通 12g	女贞子 12g	旱莲草 12g
桑寄生 12g	合欢皮 12g	知母 10g	

14 剂，水煎取汁 400ml，分早晚温服，日 1 剂。

复诊 6 次，治疗 2 月，上方随症加减调整，患者胸闷及口干口渴乏力缓解。

按语：本例患者同时患冠心病、糖尿病。结合患者病史及四诊，本病属中医胸痹、消渴范畴。患者年过半百，气阴两虚，气滞而血瘀，故多有口干口渴，久病入络，瘀血阻滞，故出现胸闷痛等不适。本例初诊以理气活血通络为主，二诊患者出现口干等症，阴虚亏虚，重点应用滋阴益气等药，结合胸痹，适当加用宽胸理气活血之品，心肾同治，疗效确切，临床应灵活运用。

医案 17

患者姓名：张某某，性别：女，年龄：51 岁。就诊时间：2009.09.14。

主诉：发作性心前区疼痛不适 1 个月。

现病史：1 个月前患者无特殊原因出现心前区疼痛不适，呈持续性、压榨性，伴胸闷气短大汗，左上肢无力，左肩部不适，恶心呕吐等，后在外院就诊查心电图提示急性下壁心梗，后给予溶栓治疗，患者拒绝介入等治疗。病情相对稳定后出院。出院后患者仍发作性心前区疼痛不适，口服复方丹参片等疗效较差，遂来门诊就诊。平素发作性心前区疼痛不适，活动后加重。伴左上肢无力。眠差易惊醒。

高血压病史 15 年，平素口服福辛普利，血压控制可。

既往史：否认肝炎、结核等传染病史，预防接种史不详。否认糖尿病史。否认外伤、手术及输血史。吸烟史 30 年，1 包/日。

体格检查：血压 140/90mmHg，神志清，精神差，面色暗红，营养中等，发育正常，形体中等，全身皮肤及巩膜无黄染，浅表淋巴结未及肿大。双瞳孔等大等圆，对光反射灵敏。咽红，无充血，双扁桃体无肿大。颈软无抵抗，气管居中，甲状腺不大。胸廓对称，双肺呼吸音清，未闻及干湿啰音。叩诊心界左下扩大，心率 66 次/分，律齐，各瓣膜听诊区未闻及病理性杂音。腹软，无压痛及反跳痛，肝脾肋下未及，双肾区无叩击痛，双下肢无水肿。舌暗红，苔薄白，脉弦涩。

辅助检查：心电图：窦性心律，陈旧性下壁心梗，冠脉供血不足。

中医诊断：胸痹。

证候诊断：气滞血瘀。

西医诊断：冠心病，陈旧性下壁心梗，不稳定型心绞痛。

治法：疏肝理气活血化瘀兼镇心安神。

处方：醋柴胡 12g　　　　檀香 12g　　　　苏木 12g　　　　薤白 12g

　　　　石菖蒲 12g　　　　丹参 12g　　　　红花 10g　　　　路路通 12g

　　　　煅龙齿 12g　　　　盐泽泻 12g　　　　元胡 12g

4 剂，水煎取汁 400ml，分早晚温服，日 1 剂。

二诊（2009.09.18）：心前区痛减轻，睡眠较深，左上肢无力减轻。舌淡红，苔薄白，脉涩。

处方：醋柴胡 12g　　　　檀香 12g　　　　苏木 12g　　　　薤白 12g

　　　　全瓜蒌 12g　　　　丹参 12g　　　　红花 10g　　　　路路通 12g

　　　　煅龙齿 12g　　　　盐泽泻 12g　　　　元胡 12g　　　　知母 10g

7 剂，水煎取汁 400ml，分早晚温服，日 1 剂。

复诊 7 次，治疗 2 月，上方随症加减调整，患者心前区疼痛不适消失，左上肢活动无异常。饮食及休息好转。

按语： 本例患者属胸痹气滞血瘀，治疗理气活血基础加用镇心安神之品，如煅龙齿、石菖蒲等，并路路通、元胡等理气通络，治疗左上肢无力及眠差易惊醒，取得满意疗效。

医案 18

患者姓名：赵某，性别：女，年龄：54 岁。就诊时间：2009.03.05。

主诉：发作性胸部憋闷气短打嗝 10 年。

现病史：10 年前患者无特殊原因出现发作性胸部憋闷气短打嗝，曾在外院检查心电图提示心肌缺血，间断口服中成药复方丹参片及复方丹参滴丸等，上症时轻时重，2008 年 11 月 5 日胸闷加重。曾在某医院查冠脉造影提示：LAD 小分支 90% 狭窄，7 段 25% 狭窄，9 段 80% 狭窄，余血管未见明显异常。术后仍胸部憋闷不适气短，打嗝时轻时重。

高血压病史 30 年，血压最高 160/90mmHg，平素口服氨氯地平，血压控制 120 ~ 130/60 ~ 70mmHg。

既往史：否认肝炎、结核等传染病史，预防接种史不详。否认糖尿病史。否认外伤、手术及输血史。过敏史：否认药物、食物及花粉等过敏史。

体格检查：血压 120/70mmHg，神志清，精神差，面色暗红，营养中等，发育正常，形体中等，全身皮肤及巩膜无黄染，浅表淋巴结未及肿大。双瞳孔等大等圆，对光反射灵敏。咽红，无充血，双扁桃体无肿大。颈软无抵抗，气管居中，甲状腺不大。胸廓对称，双肺呼吸音清，未闻及干湿啰音。叩诊心界左下扩大，心率 68 次/分，律齐，各瓣膜听诊区未闻及病理性杂音。腹软，无压痛及反跳痛，肝脾肋下未及，双肾区无叩击痛，双下肢无水肿。舌暗红，苔薄白，脉弦涩。

辅助检查：心电图：窦性心律，心肌缺血。胸片：心肺未见异常。血脂：甘油三酯 2.0mmol/L。心脏彩超：心内结构大致正常，MV、TV 少量反流，LVEF 61%。颈部血管 B 超：双颈总动脉、颈内外动脉、椎动脉等未见异常。

中医诊断：胸痹。

证候诊断：心血瘀阻。

西医诊断：冠心病，稳定型心绞痛，高血压病 2 级。

治法：理气活血化瘀通络。

处方：桑枝 12g　　　全瓜蒌 12g　　　苏木 12g　　　路路通 12g

　　　川楝子 12g　　　生龙齿 12g　　　元胡 12g　　　鸡内金 12g

　　　砂仁 10g　　　红花 10g　　　丹参 12g　　　桑寄生 12g

7 剂，水煎取汁 400ml，分早晚温服，日 1 剂。

二诊（2009.03.13）：患者胸部憋闷不适减轻，打嗝减轻。受凉后憋气，太息加重，并有头部紧痛，胃脘刺痛，反酸，纳差，口干咽燥，心烦少寐，小便调，大便稀，1 日 2 次，手尺侧麻木。颈椎检查：颈椎退行性改变。血压 120/80mmHg。舌暗红，苔薄白，脉弦涩。

处方：原方去桑枝，加炒山药 12g，香附 12g，良姜 12g。

14 剂，水煎取汁 400ml，分早晚温服，日 1 剂。

三诊（2009.03.23）：近日情志抑郁，胸闷，气短，胃胀纳差，嗳腐吞酸，头皮发紧，头颅 CT 未见异常，大便偏干，夜眠不安。舌暗红，苔薄黄，脉细弦。血压：120/70 mmHg。

处方：柴胡 12g　　　郁金 12g　　　党参 12g　　　苍术 12g

　　　白术 12g　　　内金 12g　　　砂仁 10g　　　佛手 12g

　　　香附 12g　　　元胡 12g　　　丹参 12g　　　桑寄生 12g

　　　合欢皮 15g

7 剂，水煎取汁 400ml，分早晚温服，日 1 剂。

治疗 3 月，上方随症加减调整，患者胸部憋闷不适缓解，打嗝消失，室内外活动无特殊不适，饮食及休息好转。

按语： 众多医家用《金匮要略》的"阳微阴弦"即"本虚标实"来归纳冠心病病机，认为五脏的功能低下或失调是本虚的基础，气滞、血瘀、痰浊阻络是标实之因，并以益气养阴、补肾固本、健脾燥湿、活血化瘀、芳香温通、理气解郁、祛痰逐饮等立法治疗本病。在五脏病变的同时，所产生的气滞、瘀血、痰浊、寒凝等病邪，又是诱发冠心病的内在因素。本病于中老年人之中常见，多为肾气渐衰，不能鼓舞五脏，以致心气不足、心阳不振。心为阳中之太阳，位于胸中，肺为华盖，主气，与大气相通，朝百脉。胸阳不振，不仅影响心气，而且影响肺气，心肺两气俱虚，则无力鼓动血脉，使血流不畅，清气难入，浊气内停，阳气无以化生；阳虚则阴寒内生，日久阳损及阴，以致肾阴亏虚，水不济火，引起心肾两虚，心阳内耗。肝主疏泄，人体气机条达有赖于肝气，若情志不舒，喜怒忧思过极，使肝气郁结，脾失运化，不能输布津液，聚而生痰，停留胸中，则窒塞阳气，阻滞络脉，酿成胸痹。从外因分析，过食膏粱厚味，嗜酒成癖，形成肥胖，均可聚湿生痰，阻滞血脉；或贪图安逸，缺少锻炼，用脑过度，精神紧张，吸烟，寒邪内侵，均可导致气滞血瘀，形成脏腑功能失调，终致胸阳闭阻。本病患者每遇情志不遂或过度劳累后发病，除胸部憋闷、疼痛、气短乏力以外，还有呃逆频作，倦怠思卧，口咽干燥等症。一诊以行气活血为法治疗，药后觉受凉后憋气、太息加重，并有头部紧痛，胃脘刺痛，反酸，纳差，口干咽燥，大便稀，一日2次，手尺侧麻木等症。二诊从心脾出发，温胃散寒，补益脾气，药后症状改善。三诊时诉胸闷、心痛、气短伴胃胀纳差，嗳腐吞酸，大便偏干。以柴郁四君子汤加减，配伍理气活血药物，患者症状明显改善。脾气虚，运化失常，湿浊内生，阻滞脉络；脾气虚，宗气生成不足，心肺气虚；脾阳虚，阴寒内生，寒凝血脉；脾阳虚，心阳亦不足，胸阳不振，发为胸痹。从这一病例，体现了张老师治疗冠心病心脾同治、久病实脾的方法。

医案19

患者姓名：王某某，性别：女，年龄：52岁。就诊时间：2008.12.05。

主诉：心悸气短，伴阵发性发热、出汗，身困乏力2月。平素烦躁易怒。

查体：舌暗红，苔白，脉沉细。脉搏72次/分，血压140/90 mmHg。

辅助检查：心电图：ST-T改变，心脏彩超提示心内结构未见异常。

中医诊断：心悸。

证候诊断：气阴亏虚。

治法：益气养阴兼疏肝理气。

处方：（1）冠心香丹片3片，3次/日，口服。

（2）生脉口服液2支，2次/日，口服。

（3）

柴胡12g	郁金12g	太子参15g	麦冬12g
五味子12g	黄精15g	全瓜蒌12g	元胡12g
夏枯草12g	煅龙齿12g	石斛12g	合欢皮15g
泽泻10g			

中药7剂，水煎取汁400ml，分早晚温服，日1剂。

二诊（2008.12.18）：患者自述心悸气短减轻，仍有阵发性发热，汗出，关节疼痛，二便调。舌暗红，苔薄白，脉沉细。脉搏 70 次/分，血压 140/85mmHg。

处方：上方加鸡血藤 12g，生薏苡仁 12g，桑枝 12g，去全瓜蒌、合欢皮、泽泻，7 剂，水煎服。中成药继服。

三诊（2008.12.25）：患者心慌气短消失，偶有全身关节酸困不适，纳可，二便调。舌暗红，苔白，脉沉细。双下肢轻度肿胀。脉搏 72 次/分，血压 140/80mmHg。

处方：

桑枝 12g	生薏苡仁 12g	苍术 12g	白术 12g
丝瓜络 12g	丹参 12g	钩藤 12g	红花 12g
夏枯草 12g	煅龙齿 12g	元胡 12g	泽泻 12g
大腹皮 12g	砂仁 10g	车前子 12g^(包煎)	

10 剂，上方水煎取汁 400ml，分早晚温服，日 1 剂。

随访 1 月，患者心慌气短及出汗乏力等不适消失。

按语： 患者以心悸气短、潮热、多汗为主症，心电图示：ST - T 改变。血压为临界高血压。中医诊断心悸，证属气阴亏虚。治疗以柴郁生脉汤加减。生脉汤以太子参、麦冬、五味子三味，伍柴胡、郁金行气疏肝，全瓜蒌、元胡宽胸理气，方中黄精、石斛养阴，夏枯草清泄肝热，合欢皮舒肝解郁，伍煅龙齿安神定性，泽泻清肾经虚火。复诊时患者自诉关节酸困不适，分析与湿邪相关，方药灵活加减燥湿、利湿及活血通络之品，取得较好疗效。

医案 20

患者姓名：高某某，性别：女，年龄：71 岁。就诊时间：2009.12.24。

主诉：间断性胸闷、胸痛 10 余年，加重 2 周。

现病史：近 10 年间断性发作性胸闷、胸痛，气短，胸口有压榨感，2 周前因劳累后发作，2009 年 12 月 11 日曾在某医院检查心电图：窦性心律，心电图不正常，ST 段下移。在当地治疗 1 周后缓解，近 2 日因运动量大，胸闷、胸痛再次发作，口苦，头晕、耳鸣，纳可，眠差，易醒，二便调。

查体：舌暗红，舌根部苔黄厚腻，脉弦滑。听诊：心律齐，心音可，心率 72 次/分。

辅助检查：十二导联心电图：ST - T 异常改变。

中医诊断：胸痹。

证候诊断：气虚血瘀。

西医诊断：冠心病，心绞痛。

治法：健脾益气，宽胸理气活血。

处方：（1）冠心香丹片，每次 3 片，3 次/日。

（2）枣仁宁心胶囊，每次 3 粒，3 次/日。

（3）柴胡 12g   郁金 12g   太子参 12g   茯神 12g

       丹参 12g   白术 12g   炒山药 12g   全瓜蒌 12g

       苏木 12g   红花 10g   桑寄生 12g   知母 9g

7 剂，水煎取汁 400ml，分早晚温服，日 1 剂。

二诊（2010.01.06）：患者服药后胸闷、胸痛症状明显减轻，仍有头晕、耳鸣，睡眠差，易醒，不易再入睡，纳可，二便调。舌暗红，苔白厚，脉滑。血压：130/80mmHg。听诊：心律齐，心率 68 次/分。

处方：（1）冠心香丹片，每次 3 片，3 次/日。

（2）枣仁宁心胶囊，每次 3 粒，3 次/日。

（3）上方去炒山药，加鸡内金 12g，砂仁 10g，7 剂，水煎服。

三诊（2010.01.15）：病史同前，现症：头晕、胸闷，睡眠差，易醒，口苦，乏力，纳食可，二便调。血压：120/70mmHg。听诊：心律齐，心率 72 次/分。

处方：（1）补心气口服液 10ml，3 次/日，口服。

（2）上方去炒山药、白术，加生地、熟地各 12g，山萸肉 10g，10 剂，水煎服。

四诊（2010.02.04）：病史同前，服药后头晕、胸闷症状改善，现症：口干、口苦，纳可，眠安，小便正常，大便稀溏。舌红，苔白厚腻，脉弦。血压：115/70mmHg。

处方：上方去广木香，加佩兰叶 12g，石斛 12g，生薏苡仁 15g，14 剂，水煎服。

五诊（2010.03.01）：平素无明显不适，偶于劳累后出现胸闷不适，纳可，夜休差，易醒，二便调。舌淡，苔白，脉弦。血压：110/70mmHg。心律齐，心率 72 次/分。复查心电图：大致正常。

处方：上方去广木香、夏枯草，加生薏苡仁 12g，石斛 12g，炒桑枝 12g，10 剂，水煎服。

随访 2 月，患者胸闷胸痛消失，夜休好转，病情稳定。

按语：本病诊为胸痹，属气虚血瘀。冠心病既为心系疾患，其与心的关系自不待言，但与其他四脏的生理、病理亦密切相关。其中最重要的当属脾胃，因冠心病的主要病机是心气亏虚，痰瘀阻滞，而脾胃乃气血生化之源，居中焦，为气机升降之枢纽，为运湿化痰的主要脏器，脾胃与冠心病的发病、病程和治疗尤为密切。若脾胃失调，运化无权，则气血乏源，血不养心，必致心脉不利，而生心悸、脾痹、心痛诸证；宗气不足，推动无力，轻则血运不畅，重则"宗气不下，脉中之血，凝血留止"。心脉滞涩不通，则胸痛、胸闷、憋气等症状随之而起。心火亢盛，肾水亏虚而见心肾不交之头晕耳鸣、心悸失眠等症。治疗本病主要在于健脾益气，理气活血。方中以柴郁四君子健脾疏肝，益气生血，配伍全瓜蒌、苏木宽胸理气；配伍丹参、红花活血祛瘀；配伍桑寄生、知母益肾养阴，交通心肾。全方健脾益气，理气活血，心脾肾同治。

医案 21

患者姓名：华某，性别：男，年龄：46 岁。就诊时间：2010.03.19。

主诉：间断性胸闷伴心下痞满、乏力、自汗 1 个月。

现病史：1 个月前因工作劳累、紧张后出现间断性胸闷、心下痞满不适，伴身困乏力，自汗。曾外院行 24 小时动态心电图检查提示：完全性右束支传导阻滞，阵发性不完全性左束支传导阻滞。既往心电图"完右"史 10 年余，无明显不适感，未药物治疗。血脂异常病史 4 年，以甘油三酯升高为主，具体不详。近 1 个月曾口服心可舒片，症状缓解不明显，遂来就医。现症：胸闷，心下痞满，心悸，乏力，气短，自汗，多梦，纳可，二便调。舌暗红，苔薄黄，脉沉弦。

查体：血压 130/90mmHg。心律齐，心率 70 次/分，心尖区可闻及 2/6 级收缩性杂音。

家族史：父亲有冠心病、高血压病史。

中医诊断：胸痹。

证候诊断：气阴亏虚，痰瘀互阻。

治法：祛痰宣痹，理气活血。

处方：（1）冠心香丹片，每次 3 片，3 次/日。

（2）枣仁宁心胶囊，每次 2 粒，3 次/日。

（3）炒桑枝 12g　　　全瓜蒌 12g　　　薤白 12g　　　苏木 12g

　　　夏枯草 12g　　　石斛 12g　　　知母 9g　　　元胡 12g

　　　白芍 12g　　　佛手 12g　　　桑椹 15g　　　煅龙齿 12g

　　　夜交藤 15g

7 剂，水煎取汁 400ml，分早晚温服，日 1 剂。

二诊（2010.03.27）：服药后症状明显改善，现症见：偶有心前区憋闷，夜间乏力（夜间执勤），纳可，眠可，小便调，大便稀溏。舌红，苔薄白，脉沉细。血压：130/90mmHg，听诊：心律齐，心率 74 次/分。

处方：前方去炒桑枝、白芍，加石菖蒲 12g，枳壳 12g，路路通 12g。14 剂，日 1 剂，水煎服。

三诊（2010.04.16）：患者症状减轻，偶有心前区不适、顶撞感，气短、心悸、自汗症状消失。纳可，眠可，二便调。舌红，苔白，脉沉细。血压：120/85mmHg。听诊：心律齐，心率 74 次/分。

处方：炒柴胡 12g　　　郁金 12g　　　全瓜蒌 12g　　　苏木 10g

　　　石菖蒲 10g　　　丹参 15g　　　红花 10g　　　佛手 12g

　　　元胡 15g　　　路路通 12g　　　夏枯草 12g　　　桑寄生 12g

　　　石斛 12g

14 剂，水煎取汁 400ml，分早晚温服，日 1 剂。

四诊（2010.05.14）：1 周前感受风寒，胸闷症状反复，伴轻度双下肢乏力，因工作关系，睡眠差，纳可，二便调。舌红，苔白，脉沉弦。听诊：心律齐，心率 78 次/分，血压：120/85mmHg。

处方：（1）冠心香丹片，每次 3 片，3 次/日。

（2）枣仁宁心胶囊，每次 2 粒，3 次/日。

（3）炒柴胡 12g　　　郁金 12g　　　全瓜蒌 12g　　　苏木 10g

　　　川朴 12g　　　川楝子 12g　　　丹参 15g　　　红花 10g

　　　佛手 12g　　　元胡 15g　　　路路通 12g　　　夏枯草 12g

　　　石斛 12g　　　泽泻 12g　　　酒黄精 15g　　　桑寄生 12g

7 剂，水煎取汁 400ml，分早晚温服，日 1 剂。

随访 3 月，患者胸闷气短及心前区痞满乏力及出汗等消失，坚持口服中成药，现无不适症状，轻体力活动无特殊不适。

按语： 胸痹的主要病机为心脉痹阻，病位在心，涉及肝、肺、脾、肾等。心主血脉，肺主治节，两者相互协调，气血运行自畅。心病不能推动血脉，肺气治节失司，则血行瘀滞；肝病疏泄失职，气郁血滞；脾失健运，聚生痰浊，气血乏源；肾阴亏损，心血失荣，肾阳虚衰，君火失用，均可引致心脉痹阻，胸阳失旷而发胸痹。由此可知，胸痹者，非独心也，五脏失常均可致胸痹。本病例于工作劳累或情绪紧张后出现胸闷，心下痞满，伴心慌、乏力，气短，自汗，少寐等症，舌暗红，苔薄黄，脉沉弦。张老师认为本病为虚实错杂证，本虚兼有标实。过度劳作，或思虑伤脾，可致气阴亏虚，气虚痰湿不化，阴虚内热，炼液为痰。治疗以瓜蒌、薤白为君药，源于瓜蒌薤白半夏汤，顾半夏燥热之性，去之，配伍苏木活血通经，祛瘀宣痹；炒桑枝祛风湿，祛除脉络中之湿浊，疏通经脉；又以夏枯草清泄肝热，白芍敛阴柔肝，佛手、元胡疏肝理气；石斛、知母、桑椹养阴生津，滋补肾水，以防心火过亢；煅龙齿平肝潜阳，养心安神。纵观全方，可见老师治疗胸痹不仅从"心"入手，更注重兼顾他脏，心脾、心肝、心肾之密切联系，配伍用药；既调和气血，又平衡阴阳，使整个方子浑然一体，无懈可击。患者服药后，胸闷、痞满症状明显减轻，复以原方加减治疗，疗效显著。

医案 22

患者姓名：张某某，性别：女，年龄：75 岁。就诊时间：2009.03.02。

主诉：阵发性胸闷痛、心慌、乏力 5 年余，加重 3 天。

现病史：活动后胸闷痛加重、心前区疼痛并向左肩放射，伴头晕、出汗。舌紫暗，苔白，脉沉细。高血压病史 10 年余，最高血压达 200/100mmHg，心电图示：冠状动脉供血不足。

中医诊断：胸痹。

证候诊断：气虚血瘀。

西医诊断：冠心病，劳累性心绞痛。

治法：益气理气，散结止痛。

处方：（1）冠心香丹片，每次 3 粒，3 次/日。

（2）

芦根 12g	太子参 15g	夏枯草 12g	钩藤 12g
全瓜蒌 12g	苏木 12g	炒枳壳 12g	桑寄生 12g
杜仲 12g	怀牛膝 12g	泽泻 10g	夜交藤 15g

14 剂，水煎取汁 400ml，分早晚温服，日 1 剂。

二诊（2009.03.16）：用药 2 周后，自觉症状明显减轻，舌质淡红。处方：加石斛 12g，又用药 2 周后，自觉症状消失，舌淡红苔薄白，复查心电图：大致正常。随访 2 月，未复发。

按语：冠心病属中医之"胸痹、心痛"范畴，"不通则痛，通则不痛"的病机，对于实邪致痛者活血化瘀、祛痰通络固然有效，但以此概解痛之法，不辨标本虚实，就可能犯虚虚实实之戒，也正如张景岳所言"有日通则不痛，又日痛随利减，不知此为治实痛者言也"，"其有因虚而作痛者，则此说更如冰炭"。张老师认为通法不能狭义地理解，凡能使气血平和调达之法均可称通法。调气以和血，调血以和气，通也；下逆者使之上行，中结者使之旁达，亦通也；虚者助之使通，寒者温之使通，皆通法也。太子参扶正益气；全瓜蒌、苏木、炒枳壳理气散结止痛；夏枯草、钩藤清肝平肝，镇肝潜阳；桑寄生、杜仲、怀牛膝滋补肝肾；泽泻淡渗利湿，夜交藤养心安神，全方补通结合，调畅气机，升清降浊，取得满意疗效。

医案 23

患者姓名：刘某某，性别：男，年龄：50 岁。就诊时间：2011.05.30。

主诉：阵发性胸痛 1 月余。

现病史：阵发性胸痛 1 个月，诱发原因不明显，持续数十秒，向肩背部部放射，伴气短、胸闷，自服复方丹参片不缓解。5 月 20 日查冠状动脉造影，诊为冠心病，口服阿司匹林、氟伐他汀片，美托洛尔，单硝酸异山梨酯缓释胶囊，服药后仍胸痛，头晕乏力。现症：胸闷气短，阵发性胸痛，头昏，倦怠乏力，眠差多梦，易惊，二便调。

既往史：体健。过敏史：否认药物、花粉等过敏史。

体格检查：血压：100/60mmHg，心音可，心律齐，心率 84 次/分。舌暗红，苔薄白，脉弦滑。

辅助检查：运动试验（＋），24 小时动态心电图：最快心率 129 次/分，最慢心率 55 次/分，房早 88 次，成对房早 4 次，室早 4 次，ST－T（－）。心脏 B 超：左室舒张期顺应性减低，余（－），LVEF：51％。冠状动脉造影：LAD 狭窄 55％。心电图示：心肌缺血。

中医诊断：胸痹。

证候诊断：气阴两虚，血脉痹阻。

西医诊断：冠心病，心绞痛。

治法：益气养阴，活血通络。

处方：（1）冠心香丹片，每次4片，3次/日。

（2）枣仁宁心胶囊，每次3粒，3次/日。

（3）柴胡12g　　　郁金12g　　　太子参15g　　　五味子12g

　　　麦冬12g　　　全瓜蒌12g　　　薤白12g　　　枳壳12g

　　　佛手12g　　　丹参12g　　　红花10g　　　知母9g

7剂，水煎取汁400ml，分早晚温服，日1剂。

二诊（2011.06.20）：患者服上方14剂后，头昏、胸痛明显缓解，腹胀纳差，眠可，二便调。舌暗红，苔薄白，脉沉弦。血压：110/80mmHg。听诊：心律齐，心率70次/分。处方：上方加姜黄12g，路路通12g，7剂，水煎服。随访2月，病情稳定，患者胸闷胸痛气短消失，倦怠乏力缓解，休息好转。

按语：患者呈阵发性胸痛，冠脉造影明确"冠心病"诊断。结合四诊，辨证为气阴亏虚，血脉痹阻之胸痹证。治疗以"柴郁生脉饮加味"。方中柴胡、郁金疏肝理气，"气行则血行"，于血瘀证中用行气药，更有利于活血行瘀；宗气不足，气不能推动血液运行，而见瘀证，故补益宗气就显得尤为重要了，以生脉饮加知母益气养阴，补气之时益阴，阴阳相长，使新生之气有所依附；配伍以药对瓜蒌、薤白，枳壳、佛手，亦取其宽胸理气，行气止痛之意。二诊时又加强了活血祛瘀，通络止痛的药力。血瘀证贯穿于胸痹心痛全程，在治疗胸痹心痛时多补益与祛瘀相结合，理气活血相结合，注意兼证及其他脏腑虚实，补与通相辅相成。

医案24

患者姓名：孙某某，性别：女，年龄：62岁。就诊时间：2010.11.20。

主诉：阵发性心前区压榨性疼痛1年，加重3个月。

现病史：患者1年来每于劳累后出现心前区压榨性疼痛，伴心悸、气短，常服硝酸异山梨酯、丹参片等药物治疗，病情尚稳定。近3个月来，心前区疼痛发作频繁，上楼、做一般家务亦可引发，每天2~4次，休息或含服硝酸甘油后缓解。患者就诊时症见：阵发性胸痛，心悸、气短，平素腹胀纳差，嗳气吞酸，恶心欲吐，肢倦乏力，大便黏滞不畅，入睡困难，多梦易醒。舌质淡，胖大，边有齿痕，舌苔白腻，脉细滑。

心电图示：冠状动脉供血不足。

中医诊断：胸痹心痛。

证候诊断：脾虚湿盛，心脉痹阻。

西医诊断：冠心病，心绞痛。

治法：健脾和胃，降逆化湿。

处方：

柴胡 12g	郁金 12g	党参 15g	苍术 12g
白术 12g	茯苓 15g	清半夏 12g	陈皮 12g
鸡内金 12g	砂仁 10g(后下)	枳实 15g	丹参 12g
红花 12g	夜交藤 20g	炙甘草 9g	

7 剂，水煎取汁 400ml，分早晚温服，日 1 剂。

二诊：药后心痛次数明显减少，睡眠改善，腹胀、恶心等症状明显减轻，食纳增。既见效机，以上方予加减。

去夜交藤、砂仁，加醋元胡 15g，厚朴 12g，生薏苡仁 15g，14 剂，水煎服。

三诊：药后心前区疼痛 1 周发作 1~2 次，纳谷渐增，肢倦乏力有所改善，继如前法调理 1 个月，诸症消失，心电图也基本恢复正常。

按语： 本案患者素有腹胀、纳呆、恶心、嗳气吞酸、大便不爽等脾胃失调的临床表现，胃失和降必定影响到宗气的生成，故出现心悸、气短、乏力等宗气不足之证。宗气不足，胸中阳气不振，浊阴上犯。此证本虚标实，本虚以宗气为主，标实痰湿内阻，二者均与脾胃相关，故治以健脾和胃，调补宗气、降逆化浊乃治本之法。治疗立足于调理脾胃，其中药物党参、炙甘草、炒白术、茯苓健脾益气；清半夏、枳实、砂仁和胃降逆，芳化湿浊；夜交藤安神宁心。该方中以参、苓、术、砂、草六君子汤健脾益气，又以半夏、陈皮取二陈汤之意，和胃理气消胀，枳术丸通腑泄浊之意。全方重在恢复脾胃升降功能，升清以补宗气之不足，降浊以祛除痰湿，又佐宁心安神之品，协同调理脾胃以治疗心痛。二诊又加行气止痛之元胡、厚朴，配伍柴胡、郁金疏肝理气，是因为治脾胃必先调疏肝气，肝主疏泄情志与气机。

医案 25

患者姓名：郑某，性别：女，年龄：70 岁。就诊时间：2010.10.20。

主诉：胸闷气短 2 年余，加重 1 周。

现病史：无明显诱因近 2 年来自感左胸前不适，经心电图等检查诊断为冠心病。1 周前因劳累、情志不畅而突发左胸刺痛难忍，伴头晕气短、恶心欲吐、乏力欲倒，经医院急救后，症状缓解，但胸痛日发 3~4 次，经用西药控制不理想，而求诊于中医。诊时症见：心痛日作，胸闷气短，口干纳呆，心烦易怒，大便干结。既往有胃病史多年。舌尖红，舌体胖有齿痕，苔薄白，脉细数。

辅助检查：心电图示，胸前导联 ST－T 异常改变。

西医诊断：冠心病，心绞痛。

中医诊断：胸痹。

证候诊断：心脾两虚。

治法：益气健脾，补血宁心。

处方：太子参 15g　　黄芪 15g　　桂枝 6g　　黄精 12g

　　　　丹参 15g　　　红花 12g　　麦冬 12g　　五味子 12g

　　　　炒柏子仁 12g　石菖蒲 10g　郁金 12g　　枳实 12g

　　　　厚朴 12g　　　煅龙齿 15g^{（先煎）}

上药 7 剂，水煎取汁 400ml，分早晚温服，日 1 剂。

药后胸痛发作明显减轻，继服药 14 剂，心痛消失，心电图各导联已明显改善。

按语：本例素体脾胃虚弱、运化无力，气虚血少、心脉失养，久之发为心痹。常因劳累、情志不畅而发作。证属心脾两虚、气阴不足、夹有虚热，是从脾论治心痛的典型病案。以太子参、黄芪健脾益气；黄精、麦冬、柏子仁、五味子、煅龙齿养阴生津，安神宁心；用石菖蒲、郁金开郁宣痹；厚朴、枳实升清降浊，枳实消导，润降通便并助运化；恐久病入络，以丹参、红花与少量桂枝合用，取通阳和络之意。诸药合用，既有补脾益气、养心安神之功，又有养阴清热、通络止痛之效。若舌有瘀点、脉沉涩、瘀血较明显者，可佐以桃仁、赤芍以养血活血；口干、盗汗、夜间烦热者，前方去黄芪，加莲心、地骨皮、知母等。

医案 26

患者姓名：朱某某，性别：女，年龄：65 岁。就诊时间：2011.05.16。

主诉：胸闷气短，心慌乏力 10 个月。

现病史：10 个月前不明原因出现胸闷气短，心慌乏力，每遇劳累或情绪不佳时症状加重，外院心电图检查提示心肌缺血。现症：胸闷气短，心慌乏力，畏寒肢冷，纳可，眠差多梦，二便调。舌淡红，苔白厚，脉滑数。

既往史：高血压病史 13 年余，现服贝尼地平片，每次 10mg，1 次/日；

比索洛尔片，每次 5mg，1 次/日，血压控制平稳。过敏史：否认药物、花粉等过敏史。

体格检查：血压：120/75mmHg，听诊：心率 100 次/分，心律不齐，可闻及早搏 4~6 个/分，心音低钝。

辅助检查：心电图：窦速，室性早搏，ST-T 异常改变。电解质四项：血钾 3.74mmol/L，甲状腺功能（-），心脏彩超：左室舒张期顺应性下降，主动脉硬化。腹部 B 超：肝囊肿，胆囊炎改变。24 小时动态心电：窦性心律，频发室早，室早二联律、三联律，偶发房早，T 波改变。

中医诊断：胸痹。

证候诊断：痰瘀互结。

西医诊断：冠心病，心律失常（室性早搏），高血压病。

治法：豁痰开结，活血化瘀。

处方：（1）冠心香丹片，每次 3 片，3 次/日。

（2）天藤降压胶囊，每次 3 粒，3 次/日。

（3）
炒桑枝 12g	天麻 12g	白术 12g	清半夏 10g
夏枯草 12g	丹参 12g	赤芍 10g	泽泻 12g
杜仲 12g	元胡 15g	石斛 15g	合欢皮 15g

7 剂，水煎取汁 400ml，分早晚温服，日 1 剂。

二诊（2011.05.23）：患者自述仍感胸闷气短，畏寒肢冷，背部怕凉显著，纳差，多梦，二便调。舌淡暗，苔白厚腻，脉沉细。血压：140/85mmHg。听诊：心律齐，心率 76 次/分。

处方：上方去桑枝、赤芍，加佛手 12g，枳壳 12g，厚朴 12g，桑寄生 12g，10 剂，水煎服。

三诊（2011.06.02）：病史同前，胸闷气短减轻，偶有心慌，活动后加重，精神改善，体力增加，夜眠安，二便调。舌暗红，苔薄白，脉沉细。血压：130/80mmHg。心电图：下壁心肌缺血。

处方：5 月 16 日方去赤芍，加钩藤、路路通、苏木各 12g，14 剂，水煎服。

按语：心律失常是心脏病中比较常见的疾病，发病率高，在猝死病人中，大多数由于心律失常所致。心律失常属于中医"心悸"、"怔忡"等范畴。其病机是本虚标实，本虚为心阴不足，心气亏虚，心失所养；标实为痰湿内停，瘀血阻滞，心脉不畅。临证往往表现为虚实夹杂，然而本虚是本病的发病基础，标实是病理产物，辨证分阴虚、阳虚、阴阳两虚、痰瘀闭阻4型。患者有高血压病史13年余，胸闷气短病史不长，每遇劳累或情绪不佳时发病，提示患者素体气虚，或兼肝郁脾虚，肺气不足，中气亏虚，宗气生成不足，可见胸闷气短，心慌乏力，畏寒肢冷等症，舌淡红，苔白厚，脉滑数。24小时动态心电图：窦性心律，频发室早，室早二联律、三联律，偶发房早，T波改变。结合病史及舌脉辨证为痰瘀互结，方以半夏白术天麻汤加丹参、赤芍等健脾化痰，活血祛瘀。半夏白术天麻汤源于《医学心悟》，功能燥湿化痰，平肝熄风，为肝脾兼顾、风痰与脾湿并治的常用方剂。配伍桑枝、丹参、赤芍、元胡、合欢皮行气活血，疏通经络。配伍夏枯草、石斛清肝泻热，杜仲滋补肝肾，泽泻渗湿泄浊。全方顾及心、肝、脾、肾四脏，健脾化痰，祛瘀活血并施，取得了较好疗效。二诊时心悸症状消失，心律整齐。仍感胸闷气短，畏寒肢冷，背部怕凉显著。是心阳不振，经脉失于温煦。治疗加宽胸理气之佛手、枳壳、厚朴及滋补肝肾之桑寄生。气机通调，阳气舒展，经脉得以濡养，寒症自除。阴阳失衡主要是心肾不能上下交通，心火不能潜降以温肾，肾水不能上升以滋心阴，而致阴虚阳亢，或心阳无肾阳之温补而成无根之阳，火有余或不足均能导致心律失常。强调补肾、活血在治疗心律失常中的作用，将补肾、活血法贯穿于治疗的始终，因切中病机，用时每获良效。三诊时诉：劳累后症状反复，并有心电图示：下壁心肌缺血。以原方去赤芍，加钩藤、路路通、苏木通经活络，以调达气机。

第二章　冠心病介入术后心绞痛医案

医案1

患者姓名：潘某某，性别：女，年龄：63岁。就诊时间：2009.03.26。

主诉：发作性胸闷心慌乏困无力4个月，加重1周。

现病史：患者2008年12月因胸闷心慌曾在外院就诊，查冠脉造影后植入支架3个，分别在7段，6~7段及14段各植入支架1个。术后常规口服阿司匹林、硫酸氢氯吡格雷（波立维）及他汀类等药，术后仍发作性胸闷心慌乏困无力，因此求中医药治疗。

高血压病史 10 年，血压最高 160/100mmHg，平素口服厄贝沙坦，血压控制一般。

既往史：否认肝炎、结核等传染病史，预防接种史不详。否认糖尿病史。否认外伤、手术及输血史。过敏史：否认药物、食物及花粉等过敏史。

体格检查：血压 140/70mmHg，神志清，精神差，面色暗红，营养中等，发育正常，形体中等，全身皮肤及巩膜无黄染，浅表淋巴结未及肿大。双瞳孔等大等圆，对光反射灵敏。咽红，无充血，双扁桃体无肿大。颈软无抵抗，气管居中，甲状腺不大。胸廓对称，双肺呼吸音清，未闻及干湿啰音。叩诊心界左下扩大，心率 56 次/分，律齐，心音低钝，各瓣膜听诊区未闻及病理性杂音。腹软，无压痛及反跳痛，肝脾肋下未及，双肾区无叩击痛，双下肢无水肿。舌暗红，苔薄白，脉弦涩。

辅助检查：心电图：窦性心律，心动过缓，心率 56 次/分，心肌缺血。

中医诊断：胸痹。

证候诊断：气滞血瘀。

西医诊断：冠心病；稳定型心绞痛。

治法：疏肝理气活血化瘀。

处方：醋柴胡 12g　　郁金 12g　　全瓜蒌 12g　　苏木 12g
　　　路路通 12g　　鸡血藤 12g　　红花 12g　　枳壳 12g
　　　佛手 12g　　煅龙齿 12g　　桑寄生 12g　　醋延胡索 12g
　　　茯神 12g　　黄精 12g　　知母 10g

20 剂，水煎服，水煎取汁 400ml，分早晚温服，日 1 剂。

二诊（2009.04.27）：患者胸闷心慌乏力明显减轻。舌暗红，苔薄白，脉弦。

处方：原方去路路通、鸡血藤、红花、桑寄生、元胡、黄精。加鸡内金 12g，砂仁 10g，白檀香 12g，夜交藤 12g。

14 剂，水煎服，水煎取汁 400ml，早晚温服，日 1 剂

治疗 3 个月，上方随症加减调整，患者胸闷心慌乏力缓解，室内外活动无特殊不适，饮食及休息好转。

按语：本病属中医胸痹范畴属气滞血瘀，本方治疗柴胡、郁金疏肝理气，全瓜蒌宽胸理气，佛手、元胡等行气止痛。其中柴胡可疏肝解郁，郁金活血行气止痛，解郁清心，凉血。红花活血通经，祛瘀止痛。鸡血藤行血补

血，舒经通络。砂仁化湿行气温中止泻安胎。苏木行血疗伤，祛瘀通经。全瓜蒌宽胸散结润肠通便。夜交藤养心安神，祛风通络。路路通祛风通络。黄精滋肾润肺，补脾益气。知母清热泻火滋阴润燥。白檀香行气止痛散寒调中。佛手疏肝解郁，理气和中。结合舌脉灵活加减用药精当。

医案 2

患者姓名：王某某，性别：男，年龄：49 岁。就诊时间：2009.02.26。

主诉：发作性胸闷气短 1 年，加重 1 周。

现病史：患者 2008 年 3 月因劳累出现胸闷痛不适，持续时间长 1 小时，伴出汗，胸闷痛不能缓解，后在外院检查心电图提示：急性下壁心梗，急诊给予冠脉造影后植入支架 1 个，术后常规口服阿司匹林、硫酸氢氯吡格雷（波立维）及美托洛尔及他汀类等药，术后胸痛消失，仍发作性胸闷气短，腰膝酸软无力，怕冷，为求中医药治疗。

既往史：否认肝炎、结核等传染病史，预防接种史不详。否认高血压病、糖尿病史。否认外伤、手术及输血史。过敏史：否认药物、食物及花粉等过敏史。

体格检查：血压 130/90mmHg，神志清，精神差，面色暗红，营养中等，发育正常，形体中等，全身皮肤及巩膜无黄染，浅表淋巴结未及肿大。双瞳孔等大等圆，对光反射灵敏。咽红，无充血，双扁桃体无肿大。颈软无抵抗，气管居中，甲状腺不大。胸廓对称，双肺呼吸音清，未闻及干湿啰音。叩诊心界不大，心率 60 次/分，律齐，各瓣膜听诊区未闻及病理性杂音。腹软，无压痛及反跳痛，肝脾肋下未及，双肾区无叩击痛，双下肢无水肿。舌暗红，苔薄白，脉细涩。

辅助检查：心电图：窦性心律，陈旧性下壁心梗，心肌缺血。

中医诊断：胸痹。

证候诊断：肝肾阴虚，瘀血阻络。

西医诊断：冠心病，稳定型心绞痛。

治法：补益肝肾，理气活血化瘀。

处方：

醋柴胡 12g	郁金 12g	全瓜蒌 12g	苏木 12g
薤白 12g	醋延胡索 12g	红花 12g	枳壳 12g
桑寄生 12g	巴戟天 12g	黄精 12g	仙茅 12g
石斛 12g	知母 10g	甘草 6g	

10 剂，水煎服，水煎取汁 400ml，分早晚温服，日 1 剂。

二诊（2009.03.05）：患者怕冷及腰膝酸软缓解，胸闷气短明显减轻。舌暗红，苔薄白，脉细涩。

处方：冠心香丹片，每次 3 片，3 次/日。

坚持用药治疗 1 个月，随访患者胸闷气短缓解，室内外活动无特殊不适。

按语：本病属中医胸痹范畴属肝肾阴虚，瘀血阻络，本方治疗柴胡、郁金疏肝理气，全瓜蒌宽胸理气，元胡等行气止痛。其中柴胡可疏肝解郁，郁金活血行气止痛，解郁清心，凉血。红花活血通经，祛瘀止痛。苏木行血疗伤，祛瘀通经。全瓜蒌宽胸散结润肠通便。知母清热泻火滋阴润燥。本方黄精滋肾润肺，补脾益气。桑寄生补益肝肾。巴戟天补肾助阳，强筋壮骨，祛风除湿。仙茅温肾壮阳，祛寒湿，强筋骨。重点在于本病主因肝肾不足引起，宜补益肝肾治本，理气活血等治标。标本同治，心肾同治。故取得较好疗效。

医案 3

患者姓名：顾某，性别：男，年龄：55 岁。就诊时间：2009.01.09。

主诉：发作性胸闷气短 1 年，加重 1 周。

现病史：患者 2008 年 4 月因生气出现胸闷不适，口服复方丹参滴丸并休息后不能缓解，后在外院行冠脉造影后植入支架 5 个，术后常规口服阿司匹林、硫酸氢氯吡格雷（波立维）、美托洛尔及他汀类等药，术后仍心前区不适，活动后胸闷气短。

既往史：否认肝炎、结核等传染病史，预防接种史不详。否认高血压病、糖尿病史。否认外伤、手术及输血史。过敏史：否认药物、食物及花粉等过敏史。

体格检查：血压 140/70mmHg，神志清，精神差，面色暗红，营养中等，发育正常，形体中等，全身皮肤及巩膜无黄染，浅表淋巴结未及肿大。双瞳孔等大等圆，对光反射灵敏。咽红，无充血，双扁桃体无肿大。颈软无抵抗，气管居中，甲状腺不大。胸廓对称，双肺呼吸音清，未闻及干湿啰音。叩诊心界不大，心率 72 次/分，律齐，各瓣膜听诊区未闻及病理性杂音。腹软，无压痛及反跳痛，肝脾肋下未及，双肾区无叩击痛，双下肢无水肿。舌暗红，苔薄白，脉弦涩。

辅助检查：心电图：窦性心律，心肌缺血。

中医诊断：胸痹。

证候诊断：气滞血瘀。

西医诊断：冠心病，稳定型心绞痛。

治法：理气宽胸活血化瘀。

处方：醋柴胡 12g　　郁金 12g　　全瓜蒌 12g　　苏木 12g

　　　薤白 12g　　丹参 12g　　红花 12g　　太子参 12g

　　　佛手 12g　　枳壳 12g　　夏枯草 12g　　石斛 12g

　　　甘草 6g

14 剂，水煎服，水煎取汁 400ml，分早晚温服，日 1 剂。

二诊（2009.02.09）：气短有所减轻，仍胸闷不适，心烦失眠。舌暗红，苔薄白，脉弦。

处方：原方去全瓜蒌、太子参、佛手、夏枯草、石斛，加桑枝 12g，黄精 12g，山萸肉 12g，元胡 12g，夜交藤 12g。

复诊 6 次治疗 2 月，随访患者胸闷气短缓解，室内外活动无特殊不适。

按语：本病属中医胸痹范畴，证属气滞血瘀，本方柴胡、郁金疏肝理气，全瓜蒌、薤白宽胸理气，元胡等行气止痛。黄精滋肾润肺，补脾益气。山萸肉补益肝肾。夜交藤养心安神祛风通络。

医案 4

患者姓名：周某某，性别：女，年龄：67 岁。就诊时间：2009.06.01。

主诉：发作性胸前区疼痛不适 6 年，加重伴双下肢水肿 1 周。

现病史：6 年前患者心慌胸闷心前区疼痛不适，呈发作性，劳累后出现，休息可缓解，曾在外院多次查心电图提示心肌缺血，诊断为冠心病，多次行冠脉造影及支架植入，共植入支架 11 个，并在 2004 年 11 月行冠脉搭桥术，术后上症间断发作。1 周前上症加重，伴下肢水肿，行走稍快则出现心前区疼痛不适，反射至肩背，左侧上肢体乏力，自行口服药物疗效欠佳，伴夜间憋气，精神差，饮食可，夜休差，二便无特殊。

高血压病史 35 年，口服拜新同，血压控制可，糖尿病史 25 年，现用胰岛素泵治疗。

既往史：否认肝炎、结核等传染病史，预防接种史不详。风湿性关节炎病史 6 年，否认外伤、手术及输血史。过敏史：否认药物、食物及花粉等过敏史。

体格检查：血压：130/80mmHg，神志清，精神差，面色暗红，营养中等，发育正常，形体中等，全身皮肤及巩膜无黄染，浅表淋巴结未及肿大。双瞳孔等大等圆，对光反射灵敏。口唇发绀，咽红，无充血，双扁桃体无肿大。颈软无抵抗，气管居中，甲状腺不大。胸廓对称，双肺呼吸音清，未闻及干湿啰音。叩诊心界不大，心率70次/分，律齐，心音低钝，各瓣膜听诊区未闻及病理性杂音。腹软，无压痛及反跳痛，肝脾肋下未及，双肾区无叩击痛，双下肢无水肿。舌淡暗，苔薄白，脉细弱。

辅助检查：心电图：窦性心律，陈旧性下壁心梗，心肌缺血。

中医诊断：胸痹。

证候诊断：气虚血瘀。

西医诊断：冠心病，陈旧性心梗，经皮冠状动脉介入治疗术后，冠状动脉旁路移植术后，心功能Ⅲ级，高血压病3级，2型糖尿病。

治法：疏肝理气益气活血化瘀兼利水消肿。

处方：醋柴胡12g　　郁金12g　　　太子参12g　　全瓜蒌12g
　　　苏木12g　　　醋延胡索12g　红花12g　　　桃仁12g
　　　赤芍12g　　　煅龙齿12g　　枳壳12g　　　车前子12g

14剂，水煎服，水煎取汁400ml，分早晚温服，日1剂。

二诊（2009.06.15）：患者胸前区疼痛不适减轻，下肢水肿消失，自觉仍胸闷，左上肢酸困。舌暗红，苔薄白，脉细弱。

处方：原方基础调整，去车前子，加白檀香12g，夜交藤12g，远志12g，路路通12g，桑枝12g。

14剂，水煎服，水煎取汁400ml，分早晚温服，日1剂

复诊4次，治疗2月，上方随症加减调整，后口服冠心香丹片，患者心前区疼痛缓解，夜间憋气消失，睡眠好转，夜间无憋气，左上肢酸困消失。室内活动无特殊不适。

按语：本病属中医胸痹范畴，证属气虚血瘀，本方柴胡、郁金疏肝理气，太子参补气生津，全瓜蒌宽胸理气，赤芍、元胡等行气止痛。红花活血通经，祛瘀止痛。苏木行血疗伤，祛瘀通经。夜交藤养心安神，祛风通络。路路通祛风通络。白檀香行气止痛散寒调中。桑枝舒经活络。车前子利尿消肿。全方气血均兼顾，本病病久入络，宜重用活血通络之品。

医案 5

患者姓名：魏某某，性别：男，年龄：55 岁。就诊时间：2009. 03. 26。

主诉：发作性胸闷 1 个月。

现病史：1 个月前患者出现胸闷不适，在外院就诊，查冠脉造影后植入支架 1 个，术后患者仍胸闷不适，劳累后胸闷加重，休息并深呼吸可减轻。

既往史：否认肝炎、结核等传染病史，预防接种史不详。否认外伤、手术及输血史。过敏史：否认药物、食物及花粉等过敏史。

体格检查：血压：130/70mmHg，神志清，精神差，面色暗红，营养中等，发育正常，形体偏胖，全身皮肤及巩膜无黄染，浅表淋巴结未及肿大。双瞳孔等大等圆，对光反射灵敏。口唇暗红，咽红，无充血，双扁桃体无肿大。颈软无抵抗，气管居中，甲状腺不大。胸廓对称，双肺呼吸音清，未闻及干湿啰音。叩诊心界不大，心率 72 次/分，律齐，心音低钝，各瓣膜听诊区未闻及病理性杂音。腹软，无压痛及反跳痛，肝脾肋下未及，双肾区无叩击痛，双下肢无水肿。舌暗红，苔薄白，脉细涩。

辅助检查：心电图：窦性心律，心肌缺血。血黏度：轻度偏高。血脂血糖：未见异常。肌钙蛋白 I：0.03ng/ml。

中医诊断：胸痹。

证候诊断：气虚血瘀。

西医诊断：冠心病；经皮冠状动脉介入治疗术后。

治法：疏肝理气，益气活血。

处方：

太子参 12g	生薏苡仁 12g	赤芍 12g	泽泻 12g
醋柴胡 12g	郁金 12g	全瓜蒌 12g	苏木 12g
白檀香 12g	枳壳 12g	合欢皮 12g	

14 剂，水煎服，水煎取汁 400ml，分早晚温服，日 1 剂。

二诊（2009. 04. 09）：患者胸闷明显减轻，舌暗红，苔薄白，脉细涩。要求继续口服原方。

处方：原方调整剂量，太子参 15g，生薏苡仁 15g，合欢皮 15g。

14 剂，水煎服，水煎取汁 400ml，分早晚温服，日 1 剂。

复诊 8 次，治疗 3 月，上方随症加减调整，后口服冠心香丹片，胸闷消失，室内活动无气短等特殊不适。

按语：本病属中医胸痹范畴属气虚血瘀，本方初诊治疗柴胡、郁金及合欢皮疏肝理气，太子参补气生津，全瓜蒌、檀香宽胸理气，元胡等行气止痛。使用薏苡仁（有利水消肿、健脾去湿、舒筋除痹、清热排脓等功效），意在舒筋除痹。该患者支架术后1月，血运重建，血脉通，但手术伤及气血，气血亏虚，故本方重在理气，意在气行则血行。

医案6

患者姓名：王某某，性别：女，年龄：65岁。就诊时间：2009.03.02。

主诉：发作性胸闷痛8年，加重伴头晕1个月。

现病史：2001年患者因劳累加之生气后出现胸闷痛不适，持续约10～15分钟，后在外院就诊，查心电图提示心肌缺血，后行冠脉造影后植入支架3个，术后患者胸痛消失，仍发作性胸闷不适，活动后加重，间断口服通心络等药，上症时轻时重。1个月前胸闷加重，伴头晕耳鸣不适，头胀，烦劳后加重，性情急躁，失眠多梦。

既往史：否认肝炎、结核等传染病史，预防接种史不详。否认外伤、手术及输血史。过敏史：否认药物、食物及花粉等过敏史。

体格检查：血压140/90mmHg，神志清，精神差，面色潮红，营养中等，发育正常，形体消瘦，全身皮肤及巩膜无黄染，浅表淋巴结未及肿大。双瞳孔等大等圆，对光反射灵敏。口唇暗红，咽红，无充血，双扁桃体无肿大。颈软无抵抗，气管居中，甲状腺不大。胸廓对称，双肺呼吸音清，未闻及干湿啰音。叩诊心界不大，心率82次/分，律齐，心音低钝，各瓣膜听诊区未闻及病理性杂音。腹软，无压痛及反跳痛，肝脾肋下未及，双肾区无叩击痛，双下肢无水肿。舌质红，苔薄黄，脉弦。

辅助检查：心电图：窦性心律，心肌缺血。胸片：主动脉硬化。

中医诊断：胸痹，眩晕。

证候诊断：气滞血瘀，肝阳上亢。

西医诊断：冠心病；经皮冠状动脉介入治疗术后。

治法：理气活血，平肝潜阳，滋养肝肾。

处方：

桑枝12g	僵蚕12g	天麻12g	钩藤12g
白蒺藜12g	全瓜蒌12g	白檀香12g	元胡12g
苏木12g	桑寄生12g	合欢皮12g	茯神12g
甘草3g			

14剂，水煎服，水煎取汁400ml，分早晚温服，日1剂。

二诊（2009.03.19）：患者胸闷耳鸣减轻，性情烦躁，大便干结。舌质红，苔薄黄，脉弦。

处方：原方加夏枯草12g，枳实12g，知母9g，芦根12g。

14剂，水煎服，水煎取汁400ml，分早晚温服，日1剂

复诊4次，治疗2月，上方随症加减调整，患者病情稳定。

按语： 本例患者发病前存在肝郁气滞，存在气滞血瘀及肝阳上亢肝火上炎之象，治疗理气活血兼滋养肝肾平肝潜阳。原方天麻钩藤平抑肝阳，桑寄生补益肝肾，瓜蒌、檀香理气散结。桑枝、僵蚕祛风通络。复诊时加用夏枯草清肝火，枳实行气通便，知母、芦根养阴。属心肝肾同治。

医案7

患者姓名：申某某，性别：男，年龄：60岁。就诊时间：2009.12.24。

主诉：冠脉支架置入术后1年，乏力，胸痛3天。

现病史：患者2008年11月曾因胸痛在外院行冠脉支架置入术（共放5个支架）。现精神可，易乏力，服降压药、降糖药，血压、血糖控制在正常范围。近3天外感风寒，胸痛加重并咳嗽，咯黄痰，量中，纳眠可，二便调。

查体：血压：130/80mmHg。听诊：心律齐，心率70次/分。舌暗，苔白腻，脉沉细。

辅助检查：2009年12月14日，外院心脏B超：冠心病经皮冠状动脉介入治疗术后，主动脉硬化；左室舒张功能减低，收缩功能正常；彩色血流示：主动脉瓣反流（少量）。2009年12月15日外院冠状动脉平扫：前降支及回旋支见支架影。冠脉增加扫描：左主干及前降支、中间支、回旋支支架均通畅，余冠脉轻度病变。心电图、心电向量检查：心电轴不偏，心肌缺血；频谱心电图：下壁异常；心室晚电位：正常。

中医诊断：胸痹心痛。

证候诊断：气虚血瘀。

西医诊断：冠心病，冠脉支架术置入术后。

治法：理气活血化瘀。

处方：（1）冠心香丹片，每次4片，3次/日。

（2）枣仁宁心胶囊，每次3粒，2次/日。

（3）炒柴胡12g　　　郁金12g　　　太子参12g　　　元胡12g

| 薤白 12g | 石菖蒲 12g | 丹参 12g | 红花 10g |
| 路路通 12g | 知母 9g | 夏枯草 15g | 佛手 12g |

7剂，水煎服，水煎取汁400ml，分早晚温服，日1剂。

二诊（2009.12.31）：诉服药后，诸症改善不明显，感冒基本治愈，纳可，眠可，二便调。舌暗，苔白腻，脉沉细。查体：血压：110/70 mmHg，心律齐，心率72次/分。

处方：（1）冠心香丹片，每次4片，3次/日。

（2）枣仁宁心胶囊，每次3粒，2次/日。

（3）汤药方去石菖蒲，加生薏苡仁12g，泽泻12g。7剂水煎服。

三诊（2010.01.07）：无自觉不适感，纳可，眠可，二便调。舌暗，苔薄黄，脉沉弦。心律齐，心率68次/分。

处方：汤药去石菖蒲，加炒桑枝15g，姜黄12g，桑椹15g。7剂水煎服。

四诊（2010.01.14）：外感后咽痒、咳嗽、痰多，食纳可，夜休可，二便调。舌暗红，苔白。心律齐，心率70次/分。

处方：汤药方去石菖蒲，加芦根15g，玄参12g，橘红12g。7剂水煎服。

五诊（2010.01.21）：服药后咳嗽好转，咯痰减少，纳可，眠可，二便调。舌淡，苔白厚，脉弦细。血压：142/82mmHg。

处方：炒桑枝 15g	炒柴胡 12g	郁金 12g	全瓜蒌 12g
苏木 12g	丹参 15g	红花 10g	炒枳壳 12g
姜黄 12g	石菖蒲 12g	知母 9g	泽泻 12g
桑寄生 12g			

7剂，水煎服，水煎取汁400ml，分早晚温服，日1剂。

六诊（2010.01.28）：少量白痰，余（－）。血压：125/80 mmHg，心律齐，心率72次/分。舌淡红，苔白，脉弦细。

处方：汤药方去石菖蒲，加夏枯草12g，路路通12g，鸡血藤12g。7剂，水煎服。

七诊（2010.02.05）：易困倦乏力，舌淡红，苔薄白，脉弦。血压：130/85 mmHg。心律齐，心率72次/分。

处方：（1）补心气口服液1支（10ml），3次/日。

| （2）炒桑枝 15g | 炒柴胡 12g | 郁金 12g | 全瓜蒌 12g |
| 苏木 12g | 丹参 12g | 红花 10g | 枳壳 12g |

姜黄 12g	知母 9g	泽泻 12g	桑寄生 12g
鸡血藤 12g	路路通 12g	北沙参 12g	

14 剂，水煎服，水煎取汁 400ml，分早晚温服，日 1 剂。

八诊：（2010.03.05）精神改善，乏力轻，余（－）。血压：135/70 mmHg，听诊：心律齐，心率 72 次/分。舌淡红，苔薄白，脉弦。

处方：（1）补心气口服液 1 支（10ml），3 次/日

（2）

炒桑枝 15g	黄精 15g	黄芪 12g	全瓜蒌 12g
苏木 12g	桃仁 12g	红花 10g	煅龙齿 12g
佛手 12g	内金 12g	砂仁 10g	夏枯草 12g
泽泻 12g	元胡 12g	夜交藤 15g	

7 剂，水煎服，水煎取汁 400ml，分早晚温服，日 1 剂。

经治疗患者胸痛、乏力等消失，日常生活无特殊不适。随访 1 年，病情稳定。

按语： 冠心病属中医之"胸痹、心痛"范畴，"不通则痛，通则不痛"的病机，对于实邪致痛者活血化瘀、祛痰通络固然有效，但以此概解痛之法，不辨标本虚实，就可能犯虚虚实实之戒，也正如张景岳所言"有曰通则不痛，又曰痛随利减，不知此为治实痛者言也"，"其有因虚而作痛者，则此说更如冰炭"。张老师认为通法不能狭义地理解，凡能使气血平和调达之法均可称通法。调气以和血，调血以和气，通也；下逆者使之上行，中结者使之旁达，亦通也；虚者助之使通，寒者温之使通，皆通法也。本例中太子参扶正益气；炒柴胡、郁金、石菖蒲、元胡、佛手、薤白理气散结止痛，丹参、红花、路路通行气活血，调畅气机，全方补通结合，调畅中焦气机，升清降浊，疗效满意。

医案 8

患者姓名：王某某，性别：女，年龄：63 岁。初诊时间：2009.12.31。

主诉：心前区疼痛，肩背痛 2 年，加重伴头昏、睑肿、手足肿胀 1 周。

现病史：患者 2 年前因发作性胸背痛，曾在外院检查冠脉造影后分别于 2008 年、2009 年两次行心脏支架植入术。术后仍偶有胸背痛不适，近 1 周出现加重，伴头晕，颜面肿胀，手足肿胀，两胁胀满，眠差，多梦，大便稀薄 3 次/日，小便调。

查体：血压：120/60mmHg，心律齐，心率 68 次/分，心音低，舌红苔

少，脉弦。

辅助检查：心电图示：窦性心律，ST－T异常改变。

中医诊断：胸痹心痛。

证候诊断：气滞血瘀。

西医诊断：冠心病，冠脉支架术置入术后。

治法：理气活血化瘀。

处方：（1）冠心香丹片，每次3片，3次/日。

（2）心素泰胶囊，每次2粒，3次/日。

（3）

柴胡12g	郁金12g	全瓜蒌12g	石菖蒲12g
薤白12g	苏木12g	丹参12g	红花12g
路路通12g	佛手12g	元胡12g	香附12g
鸡内金12g	砂仁9g^(后下)		

7剂，水煎服，水煎取汁400ml，分早晚温服，日1剂。

二诊（2010.01.07）：心悸，背痛，心前区不适，头闷，耳鸣，咽干，有痰，眠差，胃脘不适，纳少，二便可，精神可，手足肿，睑肿胀，舌淡红，苔薄白，血压120/80mmHg，心律齐，心率60次/分。

处方：上方加太子参12g，泽泻12g，生薏仁12g，去石菖蒲，7剂水煎服。余治疗同前。

按语：本病为中医胸痹。患者虽行心脏支架置入术仍不能缓解胸痛症状，伴睑、手足肿胀，两胁胀满，大便稀溏。处方体现了老师"调气以和血，调血以和气"，"下逆者使之上行，中结者使之旁达"的思想，全方宣通气机，活血化瘀。

第三章　　体质异常不能介入
心绞痛医案

医案

患者姓名：贺某某，性别：男，年龄：73岁。初诊时间：2009.03.23。

主诉：间断性活动后胸痛1年，加重1个月。

现病史：2008年6月患者每于活动时出现发作性胸闷痛不适，持续3～

5 分钟，含服硝酸甘油并休息后可缓解，曾在外院检查冠脉 CT：右冠、左主干、前降支及回旋支见钙化，右冠 1~2 段狭窄约 40%，3 段狭窄约 50%，前降支 6~7 段狭窄大于 75%，中间支狭窄 30%，回旋支狭窄约 11 段狭窄约 50%；并甘油三酯偏高，血常规白细胞偏高 39.38×10^9/L；诊断为冠心病、高血压病、白细胞增多症、血脂异常；经住院治疗后病情稳定出院（因白细胞增多不能行造影及支架置入）。1 月前，患者因劳累胸闷痛不适再发，曾再次入住院，经营养心肌等治疗后上症稍缓解，出院后仍发作性心前区闷痛不适，发作次数增加，行走约 10m 即出现胸闷痛不适，因不能造影及支架置入，口服各类西药症状缓解不明显，为求中医药调理治疗，来我院门诊，收住我科。患者自发病以来，稍活动后出现心前区闷痛不适，伴左肩背部放射痛，持续约 3~5 分钟，含服硝酸甘油可缓解，饮食可，休息一般，便秘，小便频。高血压病史 2 年；平素口服非洛地平缓释片（波依定），血压控制一般。

既往史：2002 年发现白细胞增多，在（20~40）$\times 10^9$/L，曾在外院行骨髓穿刺检查等，未明确诊断；痔疮病史；否认糖尿病病史，否认肝炎、肺结核等传染病史，否认外伤、手术、中毒及输血史。否认药物、食物及花粉过敏史。

查体：血压：95/55mmHg，发育正常，营养良好，自动体位，形体适中，步入病房；神志清楚，精神状态一般，查体合作。全身皮肤黏膜及巩膜未发现黄染，浅表淋巴结未触及肿大。头面五官无畸形，双瞳孔等大等圆，对光反射存在，耳鼻无异常，口唇淡暗，伸舌居中，咽淡红，扁桃体未见肿大。颈软无抵抗，颈静脉未见怒张，气管居中，甲状腺不大。胸廓双侧对称，呼吸活动双侧对称一致，语颤未触及异常，双肺叩诊清音，双肺呼吸音清晰，双肺未闻及干湿啰音，未触及胸膜摩擦音；心前区无隆起，叩诊心界左下扩大，心率 72 次/分，律整齐，心音低钝；各瓣膜听诊区未闻及病理性杂音，无异常血管征；腹平软，肝脾肋下未及，肠鸣音正常，双下肢无水肿；神经系统查：生理反射存在，病理反射未引出；舌淡暗，苔白，脉沉细。

辅助检查：心电图：窦性心律，Ⅱ、Ⅲ、aVF 导联 ST 段轻度抬高，心肌缺血。血常规：白细胞：32.41×10^9/L，红细胞 3.67×10^{12}/L，血红蛋白 118g/L，血小板 134×10^9/L。肌钙蛋白：0.02ng/ml，心肌酶谱：CK - MB：

8U/L。心脏彩超：左室下壁基底部、中部振幅减低，考虑心肌缺血；左房略大，左室舒张功能减低，收缩功能正常；主动脉瓣反流。胸片：肺膈未见异常，主动脉硬化，心胸比 0.52，心界不大。

中医诊断：胸痹。

证候诊断：气虚血瘀。

西医诊断：（1）急性冠脉综合征，稳定型心绞痛，心功能Ⅲ级。

（2）高血压病 3 级（极高危）。

（3）白细胞增多症。

治法：疏肝宽胸理气兼活血化瘀止痛。

处方：炒柴胡 12g　　郁金 12g　　全瓜蒌 12g　　檀香 12g
　　　红花 12g　　　丹参 12g　　苏木 12g　　　薤白 12g
　　　炒枳壳 12g　　夏枯草 12g　泽泻 12g　　　合欢皮 12g
　　　元胡 12g　　　知母 10g

7 剂，水煎服，水煎 400ml，分早晚温服，日 1 剂。

按语： 全方共奏疏肝宽胸理气、兼活血化瘀止痛；该患者 73 岁，气血渐亏，气机失调，属气滞血瘀；而肝主疏泄调畅气机，肝主升主动，这对于气机的疏通、畅达、升发是一个重要因素；因此肝的疏泄功能是否正常，对于气的升降出入之间的平衡协调起着调节作用；肝的疏泄功能正常，则气机调畅，气血和调，经络通利，脏腑器官的活动也就正常和调；肝的疏泄功能异常，则可出现两个方面的病理现象：除引起肝的升发太过外，可引起肝失疏泄，则气机的升发就现不足，气机的疏通和畅达就会受到阻碍，从而形成气机不畅，气机郁结的病理变化，出现各种闷痛不适；肝主藏血，调节人体各部分血量的分配；而本方从疏肝宽胸理气之本出发，兼用活血化瘀之标，共奏标本同治。

服 7 剂后，患者未再出现胸痛不适；后患者自诉平素怕冷，分析属患者年老阳气亏虚所致，治疗在原方基础加用仙灵脾（属补阳药，功效温肾壮阳，强筋骨，祛风湿）12g；患者再次出现胸痛不适，遂用原方治疗，患者胸闷痛不适消失。用原方巩固治疗，随访 2 月，患者病情平稳。

从本例可以看出张老师临床用药的微妙之处，选用药物精当，临床疗效确切；并且为冠心病不能置入支架者治疗方面另辟蹊径，受到患者好评。

第四章　　心律失常医案

医案 1

患者姓名：李某某，性别：男，年龄：70 岁。就诊时间：2009.03.02。

主诉：间断性心慌胸闷 3 个月。

现病史：3 个月前因劳累出现间断性心慌胸闷不适，曾在外院查 24 小时心电图提示：窦性心律＋异位心律，偶发室早，阵发性房颤。

高血压病史 4 年，平素口服硝苯地平缓释片。经细胞、白细胞、血小板减少病史 10 年。

既往史：否认肝炎、结核等传染病史，预防接种史不详。否认外伤、手术及输血史。过敏史：否认药物、食物及花粉等过敏史。

体格检查：血压 130/70mmHg，神志清，精神差，面色淡红，营养中等，发育正常，形体肥胖，全身皮肤及巩膜无黄染，浅表淋巴结未及肿大。双瞳孔等大等圆，对光反射灵敏。咽红，无充血，双扁桃体无肿大。颈软无抵抗，气管居中，甲状腺不大。胸廓对称，双肺呼吸音清，未闻及干湿啰音。叩诊心界不大，心率 62 次/分，律不齐，可闻及早搏 2～3 个/分，心音低钝，各瓣膜听诊区未闻及病理性杂音。腹软，无压痛及反跳痛，肝脾肋下未及，双肾区无叩击痛，双下肢无水肿。舌淡红，苔薄白，脉细结涩。

辅助检查：心电图：窦性心律，阵发性房颤，ST－T 异常改变。心脏彩超：心内结构未见异常，左室舒张期顺应性减低，左心收缩功能正常，二尖瓣、三尖瓣及主动脉瓣少量反流。血脂血糖未见异常。

中医诊断：心悸。

证候诊断：气阴亏虚兼血瘀。

西医诊断：冠心病，心律失常－阵发性房颤。高血压病 3 级。

治法：益气养阴理气活血。

处方：芦根 12g　　生地 12g　　熟地 12g　　山萸肉 12g

　　　炒白术 12g　　丹参 12g　　红花 12g　　夏枯草 12g

　　　枳壳 12g　　　鸡内金 12g　　砂仁 10g　　厚朴 12g

　　　合欢皮 12g

10 剂，上方水煎取汁 400ml，分早晚温服，日 1 剂。

二诊（2009.03.13）：心慌减轻。胸闷，舌淡红，苔薄白，脉结涩。

处方：原方去白术，加生全瓜蒌12g，苏木12g，路路通12g，10 剂，水煎取汁 400ml，分早晚温服，日 1 剂。

治疗 2 月，上方随症加减调整，患者心慌胸闷减轻，后复查 24 小时心电图提示偶发房早。病情稳定。

按语：心悸指心中悸动不安，甚则不能自主。临床常呈阵发性，每于情绪波动劳累等诱发，多伴失眠健忘心烦不安等。心悸常因心虚胆怯及气血不足，气阴亏虚、水饮内停，瘀血阻络等因素有关。本例患者气阴亏虚，心脉失养出现心悸，瘀血痹阻胸阳出现胸闷等。治疗重在益气养阴兼理气活血通络。辨证准确，灵活选方用药，故取得较好疗效。

医案 2

患者姓名：李某某，性别：女，年龄：28 岁。就诊时间：2010.03.01。

主诉：心悸气短伴胸闷头痛 1 个月。

病史：1 个月前感冒后出现心悸气短，胸闷头痛，伴夜难入寐，持续低热已 1 周。患者面色潮红，舌红，苔黄，脉数。

辅助检查：心电图示：频发房性早搏，ST－T 异常改变。生化检查：心肌酶、病毒抗体均高于正常值。

中医诊断：心悸。

证候诊断：热毒炽盛，气阴损伤。

西医诊断：病毒性心肌炎并发心律失常。

治法：清热解毒，扶正祛邪。

处方：（1）心肌舒康，每次 2 粒，3 次/日。

（2）太子参12g　　玄参12g　　柴胡12g　　郁金12g

　　　北沙参9g　　丹参9g　　半枝莲9g　　虎杖9g

　　　炒桑枝9g　　板蓝根15g　　黄连6g　　生甘草6g

14 剂，水煎服，水煎取汁 400ml，早晚温分服，日 1 剂。

二诊（2010.03.15）：患者诉：低热已除，余症均见好转。舌淡红，苔薄白，脉细弦。心电图示：偶发房性早搏，ST－T 异常改变。

处方：芦根15g　　郁金12g　　炒柴胡12g　　煅龙齿12g

　　　酸枣仁12g　　茯苓15g　　太子参15g　　川朴10g

丹参 10g　　　　白术 10g　　　　佛手 10g　　　　柏子仁 10g

生甘草 10g

14 剂，水煎服，水煎取汁 400ml，分早晚温服，日 1 剂。

三诊（2010.03.29）：患者自诉：服药后诸症消失，精神明显改善。复查心电图、心肌酶基本恢复正常。

按语： 张老师指出：心律失常属于中医"心悸"、"怔忡"等范畴。其病机是本虚标实，本虚为心阴不足，心气亏虚，心失所养；标实为热毒损伤，痰湿内停，瘀血阻滞，而致心血瘀阻，脉络不畅。往往表现为虚实夹杂，然而本虚是本病的发病基础，标实是外邪侵袭或因虚致实之病理产物。遣方用药常选用北沙参滋阴，太子参补气养阴，玄参养阴清热，丹参祛瘀凉血，柴胡、郁金疏肝理气，清除余热。以此为主，气虚者加黄精、黄芪，血压高者加天麻、钩藤，高脂血症者加草决明、山楂，痰浊闭阻者加薤白、清半夏。以此组方治疗每获卓效。

医案 3

患者姓名：雷某某，性别：女，年龄：66 岁。就诊时间：2009.12.04。

主诉：阵发性心慌 4 年余，胸闷 1 个月。

病史：近 4 年无明显诱因出现发作性心慌不适，曾查 24 小时心电图提示最慢心率达 40 次/分。2009 年 11 月以来患者劳累后上症加重，伴胸闷，头晕欲仆，身倦乏力，腰膝酸软，大便稀溏。舌淡暗，苔薄白微腻，脉细迟。外院心电图：窦性心动过缓，心率 48 次/分，心肌劳损。

中医诊断：心悸。

证候诊断：心肾阳虚。

西医诊断：冠心病，心律失常－心动过缓。

治则：温阳益气，养心安神。

处方：（1）心素泰胶囊，每次 4 粒，3 次/日。

（2）太子参 15g　　　麦冬 12g　　　五味子 12g　　　炒柴胡 12g

郁金 12g　　　石菖蒲 12g　　　苏木 12g　　　延胡索 12g

丹参 12g　　　红花 12g　　　桑寄生 12g　　　白术 12g

云苓 15g　　　炒山药 12g　　　怀牛膝 12g

7 剂，水煎服，水煎取汁 400ml，分早晚温服，日 1 剂。

二诊（2009.12.11）：患者自觉症状减轻，舌淡暗，苔薄白，脉沉迟。

心率55次/分。

用药：上方去石菖蒲、延胡索，加巴戟天12g，仙灵脾12g，桑椹12g，14剂，日1剂，水煎服。

4周后复诊，患者自觉症状基本消失，活动后仍感乏力，心率65次/分，舌淡红苔薄白，脉沉细，心电图：大致正常。

按语：冠心病心动过缓属中医"迟脉证"，临床主要症状有胸闷、心慌、气短、头晕、乏力、一过性黑蒙甚至晕厥。张老师认为迟脉证其病位在心，涉及脾肾。因心肾气虚，心阳不振，推动气血运行无力，心脏搏动失其常度，久病累及脾，痰浊阻遏，经脉不畅，瘀血内阻，心失所养，搏动无力。阳虚、痰阻、血瘀三者互为因果，缠绵反复。张老师在治疗冠心病时强调以治心为主，但亦不忘兼顾他脏，随症加减不拘一方，往往依病情立法选方。因心肺同居上焦，心气上通于肺，肺主治节而助心行血，故对肺气虚弱，宗气不足，不能助心行血，心气亦弱者，每择用西洋参、太子参以益肺气；对心火炽盛，灼伤肺阴而出现心悸、心烦、失眠等症者，则常用黄连、川楝子清泄心火，天门冬、麦冬、北沙参养肺阴；对脾虚健运失职，不能化生气血致心失所养者，每佐以炒白术、云苓、山药以健脾益气；对肝血不足，心血亦亏之心悸怔忡、面色无华、舌淡、脉细者，常加生地、熟地、当归、杭白芍、桑椹以补养肝血；肝气不舒者，加炒柴胡以舒肝利气；肾阴不足，心阳独亢者，则用山萸肉、怀牛膝、玉竹、石斛以滋养肾阴。由此可见治心为主，兼顾他脏是张老师治疗冠心病的又一特色。

医案4

患者姓名：张某某，性别：女，年龄：58岁。就诊时间：2009.05.25。

主诉：发作性心慌5年，加重1个月。

病史：患者近5年发作性心慌，多次查心电图提示阵发性房颤。近1月发作频繁，曾服美托洛尔、胺碘酮、普罗帕酮（心律平）疗效欠佳。2007年5月8日心脏彩超：左房增大。冠脉造影：心脏冠状动脉粥样硬化。24小时心电图：偶发室早，插入室早，频发房早，房早联发，短阵房连，ST-T异常改变。2007年5月10日心电图提示房颤心律。高血压病史10年，口服硝苯地平缓释片、杜仲降压片，血压控制130/70mmHg。现症见：心慌、乏力，头晕，畏寒肢冷，小便不利，腰膝酸软。

查体：血压：190/80mmHg，心律齐，心率60次/分。舌淡白，苔白，脉沉细涩。

辅助检查：心电图：窦缓，Ⅰ度房室传导阻滞，ST－T改变。

中医诊断：心悸。

证候诊断：心肾阳虚。

治法：温补心肾，理气活血通络。

处方：（1）心素泰胶囊，每次3粒，3次/日。

（2）天麻10g　　　白术12g　　　桑寄生12g　　　丹参12g
　　　红花12g　　　全瓜蒌12g　　　檀香12g　　　苏木12g
　　　枳壳12g　　　茯神12g　　　路路通12g　　　巴戟天12g
　　　车前子12g^(包煎)

10剂，水煎服，水煎取汁400ml，分早晚温服，日1剂。

二诊（2009.06.12）：服药后心悸、心痛减轻，仍胸闷，乏力，四肢肿胀不适。

查体：血压：122/70mmHg。舌淡红，苔白，脉沉细。

处方：（1）上方去枳壳，加丝瓜络12g。10剂，水煎服。

（2）心素泰胶囊，每次2粒，3次/日。

三诊（2009.07.03）：服药后1月房颤未发作，胸闷，晨起手胀。舌淡红，苔白，脉沉细。

查体：心率：60次/分，血压：130/70mmHg。

处方：上方加太子参15g，仙茅12g。10剂，水煎服。

随访半年，患者病情稳定。

按语： 此病例为张老师治疗阵发性房颤验案，患者既往病史有高血压病10年，窦性心动过缓。治疗时老师取方灵活，以天麻、白术健脾平肝阳；全瓜蒌、苏木、檀香、枳壳宽胸理气；丝瓜络、路路通活血通络；巴戟天、仙茅补益肾阳、交通心阳。处方体现了老师补与通法的应用。

医案5

患者姓名：陈某某，性别：男，年龄：57岁。就诊时间：2009.02.13。

主诉：心慌1个月。

病史：患者情绪激动、焦虑后出现心悸加重，余无不适。舌淡红，苔薄白，脉弦细。

辅助检查：心电图：窦性心律，频发室性早搏，逆钟转位。

中医诊断：心悸。

证候诊断：肝气郁结，心脉瘀阻。

治法：养阴清肝（热）疏肝，活血通脉。

处方：（1）参松养心胶囊，每次4粒，3次/日。

（2）枣仁宁心胶囊，每次3粒，3次/日。

（3）桑枝12g　　　北沙参15g　　　麦冬12g　　　苏木12g

　　　红花12g　　　丹参12g　　　赤芍12g　　　黄精15g

　　　煅龙齿12g　　石菖蒲12g　　郁金12g　　　知母10g

　　　合欢皮12g　　夏枯草12g　　芦根12g

12剂，水煎服，水煎取汁400ml，早晚温分服，日1剂。

二诊（2009.02.20）：患者自感心悸、胃胀、少寐多梦，大便偏稀。刷牙时恶心，舌质红，苔白厚，脉结代。心电图：偶发室性早搏。

处方：芦根12g　　　百合12g　　　白及12g　　　茯苓12g

　　　白术12g　　　苍术12g　　　丹参12g　　　知母9g

　　　黄精12g　　　夏枯草12g　　北沙参12g　　煅龙齿12g

　　　甘草3g

12剂，水煎服，水煎400ml，分早晚温服，日1剂。

按语：本病属中医心悸范畴。患者多于情绪激动或过度焦虑诱发症状加重，表现为频发室性早搏。中汤药治疗以养阴清肝（热），活血通脉，体现了心肝同治；复诊时见胃胀、大便稀、呕恶症状，联合心胃同治，伍白及、茯苓、苍术、白术健脾和胃。

医案6

患者姓名：张某某，性别：女，年龄：71岁。就诊时间：2009.07.03。

主诉：心慌气短眠差10年，加重1个月。

病史：10年前查心动过缓，心率最慢48次/分，经口服生脉饮后心率稍好转，纳可，眠可，二便调。平素易怒气短。舌红，苔薄白，脉沉细弦。

查体：心率50次/分，律齐，血压：110/70mmHg。

中医诊断：心悸。

证候诊断：心肾阳虚。

治法：温补心肾，疏肝理气。

处方：（1）心素泰胶囊，每次2粒，2次/日。

（2）枣仁宁心胶囊，每次 3 粒，3 次/日。

（3）炒柴胡 10g　　　郁金 12g　　　太子参 12g　　　黄精 15g

　　　山萸肉 10g　　　巴戟天 12g　　　桑寄生 12g　　　丹参 12g

　　　红花 10g　　　　佛手 10g　　　　元胡 12g　　　　甘草 3g

7 剂，水煎服，水煎取汁 400ml，分早晚温服，日 1 剂。

二诊（2009.07.10）：病史同前，服药后症状减轻，气短，左侧背部疼痛，汗多，纳可，眠可，二便调。舌红，苔薄白，脉沉细弦。

体检：心率 52 次/分，律齐；血压：120/70mmHg。

处方：（1）心素泰胶囊，每次 2 粒，2 次/日。

（2）枣仁宁心胶囊，每次 3 粒，3 次/日。

（3）炒柴胡 10g　　　郁金 12g　　　太子参 12g　　　黄精 15g

　　　山萸肉 10g　　　巴戟天 12g　　　桑寄生 12g　　　丹参 12g

　　　红花 10g　　　　佛手 10g　　　　元胡 12g　　　　甘草 3g

　　　炙桑枝 12g　　　白檀香 10g

7 剂，水煎服，水煎取汁 400ml，分早晚温服，日 1 剂。

三诊（2009.07.17）：病史同前，服药后症状减轻，心慌，气短，出汗减轻，眠差，纳可，二便调。舌红，苔薄白，脉沉细弦。

24 小时动态心电图：平均心率 53 次/分，最慢心率 40 次/分，最快心率 100 次/分。

处方：（1）心素泰胶囊，每次 2 粒，3 次/日。

（2）枣仁宁心胶囊，每次 3 粒，3 次/日。

（3）炒柴胡 10g　　　太子参 12g　　　郁金 12g　　　黄精 15g

　　　怀牛膝 12g　　　木瓜 12g　　　　巴戟天 12g　　　桑寄生 12g

　　　丹参 12g　　　　红花 10g　　　　佛手 10g　　　　元胡 12g

　　　甘草 3g

7 剂，水煎服，水煎取汁 400ml，分早晚温服，日 1 剂。

四诊（2009.07.24）：病史同前，服药后效果不明显，现眠差，入睡困难，腿无力，多汗，无气短，左侧背部疼痛减轻，纳可，二便调。舌红，苔薄白，脉沉细弦。

查体：心率 56 次/分，律齐。

处方：炒柴胡 12g　　　炒枳壳 12g　　　元胡 12g　　　郁金 12g

太子参 12g	全瓜蒌 12g	薤白 10g	丹参 12g
红花 10g	巴戟天 12g	仙灵脾 12g	鸡内金 12g
合欢皮 15g	甘草 3g		

7 剂，水煎服，水煎取汁 400ml，分早晚温服，日 1 剂。

五诊（2009.08.03）：病史同前，服药后症状缓解，睡眠好转，入睡较前好转，腿无力减轻，出汗减少，纳可，二便调。舌红，苔薄白，脉沉细弦。

查体：心率 56 次/分，律齐。

处方：（1）炒柴胡 12g　　炒枳壳 12g　　元胡 12g　　郁金 12g

太子参 12g	全瓜蒌 12g	丹参 12g	红花 10g
石斛 15g	巴戟天 12g	仙灵脾 12g	鸡内金 12g
合欢皮 15g	甘草 3g	知母 9g	

7 剂，水煎服，水煎取汁 400ml，分早晚温服，日 1 剂。

（2）心素泰胶囊，每次 2 片，2 次/日。

六诊（2009.08.10）：病史同前，服药后症状减轻，腿无力减轻，头部汗多，乏力，眠好转，纳可，二便调。舌红，苔薄白，脉沉细弦。查体：心率 58 次/分。

处方：炒桑枝 12g

炒桑枝 12g	柴胡 12g	郁金 12g	茯神 12g
桑寄生 12g	巴戟天 10g	仙茅 12g	川朴 12g
石斛 12g	丹参 12g	红花 10g	合欢皮 15g
黄精 12g			

7 剂，水煎服，水煎取汁 400ml，分早晚温服，日 1 剂。

七诊（2009.08.17）：病史同前，服药后症状有所好转，眠有所好转，乏力好转，偶见心慌，气短，口苦，纳可，二便调。舌红，苔薄白，脉沉细弦。查体：血压：110/70mmHg。心率 56 次/分，律齐。

处方：（1）心素泰胶囊，每次 2 片，3 次/日。

（2）炒桑枝 12g	炒柴胡 12g	郁金 12g	茯神 12g
桑寄生 12g	巴戟天 10g	川朴 12g	石斛 12g
仙茅 12g	丹参 12g	红花 10g	合欢皮 12g
黄精 12g	白术 12g		

7 剂，水煎服，水煎取汁 400ml，分早晚温服，日 1 剂。

八诊（2009.08.24）：服药后症状不明显，仍偶见心慌，气短，口苦，腹胀，矢气多，纳可，眠可，二便调。舌红，苔薄白，脉沉细弦。心率56次/分。血压：110/60mmHg。复查心电图提示：窦性心律不齐，偶发房早搏，冠状动脉供血不足。心室晚电位示：正常。

处方：炒柴胡 12g   郁金 12g   太子参 12g   黄精 12g

　　　炒枳壳 12g   巴戟天 12g   红花 10g   丹参 15g

　　　桑寄生 12g   元胡 12g   鸡内金 10g   甘草 3g

　　　菟丝子 10g

7剂，水煎服，水煎取汁400ml，分早晚温服，日1剂。

九诊（2009.09.03）：病史同前，服药后症状减轻，心慌，气短，口苦，腹胀减轻，眠差，口苦，纳可，二便调，舌红，苔薄苔，脉沉细弦。

查体：心率55次/分，律齐。

处方：炒柴胡 12g   郁金 12g   太子参 12g   黄精 12g

　　　炒枳壳 12g   巴戟天 12g   红花 10g   丹参 15g

　　　桑寄生 12g   元胡 12g   鸡内金 10g   甘草 3g

　　　菟丝子 10g   仙灵脾 10g   路路通 12g

10剂，水煎服，水煎取汁400ml，分早晚温服，日1剂。

十诊（2009.09.14）：病史同前，服药后病情平稳，无心慌，气短，腹胀，口苦，眠差，纳可，二便调，舌红，苔薄白，脉沉细弦。心率53次/分，律齐。血压：110/70mmHg。

处方：（1）心素泰胶囊，每次2粒，3次/日。

（2）炒柴胡 12g   郁金 12g   太子参 12g   黄精 12g

　　　炒枳壳 12g   北沙参 12g   红花 10g   丹参 15g

　　　桑寄生 12g   元胡 12g   鸡内金 10g   甘草 3g

　　　菟丝子 10g   仙灵脾 10g   路路通 12g

　　　麦冬 12g   石斛 15g

7剂，水煎服，水煎取汁400ml，分早晚温服，日1剂。

十一诊（2009.09.24）：病史同前，服药后病情平稳，无心慌，气短，腹胀，口苦，纳可，二便调，心跳慢，眠差，舌红，苔薄白，脉沉细弦。

处方：炒柴胡 12g   郁金 12g   太子参 12g   黄精 12g

　　　仙茅 12g   北沙参 12g   红花 10g   丹参 15g

桑寄生 12g	元胡 12g	鸡内金 10g	甘草 3g
菟丝子 10g	仙灵脾 10g	路路通 12g	麦冬 12g
石斛 15g	炒桑枝 12g	夜交藤 12g	

7 剂，水煎服，水煎取汁 400ml，分早晚温服，日 1 剂。

十二诊（2009.09.28）：病史同前，服药后病情平稳，心悸，乏力，眠好转，纳可，二便调，舌红，苔薄黄，脉沉细。

处方：（1）心素泰胶囊，每次 2 粒，3 次/日。

（2）枣仁宁心胶囊，每次 3 粒，3 次/日。

（3）炒柴胡 12g	郁金 12g	太子参 12g	黄精 12g
全瓜蒌 12g	苏木香 12g	丹参 12g	红花 10g
薤白 12g	佛手 12g	巴戟天 12g	仙灵脾 12g
鸡血藤 12g	路路通 12g	元胡 12g	

10 剂，水煎服，水煎取汁 400ml，分早晚温服，日 1 剂。

十三诊（2009.10.09）：病史同前，服药后症状减轻，四肢乏困无力减轻，偶口干，纳可，二便调。舌淡白，苔薄白，脉细弱。心率 68 次/分，律齐。血压：110/70mmHg。

随访半年，患者病情平稳。

按语：患者有冠心病史，窦性心动过缓，外院建议安装起搏器，患者拒绝，慕名找张老师诊治。观张老师治疗用药经过，又见张老师灵活应用通于补、心肾同治的思想。以柴胡、郁金等疏通气机，调和气血；以生脉散变方，补益气阴；以巴戟天、仙灵脾补益肾阳，振奋心阳，改善心率缓慢的临床表现；又依患者症状，临症加减变化，使患者心率提高，症状减轻，取得较好临床疗效。

医案 7

患者姓名：张某某，性别：女，年龄：59 岁。就诊时间：2008.02.28。

主诉：口干乏力 2 年，胸闷心慌 3 个月。

现病史：2 年前出现口干乏力，检查血糖异常，诊断为糖尿病 2 型，口服二甲双胍及格列齐特缓释片，血糖控制一般。空腹在 6～7mmol/L 之间。3 个月前出现胸闷心慌不适，心落空感，心悸不宁，眠差，饮食可。

既往史：否认肝炎、结核等传染病史，预防接种史不详。否认高血压。否认外伤、手术及输血史。过敏史：否认药物、食物及花粉等过敏史。

体格检查：血压：130/90mmHg，神志清，精神差，面色淡红，营养中等，发育正常，形体肥胖，全身皮肤及巩膜无黄染，浅表淋巴结未及肿大。双瞳孔等大等圆，对光反射灵敏。咽红，无充血，双扁桃体无肿大。颈软无抵抗，气管居中，甲状腺不大。胸廓对称，双肺呼吸音清，未闻及干湿啰音。叩诊心界不大，心率 66 次/分，律不齐，可闻及早搏 8～10 个/分，各瓣膜听诊区未闻及病理性杂音。腹软，无压痛及反跳痛，肝脾肋下未及，双肾区无叩击痛，双下肢无水肿。舌淡红，苔薄白，脉细结涩。

辅助检查：心电图：窦性心律，频发房早，ST－T 异常改变。

中医诊断：心悸，消渴（上消）。

证候诊断：气阴亏虚兼血瘀。

西医诊断：冠心病，心律失常－房早；2 型糖尿病。

治法：益气养阴疏肝活血。

处方：柴胡 12g　　郁金 12g　　太子参 12g　　白檀香 12g
　　　丹参 12g　　茯神 12g　　石斛 12g　　　元参 12g
　　　佛手 12g　　合欢皮 12g　煅龙齿 12g　　夏枯草 10g

4 剂，上方水煎取汁 400ml，分早晚温服，日 1 剂。

二诊（2009.03.03）：胸闷心慌减轻，口干乏力。舌淡红，苔薄白，脉细涩。

处方：原方去夏枯草，加生地 12g，熟地 12g，山萸肉 12g，4 剂。煎服法：上方水煎取汁 400ml，分早晚温服，日 1 剂。

治疗 2 月，上方随症加减调整，患者乏力胸闷心慌缓解。查体：心率 68 次/分，心律整齐，早搏消失。复查心电图：窦性心律，ST－T 异常改变。

按语： 本例患者气阴亏虚，心脉失养，发为心悸。阴虚津伤，发为消渴。治疗以益气养阴为治本，理气活血化瘀为治标。标本同治，取得较好疗效。

第五章　心力衰竭医案

医案 1

患者姓名：郭某，性别：男性，年龄：58 岁。就诊时间：2004.11.15。

主诉：胸闷气短反复发作 2 年，加重伴水肿 1 个月。

现病史：患者 2 年前因胸闷、气短曾在西安市某三甲医院住院治疗，诊断为：冠心病、心力衰竭，经治疗病情好转。1 个月前因劳累过度双下肢颜面浮肿，晨起或活动后尤甚，服用西药及中药治疗症状无明显改善；就诊时自述胸闷气短，头重如裹，肢体沉困，食少倦怠，夜寝难安，大便不畅，小便频数。

查体：呼吸急促，颜面及双下肢水肿，面色晦暗无泽，唇暗发紫，舌质暗体胖边有齿痕，苔白腻，脉沉涩。

辅助检查：心电图提示：ST - T 段异常改变。

中医诊断：心衰病。

证候诊断：心肾气虚，水瘀互结。

西医诊断：冠心病，心功能 III 级（心衰 II 度）。

治法：益气温阳，化瘀利水。方用红桂心力康方加减治疗。

处方：红参 10g　　鹿寿草 12g　　桂枝 12g　　葶苈子 12g^(包煎)
大腹皮 15g　　黄芪 15g　　猪苓 10g　　红花 12g
川芎 12g　　薤白 12g　　云茯苓 12g　　炒白术 15g
生草 3g。

7 剂，上方水煎取汁 400ml，分早晚温服，日 1 剂。

二诊（2004.11.23）：诉服用上方 7 剂后，水肿减消，胸闷气短减轻，但仍肢体发困、头重如裹、食少倦怠，舌脉同前。张老师指出患者因气虚日久，不能温化水饮，故应加用芳香化湿醒脾药治疗。调方如下。

红参 10g　　鹿寿草 12g　　黄芪 15g　　葶苈子 12g^(包煎)
大腹皮 15g　　云茯苓 15g　　炒白术 15g　　猪苓 12g
红花 12g　　佩兰叶 15g　　薤白 12g　　川芎 12g
山楂 12g。

7 剂，上方水煎取汁 400ml，分早晚温服，日 1 剂。

三诊：上方服用后，患者肢体沉困、头重如裹、食少倦怠较前明显好转，胸闷气短减轻，但偶有发作，肢体及颜面浮肿消失，舌淡苔薄白、唇稍暗，脉沉细而弱。嘱继服上方治疗。

四诊：连续服用后，患者已无明显不适感，诸症已基本消失，只觉偶有心悸发生，舌脉同前。张老师认为，此时应加强益气养心活血之力，调方如下：

黄芪 15g	红参 10g	鹿寿草 12g	茯神 12g
龙齿 15g	太子参 12g	丹参 15g	炒白术 15g
桂枝 10g	白芍 12g	大腹皮 12g	红花 12g。

7剂，上方水煎取汁400ml，分早晚温服，日1剂。

五诊（2005.3.8）：患者来诊，诉诸症已消，且无再发，嘱其服用红桂心力康冲剂治疗。

按语：张老师指出此案例呈现为虚实夹杂的临床表现，以心之阳气亏虚为本，血瘀水停为标，标本同治，故应注意顾护阳气，取益气温阳之法，辅以活血化瘀利水通络。气虚日久易影响痰浊水湿的运化，脾气的升消降浊，故以益气温阳活血为主，每诊加用健脾益气之炒白术、云茯苓之类，以共奏温阳益气活血利水之功。

医案2

患者姓名：夏某某，性别：女，年龄：59岁。就诊时间：2010.03.01。

主诉：发作性心慌4月，加重伴颜面及双下肢水肿、乏力1周。

现病史：2009年11月无明显诱因出现心慌，曾在外院检查后诊为风心病，服地高辛、美托洛尔、阿司匹林、氢氯噻嗪、螺内酯片各1片/日，病情稳定。1周前因劳累出现发作性心慌，身困乏力，动则加重，颜面、双下肢肿胀，咽痛、咳嗽、无痰，二便调，睡眠时好时差。口唇紫绀，舌暗红，苔白厚，脉结代。

查体：脉搏：90次/分，血压：100/60mmHg。心律不齐，心率108次/分。双下肢中重度凹陷性水肿。

辅助检查：十二导心电图：房颤。心脏彩超：二尖瓣狭窄（中度），主动脉关闭不全，二尖瓣下血流速度加快，主动脉瓣反流（少量），三尖瓣反流（少量）。

中医诊断：心衰病。

证候诊断：水饮凌心射肺。

西医诊断：风心病，瓣膜损伤，房颤，心功能Ⅳ级。

治法：化瘀泻肺利水。

处方：（1）枣仁宁心胶囊，每次3粒，3次/日。

（2）炒桑枝 12g　　蜜桑白皮 12g　　忍冬藤 12g　　杏仁 12g

丹参 12g	红花 12g	泽泻 12g	车前子 12g^(包煎)
川朴 12g	鸡内金 12g	砂仁 10g	丝瓜络 12g
大腹皮 15g	葶苈子 12g^(包煎)	橘红 12g	

7 剂，水煎服，水煎取汁 400ml，分早晚温服，日 1 剂。

二诊（2010.03.08）：服药后症状减轻，现症：咽痛、咳嗽、无痰，颜面、双下肢水肿减轻，睡眠时好时差，二便调。口唇发绀，急躁易怒。舌暗红，苔白厚，脉结代。脉搏：85 次/分，血压：94/60mmHg，听诊：心律不齐，心率 100 次/分。胸部正位片示：两肺纹理增粗紊乱，主动脉型心影。

处方：上方去桑枝加川楝子 12g，路路通 12g，白芍 12g。7 剂，水煎服。

三诊（2010.03.12）：患者诉：腹胀满，胃胀，乏力，心悸。舌暗红，苔白厚，脉结代。听诊：心律不齐，心室率 110 次/分。

处方：桑枝 12g	云苓 12g	苍术 12g	白术 12g
丝瓜络 12g	生薏仁 12g	佛手 12g	丹参 12g
红花 12g	枳壳 12g	元胡 12g	车前子 12g^(包煎)
泽泻 12g	大腹皮 15g	枳实 12g	

7 剂，水煎服，水煎取汁 400ml，分早晚温服，日 1 剂。

四诊（2010.04.26）：病史同前，现双下肢水肿，心慌，脘腹胀满、疼痛，纳可，眠可，二便调。听诊：心律不齐，心率 82 次/分，双下肢凹陷性水肿。舌暗红，苔薄白，脉沉细，结代。

处方：太子参 15g	云苓 12g	白术 12g	桂枝 12g
全瓜蒌 12g	苏木 12g	丹参 12g	红花 12g
车前子 12g^(包煎)	泽泻 12g	路路通 12g	桑寄生 12g
大腹皮 15g	川朴 12g	枳壳 12g	合欢皮 15g

7 剂，水煎服，水煎取汁 400ml，分早晚温服，日 1 剂。

五诊（2010.05.10）：双下肢水肿明显减轻，偶有心慌，轻度颜面肿胀，纳可，眠可，二便调。血压：90/60mmHg，听诊：心律不齐，心率 80 次/分。舌暗红，苔薄白，脉细结。

处方：上方加鸡血藤 12g，橘红 12g，7 剂，水煎服。

六诊（2010.05.17）：心慌消失，颜面及下肢水肿消失，嘱口服红桂心力康冲剂巩固疗效，随访 1 年，病情平稳。

按语：患者以心慌、颜面及双下肢水肿、乏力等为主诉，结合病史及心电图、心脏超声检查明确中医诊断：心衰病，证属水饮凌心射肺。张老师给予西药强心、利尿，中药宁心安神，化气行水，宣肺以朝百脉。认为临床上风心病引起的心律失常多为器质性损伤，以"通"为主要治则，辨其新病与久病，新病多实，久病多虚，实则以通为补，虚则以补助通。本病例张老师虽未用苓桂术甘汤通阳利水，但方中使用炒桑枝祛风除湿，忍冬藤清经络中风湿热邪；泽泻、车前子、大腹皮、葶苈子淡渗利水，特别是以葶苈子泻肺利水，除胸膈之痰饮；肺有水湿者宣降失常而见咳喘胸闷，故以桑白皮、杏仁、橘红宣肺降气；"血不利则水肿"，张老师认为有水肿必兼血瘀，"血行则水行"，水肿易除，治疗本病配丹参、红花活血化瘀，配伍丝瓜络通筋活络，疏通筋络；久病顾脾，予厚朴、鸡内金、砂仁化湿行气，运脾消食，中气得健，则推动血流运行，有利于水湿消散。二诊时心烦急躁，口唇发绀，去炒桑枝，加川楝子、路路通配厚朴理气疏肝，行气活血，以白芍敛阴柔肝；三诊时腹胀满，胃脘胀，身困乏力、心悸，方中多用云苓、苍白术、佛手、元胡、枳壳、枳实、生薏仁芳香化湿，行气消胀之药；四诊、五诊以四君子汤加桂枝、瓜蒌等补益脾气，振奋心阳，化气利水。经治病情好转。

医案3

患者姓名：贾某，性别：女性，年龄：68岁。就诊时间：2000.09.06。

主诉：胸闷、咳喘20余年，双下肢浮肿1个月。

现病史：患者20余年前无明显原因而出现胸闷、咳喘不得卧，到当地县医院诊断为冠心病、左心衰竭、心律不齐，频发室早，高血压病3级，高危组。住院治疗后明显改善，但常遇外感或情绪不稳而易发作。1个月前因劳累出现胸闷、心悸、咳喘不得平卧，双下肢水肿，气短神怯，纳差，肢冷畏寒，舌暗红，体胖大，苔薄腻，脉沉，欲求中医治疗，遂来我科。

查体：血压：180/95mmHg，双肺可闻及湿啰音，心率95次/分，心律不齐，期前收缩，2次/分，肺动脉瓣区第二心音亢进，双下肢膝以下有凹陷性水肿。

辅助检查：心电图示：心律不齐，频发室早。胸部X线片示：双下肺纹理紊乱，有阴影。心脏彩超示：心包有少量积液，左心室增大。

中医诊断：胸痹，水肿。

证候诊断：脾肾阳虚，水气凌心。

西医诊断：冠心病，左心衰竭，心律不齐，频发室早，心功能Ⅲ级。高血压病3级。

治法：益气温阳，活血利水，宽胸除痹，选用红桂心力康汤加减治疗。

处方：红参10g　　鹿寿草12g　　桂枝10g　　红花12g
　　　葶苈子10g^(包煎)　猪苓10g　　丹参15g　　龙齿15g
　　　茯神12g　　大腹皮15g　　桑白皮15g　　山楂15g

七剂，水煎服，水煎取汁400ml，分早晚温服。

二诊（2000.09.14）：患者来诊诉服用上方治疗后已无畏寒肢冷感，诸症都较前减轻，但肢困无力仍感明显，舌质淡，苔薄腻，舌体肿大，脉沉，查体：血压140/90mmHg，双肺底湿啰音较前明显减轻，心率80次/分，心律不齐，期前收缩偶发，双下肢水肿明显减轻，小便量较前明显增多，效不换方，继续服用上方。调方如下：

处方：红参10g　　鹿寿草10g　　黄芪15g　　红花12g
　　　葶苈子15g^(包煎)　桂枝12g　　猪苓10g　　茯神12g
　　　龙齿15g　　苏木12g　　元胡12g　　山楂12g
　　　大腹皮15g

七剂，水煎服，水煎取汁400ml，分早晚温服。

三诊：上方服用后，诸症明显减轻，且患者在家中可做家务，嘱其继续服用，加用冠心香丹片，每天3次，每次3片。

四诊（2001.05.16）：患者来诊诉，长期服用最后一次中药汤剂，配合冠心香丹片，再无发病，心电图示：偶发室早，心率78次/分。见此情形，张老师嘱其服用冠心香丹片和红桂心力康胶囊配合服用，门诊随访2年，未再发病，此症告愈。

按语：本案例属脾肾阳虚，水气凌心，选用温阳益气活血利水，宽胸除痹为治疗大法，患者虽有心悸、胸闷、咳喘不得卧，双下肢浮肿等一系列症状，看似心衰较重，但药中病机，法中病情，选用红桂心力康汤之红参、鹿寿草、黄芪之益气温阳之力，配用猪苓、葶苈子泻肺利水，故诸症迅速消失；心力衰竭病程缠绵，又配用其冠心香丹片和红桂心力康胶囊共同治疗，使得病情治疗迅速，大大缩短了病程，可见，药症相等之重要性。

第六章　高血压病医案

医案 1

患者姓名：高某某，性别：女，年龄：60 岁。就诊时间：2008.12.04。

主诉：头晕头痛伴心悸 4 年，加重 1 周。

现病史：患者 4 年前因头晕头痛不适曾在外院检查血压诊断为高血压病 3 级；曾间断口服硝苯地平缓释片、非洛地平缓释片、依那普利、降压零号等药，血压仍波动较大，并间断出现头晕头木不清醒之感；近 1 周上证加重，伴心慌，口苦口干，饮食无味，胸部不适，喜深长呼吸，多梦。

查体：血压 150/100mmHg，颜面潮红，双肺听诊呼吸音清，未闻及干湿啰音，心率 84 次/分，心音低钝，未闻及病理性杂音；双下肢不肿；舌淡暗，苔白厚，脉沉细。

辅助检查：心电图提示：窦性心律，左室高电压伴劳损。

中医诊断：眩晕。

证候诊断：阴虚阳亢。

治法：滋阴潜阳。

处方：

芦根 12g	天麻 10g	炒白术 12g	钩藤 12g
红花 12g	鸡内金 10g	枳壳 12g	茯神 12g
元胡 12g	甘草 3g	夜交藤 12g	知母 9g

7 剂，上方水煎取汁 400ml，分早晚温服，日 1 剂。

患者服药后 1 周复诊，自诉头晕头痛不适明显缓解，饮食有味，睡眠较前好转；要求巩固治疗，后在原方基础上加减调整药物，后患者因煎药不方便，要求口服中成药，给予天藤降压胶囊口服，每日 3 次，每次 1 粒。2 月后随诊，患者血压控制平稳，头晕头痛及不清醒不适消失。

按语：对于临床老年人以头晕头痛为主诉者，临症在使用天麻、钩藤时注意加减变化：伴心悸少寐者可加用柏子仁、夜交藤、煅龙齿、茯神等清心安神改善失眠多梦；对于伴胸闷气短者，加用全瓜蒌、薤白、枳壳、元胡以宽胸理气；伴耳鸣者加用生决明、牛膝、知母以平肝降逆，引血热下行，肝肾阴虚者加用生地、熟地、山萸肉、女贞子、旱莲草等；手足麻者加用地龙、川芎、桃仁、丹参、红花活血通络。

医案 2

患者姓名：胡某某，性别：女，年龄：66 岁。初诊时间：2009.11.19。

主诉：阵发性头昏、头痛 10 年，加重伴心前区隐痛 2 天。

现病史：10 年前因劳累，出现头昏头痛，测血压 160/90mmHg，自行间断口服各类降压药物，血压未监测。2 天前出现头昏头痛加重，心前压隐痛。平素腰膝酸软，乏力。

查体：血压：170/100mmHg，心律齐，心率 85 次/分。舌暗红，苔薄黄，脉弦。

辅助检查：心电图：心肌缺血，电轴不偏。

中医诊断：眩晕。

证候诊断：肝肾阴虚，肝阳上亢。

治法：平肝潜阳。

处方：（1）天藤降压胶囊，每次 2 粒，3 次/日。

（2）天麻 12g	葛根 12g	珍珠母 12g	知母 9g
杜仲 12g	怀牛膝 12g	元胡 10g	路路通 12g
桑寄生 12g	生草 12g	夜交藤 15g	钩藤 12g

7 剂，上方水煎取汁 400ml，分早晚温服，日 1 剂。

二诊（2009.11.22）：时有胸闷、气短、心慌，自觉全身不适，舌质红苔薄黄，心律齐，心率 76 次/分，血压 160/100mmHg。

处方：（1）按上方加泽泻 10g，青皮 10g，夜交藤 12g，7 剂水煎服，余治疗同前。

（2）天藤降压胶囊，每次 2 粒，3 次/日。

三诊（2009.12.03）：病史同前，现症：偶有胸闷、心前区后背憋闷感，自觉舌头发涩，纳少，睡眠可，大小便调，舌暗苔薄白，心律齐，心率 74 次/分，血压 180/100mmHg。

处方：（1）天藤降压胶囊，每次 2 粒，2 次/日。

（2）天麻 12g	白术 12g	葛根 12g	钩藤 12g
苏木 12g	丹参 12g	元胡 12g	砂仁 9g
全瓜蒌 12g	路路通 12g	炒枳壳 12g	鸡内金 10g
夜交藤 12g			

7剂，水煎服，日1剂

四诊（2010.01.07）：心悸、头昏、背部不适，舌苔薄白，脉沉涩，血压160/100mmHg。

处方：（1）天藤降压胶囊，每次2粒，3次/日。

（2）按上方去葛根，加狗脊12g，川朴10g，7剂水煎服。

五诊（2010.01.14）：心悸、头昏、背部不适明显减轻，过度活动后胸闷、气短，纳可，大便干，2～3天/次，小便可。舌红苔厚，脉沉细，血压140/100mmHg。

处方：（1）天藤降压胶囊，每次2粒，2次/日。

（2）　天麻12g　　　白术12g　　　钩藤12g　　　薤白10g
　　　　苏木12g　　　丹参12g　　　佛手12g　　　炒枳壳12g
　　　　龙齿12g　　　元胡12g　　　桑寄生12g　　合欢皮15g
　　　　生草3g

7剂，上方水煎取汁400ml，分早晚温服，日1剂。

六诊（2010.01.21）：患者心悸、头晕、胸闷气短等缓解，舌淡红，苔薄白，脉沉细，血压134/84mmHg。后坚持服用天藤降压胶囊巩固治疗，随访半年，病情稳定。

按语：患者以"阵发性头晕、头痛伴心前区隐痛"为主诉来诊。查体血压170/100mmHg，心电图示：心肌缺血。中医诊断：眩晕（肝肾阴虚，肝阳上亢）。眩晕以内伤为主，肝肾阴虚多见，治疗时要注意滋补肝肾滋阴潜阳。患者心肌供血不足，提示有血瘀证，配伍行气活血药。其中应用对药配伍联合治疗，如天麻、钩藤；杜仲、怀牛膝、桑寄生；元胡、路路通、珍珠母、夜交藤；瓜蒌、苏木；瓜蒌、薤白；丹参、红花等。

医案3

患者姓名：赵某某，性别：女，年龄：70岁。就诊时间：2010.04.30。

主诉：失眠、头晕3月余。

现病史：近3月余，患者自觉心烦失眠，心悸，伴头晕，情绪急躁易怒，胃脘不适，纳差，呃逆，二便尚调。

既往史：高血压病史20余年，口服尼莫地平片，每次20mg，3次/日，血压控制平稳。过敏史：否认药物、花粉等过敏史。

体格检查：血压150/90mmHg，听诊：心音低，心律不齐，心率：70次/分，可闻及早搏 2~4 个/分。舌暗红，苔白厚，脉弦滑。

辅助检查：心电图示：心肌缺血。

中医诊断：不寐、心悸。

证候诊断：阴虚阳亢，心胃不和。

西医诊断：冠心病，心律失常，高血压病。

治法：平肝潜阳，和胃养心，安神。

处方：

天麻 12g	苍术 12g	白术 12g	炒枳壳 15g
生地 12g	山萸肉 12g	女贞子 12g	墨旱莲 12g
石斛 12g	元胡 12g	丹参 12g	红花 12g
合欢皮 15g	知母 9g		

10 剂，上方水煎取汁 400ml，分早晚温服，日 1 剂。

二诊（2010.05.14）：患者感头晕轻，全身乏力，失眠健忘，胃脘不适感消失，偶有呃逆，纳可，二便调。舌暗红，苔薄白，脉沉弦。血压：140/85mmHg。

处方：上方去女贞子、墨旱莲，加夏枯草 12g，厚朴 12g，香橼 12g，佛手 12g，7 剂，水煎服。

三诊（2010.05.28）：患者仅休息差，口服枣仁宁心胶囊巩固治疗，随访 3 月，病情稳定。

按语：不寐亦称失眠，是指经常不能获得正常睡眠为特征的一种病证。早在《素问·逆调论篇》中，就有"胃不和则卧不安"的记载。在《金匮要略·血痹虚劳病》中，亦有"虚劳虚烦不得眠"的论述。《景岳全书·不寐》："盖寐本乎阴，神其主也。神安则寐，神不安则不寐；其所以不安者，一由邪气之扰，一由营气之不足耳。有邪者多实，无邪者皆虚。"不寐一证，既可单独出现，也可与头痛、眩晕、心悸、健忘等证同时出现。本病为不寐与心悸同见，伴头晕、急躁，胃脘不适，辨证：阴虚阳亢，心胃不和治疗以平肝潜阳，和胃养心，安神。体现老师治疗失眠、心悸心胃同治疗，补养肾阴，交通心肾，使心火平抑，肾水得滋，心神安宁。

医案 4

患者姓名：尚某，性别：女，年龄：29 岁。就诊时间：2010.11.04。

主诉：间断性头晕 1 年。

现病史：1 年前头晕外院神经内科诊断为脑供血不足，曾注射天麻素，症状减轻；以后头晕又间断发作，另一医院诊断为高血压，给予降压疗效差，胸前偶有针刺样疼痛，睡眠可，食纳可，二便调。舌淡红，苔薄黄，脉沉弦。急躁易怒，失眠多梦。

既往体健，否认药物过敏史，父母均患高血压病。

查体：血压 140/90mmHg，精神差，面色潮红，营养中等，发育正常，形体中等，全身皮肤及巩膜无黄染，浅表淋巴结未及肿大。双瞳孔等大等圆，对光反射灵敏。咽红，无充血，双扁桃体无肿大。颈软无抵抗，气管居中，甲状腺不大。胸廓对称，双肺呼吸音清，未闻及干湿啰音。听诊心率82次/分，律整齐，各瓣膜听诊区未闻及病理性杂音。腹软，无压痛及反跳痛，肝脾肋下未及，双肾区无叩击痛，双下肢无水肿。舌淡红，苔薄黄，脉沉弦。

中医诊断：眩晕。

证候诊断：肝阳上亢。

西医诊断：高血压病1级。

治法：平肝潜阳，滋养肝肾。

处方：松龄血脉康，每次2片，2次/日。

炒桑枝 12g	天麻 12g	白术 12g	桑椹 12g
元胡 12g	生地 12g	炒枳壳 12g	丹参 12g
杜仲 12g	泽泻 12g	木瓜 12g	知母 9g
夏枯草 12g			

7剂，上方水煎取汁400ml，分早晚温服，日1剂。

二诊（2010.11.12）：服药后症轻，偶有头晕，双眼干涩，食纳可，眠可，血压 120/90mmHg。舌暗红，苔白。

处方：上方去元胡、桑椹，加钩藤12g，芦根15g，丹皮12g，14剂。

三诊（2010.11.25）：头晕白天加重，双上肢腕部疼痛不适，眠可，食纳可，血压 130/85 mmHg。

处方：松龄血脉康，每次2片，2次/日。

四诊（2010.12.4）：上方去桑枝、桑椹，加钩藤12g，北沙参12g，怀牛膝12g，14剂。

五诊（2010.12.10）：血压 120/90mmHg，仍头晕，白天重，双上肢腕部疼痛减轻，夜休欠佳，梦多，月经延后2周，小腹不适。父母均高血压病。心率 76 次/分。

处方：（1）松龄血脉康，每次 2 片，2 次/日。

（2）芦根 15g　　天麻 10g　　白术 12g　　清半夏 12g

　　姜黄 12g　　夏枯草 12g　　葛根 12g　　泽泻 12g

　　青皮 12g　　丹参 12g　　桑椹 12g　　路路通 12g

　　生薏苡仁 15g　石斛 12g

14 剂，水煎取汁 400ml，分早晚温服，日 1 剂。

六诊（2010.12.24）：头晕减轻，偶有发生，双手腕夜间麻，抖动，食纳可，眠可，偶有胸痛，不闷无心慌，血压 120/80mmHg，舌苔薄黄，脉沉弦。

处方：上方加车前子（包煎）12g，知母 10g，14 剂。

七诊（2011.01.13）：头晕减轻，食纳可，偶有心慌，嗳气，眠可多梦，大便稀，血压 115/80mmHg。舌苔薄黄，脉沉弦。

处方：上方去石斛，加车前子（包煎）12g，夜交藤 12g，北沙参 15g，20 剂。

八诊（2011.02.24）：不适改善，近两日头后麻，右手腕痛，手麻，右下肢活动无力，右膝痛，活动时觉气短，食纳眠可，血压 115/70mmHg。复查心电向量大致正常，前侧壁异常。

处方：炒桑枝 12g　　天麻 12g　　钩藤 12g　　葛根 12g

　　珍珠母 12g　　杜仲 12g　　怀牛膝 12g　　泽泻 12g

　　车前子 12g^{（包煎）}　路路通 12g　元胡 12g　　知母 10g

　　桑椹 15g

14 剂，水煎取汁 400ml，分早晚温服，日 1 剂。

九诊（2011.03.11）：血压 130/80 mmHg。服药后症状减轻，近期感冒，全身乏力，四肢麻木冷痛，头晕，食纳可，夜寐可，二便调。

处方：上方去泽泻、路路通，加石斛 15g，北沙参 15g，半枝莲 15g，14 剂。

十诊（2011.04.18）：病情好转，近日胸部疼痛，双足麻木，左明显，左臂麻木，右膝关节疼痛不适，登梯时明显。舌淡红，苔薄白，脉沉细涩。

处方：桑枝 12g　　芦根 12g　　夏枯草 12g　　泽泻 12g

　　车前子 12g^{（包煎）}　生薏苡仁 12g　杜仲 12g　　牛膝 12g

| 元胡 15g | 路路通 12g | 桑寄生 12g | 北沙参 12g |
| 玄参 12g | 龙齿 12g | 丹参 12g | 赤芍 12g |

14 剂，水煎取汁 400ml，分早晚温服，日 1 剂。

十一诊（2011.04.25）：头晕及胸闷痛缓解，手足麻木疼痛缓解，监测血压平稳。

按语： 本例患者由肝肾阴虚，加之情绪不畅，肝阳上亢，上冒清空，故头晕。肝旺则急躁易怒，肝火扰动心神，故眠少多梦。故治疗平肝潜阳，滋养肝肾。本方天麻等平抑肝阳，夏枯草清肝火，杜仲、牛膝等补益肝肾。后出现头麻肢体麻木等，属阳动化风之势，可加珍珠母、龙骨、牡蛎等镇肝熄风。

医案 5

患者姓名：钮某某，性别：女，年龄：70 岁。就诊年龄：2011.03.25。

主诉：发现血压升高 2 个月，偶有头晕不适。

现病史：血压升高 2 个月，自测 150～160/70～80mmHg，无明显不适，偶有头晕不适，小便调，大便量少，腹胀。

既往体健，否认药物过敏史。

查体：血压 160/96 mmHg，精神差，双肺（－）。心律整齐，心率 72 次/分，双下肢不肿。舌质红，苔黄，脉沉弦。

辅助检查：心电图：窦性心律，左室高电压，ST－T 异常改变。

中医诊断：眩晕。

证候诊断：肝阳上亢。

西医诊断：高血压病 2 级。

治法：平肝潜阳，滋养肝肾。

处方：（1）天藤降压胶囊。

（2）

炒桑枝 12g	葛根 12g	珍珠母 12g	夏枯草 12g
丹参 12g	全瓜蒌 12g	元胡 12g	合欢皮 12g
杜仲 12g	怀牛膝 12g	知母 9g	泽泻 12g

7 剂，水煎取汁 400ml，分早晚温服，日 1 剂。

二诊（2011.03.31）：口干，咽干，鼻腔干燥，大便干，饮水可，舌苔薄黄，脉沉弦。

处方：上方加石斛 15g，芦根 15g，炒枳实 12g，10 剂。

三诊（2011.04.11）：血压 150/80mmHg，服药后症轻，自觉腹部胀满不适，大便干，2～3 日 1 行。查血流变：C 反应蛋白阴性，血脂：总胆固醇 6.51mmol/L，血糖 6.15mmol/L，低密度脂蛋白：4.58mmol/L。动态心电图心电向量：窦性心律，心电轴左偏，左心室肥厚，心肌缺血。舌淡红，苔薄黄，脉沉弦。

处方：初诊方去珍珠母及泽泻，加苏木 12g，薤白 12g，百合 12g，7 剂。天藤降压胶囊继服。

四诊（2001.04.18）：下腹部胀满，大便秘结，血压 116/70 mmHg。舌淡红，苔薄白，脉弦。

处方：初诊方去珍珠母，加红花 12g，佛手 12g，钩藤 12g，枳实 15g，7 剂。

随访患者头晕及腹胀等不适消失，继续口服天藤降压胶囊，检测血压 140～150/70～80mmHg，病情稳定。

按语：该患者年过半百，高龄，肝肾阴虚，肝阳上亢，发为眩晕，出现血压偏高。治疗重在滋养肝肾，平肝潜阳。方中杜仲、牛膝补益肝肾，夏枯草清肝火，珍珠母镇肝熄风，泽泻、牛膝引热下行。天藤降压胶囊是由张老师研制的纯中药院内制剂。该药主要由天麻、草决明、焦栀子、鸡血藤、珍珠母、地龙等 18 味药组成，具有平肝潜阳，活血通络，滋养肝肾，祛湿化痰的功效。故随访病情稳定。

第七章　低血压医案

医案 1

患者姓名：王某，性别：女，年龄：35 岁。就诊时间：2003.04.25。

主诉：头晕伴四肢乏力 1 个月。

现病史：患者于 2003 年 3 月 25 日在家中大量洗衣服后，突然感觉周身大汗，继而感全身不适，头痛、头晕、四肢酸软无力、心悸不能自主，遂到外医院急诊科就诊，血糖：3.7mmol/L，心电图大致正常，血压 75/55mmHg，诊断为：低血压病，低血糖，静脉点滴参脉注射液等，但此后血压常维持于 80/60mmHg 左右，患者四肢乏力，头痛头晕，纳差不思饮食，心悸等感觉长期存在，不能上班。

查体：形体消瘦，双颧发红，面色萎黄，面色㿠白无泽，唇淡无泽，舌淡胖，苔薄白而润，脉象沉细无力。

中医诊断：眩晕。

证候诊断：气血两虚。

治法：益气健脾，温补脾肾阳气，养血通络。

处方：生黄芪 15g　　党参 12g　　炒白术 15g　　云苓 15g

　　　　半夏 12g　　　陈皮 10g　　桂枝 12g　　　鸡血藤 12g

　　　　山楂 15g　　　鸡内金 12g　生草 3g　　　砂仁 10g^(后下)

7 剂，上方加大枣 5 枚，生姜 3 片，水煎服，水煎取汁 400ml，分早晚温服，日 1 剂。

二诊：连服 7 剂，症状明显好转，感四肢酸软无力明显好转，头痛头晕减轻，纳食有味，但仍感心悸不能自主。见此症状，张老师认为脾气已复，但仍血虚不能养心，而致心悸，故应继续加强益气健脾之力。

处方：生黄芪 15g　　党参 12g　　炒白术 15g　　云苓 15g

　　　　半夏 12g　　　陈皮 12g　　桂枝 12g　　　桑椹子 12g

　　　　山楂 15g　　　鸡内金 12g　白芍 15g　　　龙骨 15g

服上方 5 剂，患者心悸消失，已无不适感，查血压 95/70mmHg。患者精力充沛，四肢有力，纳食有佳，正常上班，门诊复诊，二年无异常。

医案2

患者姓名：杨某，性别：女，年龄：45 岁。就诊时间：2006.07.24。

主诉：四肢乏力 1 个月。

现病史：患者 1 个月前无明显原因而出现四肢酸困无力，双下肢肿胀不适，纳差不思饮食，在外院门诊按水饮证治疗，服用健脾丸和金水宝胶囊，四肢酸困无力较前好转，但双下肢肿胀不适同前，且眼睑胀满不适，四肢怕冷，又自行服用金匮肾气丸月余，效不佳。来诊时见患者情绪激怒。

查体：面浮肢肿，指压有凹陷，胸闷，气短，时有心慌。纳差不思饮食，二便通畅，舌淡胖苔白，脉濡缓，血压：80/60mmHg。

中医诊断：虚劳。

证候诊断：脾肾阳亏，气化失司。

治疗方法：温补脾肾，利水渗湿。

处方：生黄芪 15g　　党参 10g　　云苓 15g　　炒白术 15g

半夏 12g	陈皮 10g	大腹皮 15g	桂枝 12g
鸡血藤 15g	砂仁 10g^(后下)	山楂 15g	鸡内金 12g
黑附片 10g			

7剂，水煎服，水煎取汁400ml，分早晚温服，日1剂。

二诊：服上方7剂后，患者四肢酸困无力，畏寒肢冷，明显好转，面浮肢肿，较前减轻，尿量较前明显增多，但仍肿胀不适，舌淡胖苔白润，脉濡缓，嘱继续服用，效不更方。

连服14剂后，患者诸症已消，可肢肿不适仍存，对于此证，不应心灰意冷，变化他法，应就此途用法，虽患者水肿未消如前，但对于阳虚火肿，只有阳气复，才能水去肿消，调方如下：

云苓 15g	桂枝 12g	炒白术 15g	党参 12g
黄芪 15g	防己 10g	大腹皮 15g	桂枝 12g
仙灵脾 15g	砂仁 10g^(后下)	山楂 12g	鸡内金 12g

服用上方10剂后，患者已无明显不适感，肢肿已消，畏寒肢冷，乏困无力已去，血压100/70mmHg，门诊随访，半年来未再发病，就此告愈。

按语：低血压病多见头晕、心慌、困乏，纳呆诸症，可归属于中医"虚劳"、"眩晕"、"惊悸"等病症范畴，此病病程长，迁延日久，治疗多用温补之法，故当应注意虚不受补的情况出现。故方药中常配用醒脾助运之药物，还应注意适当缓图，故应较长时期观察调治，方能疗效明显，不可图速。

第八章　病毒性心肌炎医案

医案 1

患者姓名：王某某，性别：男，年龄：28岁。就诊时间：2008.03.07。

主诉：阵发性心慌1个月。

现病史：1个月前患者感冒后出现发作性心慌不适，活动后加重，曾在外院检查提示诊断为病毒性心肌炎，给予休息营养心肌等治疗后疗效欠佳。后转入我院门诊治疗。目前乏力，心慌胸闷气短。

既往史：否认肝炎、结核等传染病史，预防接种史不详。否认高血压、糖尿病史。否认外伤、手术及输血史。过敏史：否认药物、食物及花粉等过敏史。

体格检查：血压 110/60mmHg，神志清，精神差，面色暗红，营养中等，发育正常，形体中等，全身皮肤及巩膜无黄染，浅表淋巴结未及肿大。双瞳孔等大等圆，对光反射灵敏。咽红，无充血，双扁桃体无肿大。颈软无抵抗，气管居中，甲状腺不大。胸廓对称，双肺呼吸音清，未闻及干湿啰音。叩诊心界不大，心率 84 次/分，律齐，各瓣膜听诊区未闻及病理性杂音。腹软，无压痛及反跳痛，肝脾肋下未及，双肾区无叩击痛，双下肢无水肿。舌淡红，苔薄白，脉沉细涩。

辅助检查：心电图：窦性心律，部分导联 T 波低平。

中医诊断：心悸。

证候诊断：气滞血瘀。

西医诊断：病毒性心肌炎。

治法：理气活血养心安神。

处方：醋柴胡 12g　　郁金 12g　　　太子参 12g　　柏子仁 12g
　　　黄精 12g　　　黄芩 10g　　　元胡 12g　　　丹参 12g
　　　佛手 12g　　　赤芍 12g　　　茯神 12g　　　生甘草 3g
　　　石斛 12g　　　知母 9g

7 剂，水煎取汁 400ml，分早晚温服，日 1 剂。

二诊（2008.03.14）：心慌乏力减轻。舌淡红，苔薄白，脉沉细。

处方：原方去柏子仁，加路路通 12g，芦根 12g，龙齿 12g，14 剂。

煎服法：上方水煎取汁 400ml，分早晚温服，日 1 剂。

三诊（2008.05.12）：血压 94/70mmHg，口干，舌质红，苔薄白，脉细数。心慌胸闷气短消失。

处方：太子参 12g　　五味子 12g　　麦冬 12g　　　黄精 12g
　　　柏子仁 12g　　元胡 12g　　　苏木 12g　　　龙齿 12g
　　　丹参 12g　　　赤芍 12g　　　生地 12g　　　知母 10g
　　　生甘草 3g

治疗 6 月，上方随症加减调整，后患者口服枣仁宁心胶囊，心慌乏力气短等不适消失。胸闷痛缓解，室内外活动无特殊不适，饮食及休息好转。

按语：该患者中医辨证属心悸范畴，四诊合参，属气滞血瘀。治疗理气活血为主，适当可加用龙齿、夜交藤、茯神等安神之品。病情发展变化至后期，可能出现气阴亏虚之象时重点在于益气养阴，选用太子参、五味子、麦冬、芦根、生地、知母等养阴之品。灵活辨证，合理选方用药，才能疗效可靠。

医案 2

患者姓名：徐某，性别：男，年龄：25 岁。就诊时间：2009.08.20。

主诉：阵发性心慌乏力 3 个月。

现病史：3 个月前患者淋雨感冒后出现发作性心慌不适，活动后加重，伴乏力，休息时无特殊不适，曾在外院检查提示诊断为病毒性心肌炎，给予休息、辅酶 Q10、肌苷片口服并果糖营养心肌等治疗后疗效欠佳。后转入我院门诊治疗。目前乏力，心慌，活动后加重伴气短。

既往史：否认肝炎、结核等传染病史，预防接种史不详。否认高血压、糖尿病史。否认外伤、手术及输血史。过敏史：否认药物、食物及花粉等过敏史。

体格检查：血压 110/70mmHg，神志清，精神差，面色暗红，营养中等，发育正常，形体中等，全身皮肤及巩膜无黄染，浅表淋巴结未及肿大。双瞳孔等大等圆，对光反射灵敏。咽红，无充血，双扁桃体无肿大。颈软无抵抗，气管居中，甲状腺不大。胸廓对称，双肺呼吸音清，未闻及干湿啰音。叩诊心界不大，心率 90 次/分，律齐，各瓣膜听诊区未闻及病理性杂音。腹软，无压痛及反跳痛，肝脾肋下未及，双肾区无叩击痛，双下肢无水肿。舌淡红，苔薄白，脉细涩。

辅助检查：心电图：窦性心律，部分导联 T 波低平。

中医诊断：心悸。

证候诊断：气滞血瘀。

西医诊断：病毒性心肌炎。

治法：理气活血养心安神。

处方：
醋柴胡 12g	郁金 12g	枳壳 12g	太子参 12g
元胡 12g	丹参 12g	红花 10g	生薏苡仁 12g
苏木 12g	桑寄生 12g	知母 10g	泽泻 12g
白芍 12g			

7 剂，水煎取汁 400ml，分早晚温服，日 1 剂。

二诊（2009.09.03）：心慌减轻，乏力不适。舌淡红，苔薄白，脉细涩。

处方：（1）心肌舒康，每次 3 粒，3 次/日。

（2） 芦根 12g　　　玄参 12g　　　麦冬 12g　　　橘红 12g

忍冬藤 12g　　大血藤 12g　　太子参 12g　　全瓜蒌 12g

苏木 12g　　　丹参 12g　　　红花 10g　　　生薏苡仁 12g

盐泽泻 12g　　炙甘草 12g

14 剂，水煎取汁 400ml，分早晚温服，日 1 剂。

治疗 4 月，上方随症加减调整，后患者口服心肌舒康，心慌乏力气短等不适消失。活动后无特殊不适。

按语： 该患者中医辨证属心悸范畴，四诊合参，属气滞血瘀。治疗理气活血为主。后患者乏力等，分析属湿邪阻络，伤及气阴，并气血亏虚，气阴亏虚，心脉失养，故心悸等，治疗可益气养阴并活血祛湿通络，故选用芦根、玄参、麦冬等益气养阴，大血藤、薏苡仁等祛湿通络。

医案 3

患者姓名：戴某某，性别：女，年龄：14 岁。就诊时间：2011.04.25。

主诉：阵发性心慌乏力伴咳嗽咯痰 2 周。

现病史：2 周前受凉感冒后出现发作性心慌不适，活动后加重，伴咳嗽咯痰痰色白，曾在外院检查提示诊断为病毒性心肌炎，给予休息、辅酶Q10、营养心肌等治疗后疗效欠佳。目前乏力，心慌，活动后加重伴气短，咳嗽咯痰。

既往史：否认肝炎、结核等传染病史，预防接种史不详。否认高血压、糖尿病史。否认外伤、手术及输血史。过敏史：否认药物、食物及花粉等过敏史。

体格检查：血压 100/60mmHg，神志清，精神差，面色淡红，营养中等，发育正常，形体中等，全身皮肤及巩膜无黄染，浅表淋巴结未及肿大。双瞳孔等大等圆，对光反射灵敏。咽红，无充血，双扁桃体无肿大。颈软无抵抗，气管居中，甲状腺不大。胸廓对称，双肺呼吸音清，未闻及干湿啰音。心率88 次/分，律齐，各瓣膜听诊区未闻及病理性杂音。腹软，无压痛及反跳痛，肝脾肋下未及，双肾区无叩击痛，双下肢无水肿。舌淡红，苔薄白，脉弦滑。

辅助检查：心电图：窦性心律，部分导联 T 波低平。

中医诊断：心悸。

证候诊断：气阴亏虚兼血瘀。

西医诊断：病毒性心肌炎。

治法：益气养阴活血兼理气化痰。

处方：芦根12g　　北沙参12g　　苦杏仁12g　　川贝母12g

　　　橘红12g　　　玄参12g　　　半枝莲12g　　白花蛇舌草12g

　　　麦冬12g　　　枳壳12g　　　甘草6g　　　　知母10g

　　　丹参12g

7剂，水煎取汁300ml，分早晚温服，日1剂。

治疗1周后患者咳嗽咯痰消失，仅气短，后治疗以益气养阴为主，治疗2月，后患者口服心肌舒康，心慌乏力气短等不适消失。活动后无特殊不适。

按语：病毒性心肌炎属于祖国医学"心悸"、"怔忡"、"胸痹"等病的范畴。中医认为：该病多起于外感时邪，内犯于心，热伤心肌，耗气伤阴，心失所养，使心脏搏动失其常度，心络瘀阻，痰浊湿热互结。心肌舒康胶囊组方设计独特，结构合理，融辨证思路与个人经验于一体，针对病毒性心肌炎的主要病理变化——气阴虚损，毒瘀蕴结，本虚标实的特点而组成（黄芪、生地、蚤休、白菊花、知母、赤芍、炙甘草、泽兰、酸枣仁、龙齿）。方中以黄芪、生地益心气、养心阴、强心扶其本；蚤休、白菊花清解心营蕴瘀之邪毒，祛邪以治其标；以泽兰化瘀通脉；酸枣仁、龙齿养心安神调复脉律。故全方具有益心气、养心阴、解毒化瘀、通脉复律之功能，标本同治之效用。

医案4

患者姓名：程某，性别：女，年龄：33岁。就诊时间：2009.05.25。

主诉：阵发性胸闷心慌气短1个月。

现病史：1个月前感冒后出现发作性胸闷心慌气短不适，活动后加重，曾在外院检查提示诊断为病毒性心肌炎，给予休息、辅酶Q10、营养心肌等治疗后疗效欠佳。目前胸闷心慌气短，活动后加重，闷闷不乐。

既往史：否认肝炎、结核等传染病史，预防接种史不详。否认高血压、糖尿病史。否认外伤、手术及输血史。过敏史：否认药物、食物及花粉等过敏史。

体格检查：血压110/70mmHg，神志清，精神差，面色淡红，营养中等，发育正常，形体中等，全身皮肤及巩膜无黄染，浅表淋巴结未及肿大。双瞳孔等大等圆，对光反射灵敏。咽红，无充血，双扁桃体无肿大。颈软无抵抗，气管居中，甲状腺不大。胸廓对称，双肺呼吸音清，未闻及干湿啰音。心率90次/分，律齐，各瓣膜听诊区未闻及病理性杂音。腹软，无压痛及反跳痛，肝脾肋下未及，双肾区无叩击痛，双下肢无水肿。舌淡红，苔薄白，脉弦涩。

辅助检查：心电图：窦性心律，大致正常。

中医诊断：胸痹。

证候诊断：气阴亏虚兼血瘀。

西医诊断：病毒性心肌炎。

治法：宽胸理气兼益气养阴活血。

处方：（1）生脉口服液，每次1支，每日3次。

（2）心肌舒康，每次2粒，每日3次。

（3）柴胡12g　　　生黄芪12g　　　黄精12g　　　茯苓12g

　　　炒白术12g　　　枳壳12g　　　石斛12g　　　全瓜蒌12g

　　　苏木12g　　　知母10g　　　合欢皮12g　　　鸡内金12g

　　　砂仁10g

7剂，上方水煎取汁400ml，分早晚温服，日1剂。

二诊（2009.06.04）：患者胸闷明显缓解，仍气短。舌淡红，苔薄白，脉弦。

处方：醋柴胡12g　　　炒山药12g　　　元胡12g　　　郁金12g

　　　黄精12g　　　茯苓12g　　　炒白术12g　　　枳壳12g

　　　石斛12g　　　全瓜蒌12g　　　苏木12g　　　知母10g

　　　合欢皮12g　　　鸡内金12g　　　砂仁10g

7剂，上方水煎取汁400ml，分早晚温服，日1剂。

复诊6次，原方加减调整治疗2月，患者胸闷心慌气短消失，活动无特殊不适。

按语：病毒性心肌炎属于祖国医学"心悸"、"怔忡"、"胸痹"等病的范畴。本例患者表现为胸痹，辨证属气阴亏虚兼血瘀，治疗理气活血，兼益气养阴。方中柴胡、郁金、合欢皮、元胡、全瓜蒌理气活血通络，黄芪、山药、黄精、石斛、知母养阴。辨证准确，用药精当，疗效确切。

医案5

患者姓名：杨某某，性别：女，年龄：5岁。就诊时间：2008.12.01。

主诉：阵发性气短 1 周。

现病史：1 周前小孩感冒发热后出现发作性气短不适，活动后加重，曾在某县医院检查考虑病毒性心肌炎，患者为求中医药治疗。目前患者活动后气短，全身乏力，纳差，夜休差，易哭闹，偶有咳嗽。

既往史：否认肝炎、结核等传染病史，按计划预防接种史。否认外伤、手术及输血史。过敏史：否认药物、食物及花粉等过敏史。

体格检查：血压 100/60mmHg，神志清，精神较差，面色淡红，营养中等，发育正常，形体中等，全身皮肤及巩膜无黄染，浅表淋巴结未及肿大。双瞳孔等大等圆，对光反射灵敏。咽红，无充血，双扁桃体无肿大。颈软无抵抗，气管居中，甲状腺不大。胸廓对称，双肺呼吸音清，未闻及干湿啰音。心率 108 次/分，律齐，各瓣膜听诊区未闻及病理性杂音。腹软，无压痛及反跳痛，双下肢无水肿。舌淡红，苔薄白，脉细弱。

辅助检查：心电图：窦性心律不齐，心动过速 108 次/分。

中医诊断：心悸。

证候诊断：气阴亏虚。

西医诊断：病毒性心肌炎。

治法：益气养阴活血。

处方：

芦根 6g	半枝莲 6g	北沙参 6g	橘红 6g
丹参 6g	赤芍 6g	黄精 6g	生薏苡仁 6g
煅龙齿 6g	知母 6g	生地 6g	甘草 3g

10 剂，水煎取汁 200ml，分早晚温服，日 1 剂。

二诊（2008.12.12）：咳嗽气短减轻，夜休好转，舌淡红，苔薄白，脉细弱。原方去赤芍，加忍冬藤 6g，7 剂，水煎服。

复诊 4 次，治疗 2 月，后口服心肌舒康，患者气短消失，活动无特殊不适，夜休好转，饮食好转。

按语：病毒性心肌炎属于祖国医学"心悸"、"怔忡"、"胸痹"等病的范畴。中医认为：该病多起于外感时邪，内犯于心，热伤心肌，耗气伤阴，心失所养，使心脏搏动失其常度，心络瘀阻，痰浊湿热互结。本例患者发病时间较短，在益气养阴治本基础上，加用半枝莲、忍冬藤等清热解毒，橘红止咳，煅龙齿镇静安神。

医案 6

患者姓名：袁某，性别：女，年龄：5 岁。就诊时间：2008.11.27。

主诉：阵发性气短 2 周。

现病史：2 周前小孩发热后出现发作性气短不适，活动后加重，曾在当地检查考虑病毒性心肌炎，经休息等治疗后疗效欠佳。为求中医药治疗。目前患者活动后气短，全身乏力，纳差。

既往史：否认肝炎、结核等传染病史，按计划预防接种史。否认外伤、手术及输血史。过敏史：否认药物、食物及花粉等过敏史。

体格检查：血压 100/60mmHg，神志清，精神较差，面色淡红，营养中等，发育正常，形体中等，全身皮肤及巩膜无黄染，浅表淋巴结未及肿大。双瞳孔等大等圆，对光反射灵敏。咽红，无充血，双扁桃体无肿大。颈软无抵抗，气管居中，甲状腺不大。胸廓对称，双肺呼吸音清，未闻及干湿啰音。心率 110 次/分，律齐，各瓣膜听诊区未闻及病理性杂音。腹软，无压痛及反跳痛，双下肢无水肿。舌淡红，苔薄白，脉细弱。

辅助检查：心电图：窦性心律不齐，心动过速 110 次/分。

中医诊断：心悸。

证候诊断：气阴亏虚。

西医诊断：病毒性心肌炎。

治法：益气养阴活血。

处方：

生地 6g	麦冬 6g	元参 6g	桔梗 6g
红藤 6g	枳壳 6g	鸡内金 6g	赤芍 6g
丹参 6g	忍冬藤 6g	知母 6g	甘草 3g

14 剂，水煎取汁 200ml，分早晚温服，日 1 剂。

二诊（2008.12.12）：仍气短，舌淡红，苔薄白，脉细弱。

麦冬 6g	元参 6g	红藤 6g	忍冬藤 6g
丹参 6g	赤芍 6g	枳壳 6g	知母 6g
生黄芪 6g	甘草 3g	北沙参 6g	牡丹皮 6g
芦根 6g	生薏苡仁 6g		

复诊 8 次，治疗 2 月，患者气短消失，活动无特殊不适，饮食好转。

按语：病毒性心肌炎属于祖国医学"心悸"、"怔忡"、"胸痹"等病的范畴。中医认为：该病多起于外感时邪，内犯于心，热伤心肌，耗气伤阴，心失所养，使心脏搏动失其常度，心络瘀阻，痰浊湿热互结。本方生地、麦冬、元参、北沙参、生黄芪等益气养阴，丹参、赤芍活血通络，忍冬藤、牡丹皮、薏苡仁等清热解毒。附：忍冬藤清热，解毒，通络。牡丹皮清热，凉血，和血，消瘀。红藤活血调经补血通络安神。薏苡仁利水消肿，健脾祛湿，舒经除痹，清热排脓。

医案7

患者姓名：于某，性别：女，年龄：17岁。就诊时间：2009.06.26。

主诉：心慌、头晕5年。

现病史：5年前突然出现心慌、头晕，手脚发抖并发凉，在外院查心电图：频发（三联律）房性早搏。经营养心肌后缓解，查心肌酶谱（－），血压正常。2009年3月至就诊时发病3次，发病同首发症状，并感有心脏悬飘感和咳嗽。

查体：血压80/60mmHg。听诊心律齐，心率87次/分。舌红，苔少，脉细弱。

辅助检查：动态心电图：窦性心律不齐，房性早搏呈三联律，T波改变。甲功（－），肝功（－）。

处方：（1）心肌舒康，每次2粒，3次/日。

（2）生脉口服液，每次1支，3次/日。

（3）柴胡12g　　郁金12g　　太子参12g　　玄参12g
　　黄芪12g　　黄精12g　　夏枯草12g　　知母9g
　　茯神12g　　百合12g　　龙齿12g　　　生甘草3g

14剂，上方水煎取汁400ml，分早晚温服，日1剂。

二诊（2009.07.10）：前症轻，早搏减少，偶有头昏，眠差，余（－），听心律齐，心率70次/分。

处方：上方去百合加夜交藤12g，麦冬12g，10剂水煎服，余治疗同前。

三诊（2009.7.24）：患者心慌头晕消失，嘱口服心肌舒康巩固治疗。随访3月，病情稳定。

按语：病毒性心肌炎属于祖国医学"心悸"、"怔忡"、"胸痹"等病的范畴。该病多起于外感时邪，内犯于心，挫伤心肌，耗气伤阴，心失所养，心搏失常，心络瘀阻，痰浊湿热互结。张老师以益心气，养心阴，安心神等，又以夏枯草、玄参清泄肝胃实热；治疗该病多用心肌舒康与生脉口服液联合应用，配合柴胡生脉饮加减治疗，多取得良好疗效。

医案8

患者姓名：李某某，性别：女，年龄：28岁。就诊时间：2010.03.01。

主诉：胸闷头痛，伴低热、心悸气短1个月。

病史：1个月前出现胸闷头痛，伴心悸气短，夜难入寐，持续低热已1周余。患者面色潮红，舌红，苔薄白，脉数。

辅助检查：心电图示：频发房性早搏，ST－T异常改变。生化检查：心肌酶、病毒抗体均高于正常值。

中医诊断：心悸。

证候诊断：热毒炽盛，气阴损伤。

西医诊断：病毒性心肌炎并发心律失常。

治法：清热解毒，扶正祛邪。

处方：（1）心肌舒康，每次2粒，3次/日。

（2）太子参12g　　玄参12g　　　柴胡12g　　　郁金12g

　　　北沙参9g　　　丹参9g　　　半枝莲9g　　　虎杖9g

　　　炒桑枝9g　　　板蓝根15g　　黄连6g　　　　生甘草6g

14剂，水煎服，水煎取汁400ml，早晚温服，日1剂。

二诊（2010.03.15）：患者诉：低热已除，余症均见好转。舌淡红，苔薄白，脉细弦。心电图示：偶发房性早搏，ST－T异常改变。

处方：芦根15g　　　郁金12g　　　炒柴胡12g　　煅龙齿12g

　　　酸枣仁12g　　　茯苓15g　　　太子参15g　　川朴10g

　　　丹参10g　　　　白术10g　　　佛手10g　　　柏子仁10g

　　　生甘草10g

14剂，水煎服，水煎取汁400ml，早晚温服，日1剂。

三诊（2010.03.29）：患者诉：服药后诸症消失，精神明显改善。复查心电图、心肌酶基本恢复正常。

按语： 心律失常属于中医"心悸"、"怔忡"等范畴。其病机是本虚标实，本虚为心阴不足，心气亏虚，心失所养；标实为热毒损伤，痰湿内停，瘀血阻滞，而致心血瘀阻，脉络不畅。往往表现为虚实夹杂，然而本虚是本病的发病基础，标实是外邪侵袭或因虚致实之病理产物。遣方用药常选用北沙参滋阴，太子参补气养阴，玄参养阴清热，丹参祛瘀凉血，柴胡、郁金疏肝理气，清除余热。以此为主，气虚者加黄精、黄芪，血压高者加天麻、钩藤，高脂血症者加草决明、山楂，痰浊闭阻者加薤白、清半夏。以此组方治疗每获卓效。

医案9

患者姓名：潘某某，性别：男，年龄：28岁。就诊时间：2009.09.12。

主诉：心前区憋闷2年，加重2个月。

病史：既往心肌炎病史2年。近2个月劳累后症状加重。8月15日外院查心脏ECT：左室心肌血流灌注基本正常，心肌损害。曾用"极化液、果糖"静点1周。

查体：舌淡，苔白，脉沉细缓。听诊：心律齐，心率54次/分。

中医诊断：胸痹。

证候诊断：气阴亏虚。

治法：益气养阴。

处方：（1）心肌舒康，每次3片，3次/日。

（2）生脉口服液，每次1支，3次/日。

（3）太子参15g　　　五味子10g　　　麦冬10g　　　生地12g

　　　熟地12g　　　　知母10g　　　　丹参12g　　　赤芍12g

　　　仙茅12g　　　　仙灵脾12g　　　桑寄生12g　　怀牛膝12g

7剂，水煎服，水煎取汁400ml，早晚温服，日1剂。

二诊（2009.09.20）：诉胸闷、气短好转，无明显不适感。听诊：心律齐，心率58次/分。舌淡，苔薄白，脉缓。

处方：上方去怀牛膝，加黄精15g，路路通12g。7剂，水煎服。

复诊3次，上方随症加减，患者心前区不适缓解，随访2月，病情稳定。

按语：冠心病心律失常在临床表现多为心悸、胸闷，眩晕、乏力、失眠等，脉象上可见数（促）、迟（结、代）脉，属中医"心悸、怔忡"范畴。张老师指出心律失常者脉象一般具有热数寒迟的特性，数脉多见阴虚火旺，治以养阴清心，安神宁心；或见胃火上炎，心神不安，治以养心清胃，宁心安神；或见肝火亢盛，母病及子，肝升泄太过，心火随之亢盛，心肾不济，治以滋阴潜阳，清心安神；迟脉多见阳虚寒凝气滞，病位在心，涉及脾肾两脏，治以温阳散寒行气为主，方中多用太子参、黄精、仙茅、仙灵脾、桑寄生、菟丝子等。

医案10

患者姓名：葛某，性别：女，年龄：35岁。就诊时间：2011.03.17。

主诉：心慌气短 3 个月。

现病史：阵发性心慌气短 3 个月，心率最快 106 次/分，经外院治疗目前仍心慌气短，自测心率 90 次/分，为求中医药治疗。现症见心慌气短乏力，偶有心前区疼痛，偶头晕胸闷，食纳可，眠差，多梦。

既往史：否认肝炎、结核等传染病史，预防接种史不详。否认高血压、糖尿病史。否认外伤、手术及输血史。过敏史：否认药物、食物及花粉等过敏史。

体格检查：血压 110/70mmHg，神志清，精神差，面色暗红，营养中等，发育正常，形体中等，全身皮肤及巩膜无黄染，浅表淋巴结未及肿大。双瞳孔等大等圆，对光反射灵敏。咽红，无充血，双扁桃体无肿大。颈软无抵抗，气管居中，甲状腺不大。胸廓对称，双肺呼吸音清，未闻及干湿啰音。叩诊心界不大，心率 84 次/分，律齐，各瓣膜听诊区未闻及病理性杂音。腹软，无压痛及反跳痛，肝脾肋下未及，双肾区无叩击痛，双下肢无水肿。舌暗红，苔白润，脉沉细。

辅助检查：甲功、心肌酶谱未见异常，心脏彩超提示心内结构及各心腔大小未见异常，室壁振幅未见异常，心肌舒张期顺应性正常，收缩功能正常，彩色血流未见异常。心向量大致正常，下壁异常。

中医诊断：心悸。

证候诊断：气阴亏虚。

治法：益气养阴。

处方：（1）心肌舒康，每次 3 粒，3 次/日。

（2）辅酶 Q10 胶囊，每次 10mg，3 次/日。

（3）芦根 12g　　　太子参 10g　　　麦冬 10g　　　五味子 10g

元胡 10g　　　　　丹参 10g　　　　生甘草 6g

3 剂，水煎取汁 400ml，早晚温服，日 1 剂。

二诊（2011.3.21）：药后症轻，平静时无不适，紧张时不适明显。

处方：原方去丹参加龙齿 10g，灵芝 10g，黄精 10g，赤芍 10g，合欢皮 12g。7 剂，水煎取汁 400ml，早晚温服，日 1 剂。

三诊（2011.3.28）：药后仍乏力心悸气短，心里发热感，舌尖溃疡，烦躁急躁，颜面手心发热，双足欠温，二便调，多梦，嗜睡，月经延后 5～7 天，舌红，苔白厚腻，脉沉细，血压 90/60mmHg，心律齐，心率 78 次/分。

处方：（1）心肌舒康，每次 3 粒，3 次/日。

（2）芦根 15g　　　　北沙参 12g　　　　半枝莲 12g　　　知母 9g

　　夏枯草 12g　　　麦冬 12g　　　　　玄参 12g　　　　佛手 12g

　　女贞子 12g　　　旱莲草 12g　　　　龙齿 12g

7 剂，水煎服，水煎取汁 400ml，早晚温服，日 1 剂。

四诊（2011.4.11）：不适减轻，停药后复发，3 天前外感咽痛，流清涕，胸闷心慌，食纳可，眠差，多梦，易醒，大便调，小便色黄，心率 93次/分，末次月经 2011 年 3 月 1 日。

处方：（1）心肌舒康，每次 4 粒，3 次/日。

（2）芦根 15g　　　　元胡 15g　　　　石斛 12g　　　　北沙参 12g

　　半枝莲 12g　　　百合 12g　　　　枣仁 12g　　　　夏枯草 12g

　　桑白皮 12g　　　白花蛇草 12g　　赤芍 12g　　　　生甘草 3g

　　丹参 12g

7 剂，水煎取汁 400ml，分早晚温服，日 1 剂。

五诊（2011.04.18）：感冒症状改善，现偶有心慌气短情绪紧张时易发，咽喉干燥，鼻塞，打喷嚏，眠可，纳可，大便 3～4 次/天，小便色黄，末次月经 4 月 1 日，月经量少质色可，舌苔薄黄，脉沉弦，心率 76 次，律整齐。

处方：上方去百合，加玄参 12g，龙齿 12g，白芍 10g，7 剂。

六诊（2011.04.25）：现偶有咳嗽，干咳，偶有心慌，咽干，眠差梦多，气短，大便 3～4 次，心率 79 次/分，律整齐。

处方：四诊方去桑白皮、百合，加玄参 12g，橘红 12g，龙齿 12g，10剂。1 周后复诊，咳嗽及心慌缓解，夜休好转，室内活动无心慌气短不适。

按语：该患者心慌气短，四诊合参，属中医心悸范畴，证属气阴亏虚，故治疗以益气养阴贯穿治疗始终。应用龙齿等镇静安神。病久入络，瘀血内生，后在原方基础加用丹参、赤芍等活血化瘀之品。后因感冒后热毒蕴结，故加用桑白皮、白花蛇草等清热解毒。后以心肌舒康胶囊益心气、养心阴、解毒化瘀、通脉复律，标本同治，取得较好疗效。

医案 11

患者姓名：闫某，性别：男，年龄：29 岁。就诊时间：2010.02.19。

主诉：胸闷气短心慌半年。

现病史：半年前患者出现胸闷气短心慌，活动后加重，平素精神压力大。发病前有外感史，症状遇天气不好时加重，夜休差。外院检查考虑病毒性心肌炎。

既往史：否认肝炎、结核等传染病史，预防接种史不详。否认高血压、糖尿病史。否认外伤、手术及输血史。过敏史：否认药物、食物及花粉等过敏史。

体格检查：血压120/70mmHg，精神差，面色暗红，营养中等，发育正常，形体中等，全身皮肤及巩膜无黄染，浅表淋巴结未及肿大。双瞳孔等大等圆，对光反射灵敏。咽红，无充血，双扁桃体无肿大。颈软无抵抗，气管居中，甲状腺不大。胸廓对称，双肺呼吸音清，未闻及干湿啰音。听诊心率72次/分，律不齐，可闻及早搏4次/分。各瓣膜听诊区未闻及病理性杂音。腹软，无压痛及反跳痛，肝脾肋下未及，双肾区无叩击痛，双下肢无水肿。舌淡红，苔薄白，脉细涩。

辅助检查：2009年12月12日心肌酶谱（－），2010年1月18日心电图：不完全性右束支传导阻滞，部分导联ST－T异常改变。

2010年2月19日复查心电向量心室晚电位提示：不完全性右束支传导阻滞，下壁异常。

中医诊断：心悸。

证候诊断：气阴亏虚兼血瘀。

西医诊断：病毒性心肌炎。

治法：益气养阴兼活血。

处方：（1）心肌舒康胶囊，每次3片，日3次。

（2）枣仁宁心胶囊，每次2片，日3次。

（3）柴胡12g	生地12g	忍冬藤12g	煅龙齿12g
夏枯草12g	北沙参12g	玄参12g	麦冬12g
五味子12g	丹参12g	红花12g	桑椹12g
知母10g			

7剂，水煎取汁400ml，分早晚温服，日1剂。

二诊（2010.03.29）：病史同前，服药症轻，现偶有胸闷咽干，余无其他不适，食纳可，眠差多梦，二便调，心率74次/分，律整齐。舌淡红，苔薄白，脉细。中药汤剂原方加芦根15g，石斛15g，14剂。

三诊（2010.05.28）：胸闷气短减轻，舌淡红，苔薄白，脉细。处方同二诊，7剂。

四诊（2010.09.20）：心慌口干，偶有气短，左手发麻，食纳可，多梦，二便调。舌淡红，苔薄白，脉细。十二导联心电图示：不完全性右束支传导阻滞，部分导联 ST-T 异常改变（ST 段 Ⅱ.Ⅲ.aVF 下移）。

处方：（1）心肌舒康，每次3片，3次/日。

（2）柏子养心丸，每次1粒，3次/日。

五诊（2010.10.15）：症轻，偶有心慌气短咽干，左手发麻食纳可，夜休可，梦少，活动后头晕，二便调。查心肌酶谱及肌钙蛋白阴性。心律齐，心率72次/分。舌淡红，苔薄白，脉细。

处方：心肌舒康，每次2片，3次/日。

六诊（2011.01.10）：患者口干，余无特殊不适。舌淡红，苔薄白，脉细。

处方：芦根 10g　　太子参 10g　　麦冬 10g　　五味子 10g
　　　　玄参 10g　　半枝莲 10g

14剂，水煎取汁 400ml，分早晚温服，日1剂。

七诊（2011.04.18）：偶有心慌气短，眠差多梦，食纳可。

处方：芦根 10g　　北沙参 10g　　玄参 10g　　知母 10g
　　　　白及 10g　　白芍 10g　　夏枯草 10g　　半枝莲 10g
　　　　生甘草 6g

7剂，水煎取汁 400ml，分早晚温服，日1剂。

随访2月，患者胸闷心慌气短消失，病情稳定。

按语：病毒性心肌炎属于祖国医学"心悸"、"怔忡"、"胸痹"等病的范畴。中医认为：该病多起于外感时邪，内犯于心，热伤心肌，耗气伤阴，心失所养，使心脏搏动失其常度，心络瘀阻，痰浊湿热互结。故治疗可益气养阴为主，心络瘀阻时加用活血化瘀之品，痰浊湿热时加用清热解毒之品。临床灵活加减选方用药。

第九章　病态窦房结综合证医案

医案1

患者姓名：温某某，性别：男，年龄：68岁。就诊时间：2009.03.23。

主诉：发作性心慌乏力头晕3个月。

现病史：3个月前患者出现心慌乏力头晕，曾查24小时心电图提示病态窦房结综合征，快－慢综合征。入院时症见：心悸不安，胸闷气短，乏力，面色苍白，畏寒肢冷，腰膝酸软，烦躁易怒。

既往史：否认肝炎、结核等传染病史，预防接种史不详。否认高血压、糖尿病史。否认外伤、手术及输血史。过敏史：否认药物、食物及花粉等过敏史。

体格检查：血压110/80mmHg，神志清，精神差，面色苍白，营养中等，发育正常，形体中等，全身皮肤及巩膜无黄染，浅表淋巴结未及肿大。双瞳孔等大等圆，对光反射灵敏。咽红，无充血，双扁桃体无肿大。颈软无抵抗，气管居中，甲状腺不大。胸廓对称，双肺呼吸音清，未闻及干湿啰音。叩诊心界不大，心率54次/分，律齐，心音低钝，各瓣膜听诊区未闻及病理性杂音。腹软，无压痛及反跳痛，肝脾肋下未及，双肾区无叩击痛，双下肢无水肿。舌质紫暗，苔薄白，脉细弱。

辅助检查：心电图：窦性心律，心动过缓，54次/分，心肌缺血。

中医诊断：心悸。

证候诊断：心肾阳虚兼血瘀。

西医诊断：病态窦房结综合征（快－慢型）。

治法：温补心肾，益气，宽胸活血通络。

处方：

柴胡12g	郁金12g	全瓜蒌12g	檀香12g
苏木12g	太子参12g	佛手12g	鸡内金12g
砂仁10g	元胡12g	巴戟天12g	仙灵脾12g
茯神12g	红花10g	赤芍12g	

7剂，水煎服，水煎取汁400ml，分早晚温服，日1剂。

二诊（2009.03.30）：心慌乏力减轻，胸闷气短减轻。舌紫暗，苔薄白，脉细弱。心电图：心率 62 次/分。

处方：石斛 15g　北沙参 12g　厚朴 12g　柴胡 12g
　　　郁金 12g　全瓜蒌 12g　夏枯草 12g　知母 10g
　　　苏木 12g　红花 10g　丹参 12g　枳壳 12g
　　　合欢皮 12g

20 剂，水煎服，水煎取汁 400ml，分早晚温服，日 1 剂。

三诊（2009.04.24）：患者胸闷气短减轻，心烦头晕乏力好转。舌暗红，苔薄白，脉细弱。

处方：心素泰胶囊，每次 3 粒，3 次/日。

治疗 4 月，上方随症加减调整，并坚持口服本院制剂心素泰胶囊，患者心慌头晕胸闷乏力缓解，腰膝酸软消失。随访病情稳定。

按语：本病属中医心悸范畴。中医辨证属心肾阳虚兼血瘀。心阳虚，心失温阳，故心悸不安。心阳虚衰，血液运行迟缓，肢体失于温煦，故形寒肢冷，脑失所养，故头晕。心阳不足，鼓动无力，故脉象虚弱。故治疗重在温补肾阳。本方中巴戟天、仙灵脾等温补肾阳，红花、赤芍等活血通络。柴胡、郁金疏肝理气宽胸。

医案 2

患者姓名：唐某某，性别：男，年龄：62 岁。就诊时间：2009.03.12。

主诉：发作性心慌头晕，伴眼前发黑乏力半年。

现病史：2008 年 8 月患者出现头晕心慌乏力，伴眼前发黑，曾查 24 小时心电图提示病态窦房结综合征、快慢综合征，最快心率 112 次/分，最慢心率 31 次/分，2 秒以上间歇 233 次，建议起搏器治疗，患者拒绝。后来我院国医馆就诊。患者畏寒肢冷，小便不利，神疲乏力，腰膝酸软。

既往史：否认肝炎、结核等传染病史，预防接种史不详。否认高血压、糖尿病史。否认外伤、手术及输血史。过敏史：否认药物、食物及花粉等过敏史。

体格检查：血压 120/70mmHg，神志清，精神差，面色暗红，营养中等，发育正常，形体中等，全身皮肤及巩膜无黄染，浅表淋巴结未及肿大。双瞳孔等大等圆，对光反射灵敏。咽红，无充血，双扁桃体无肿大。颈软无抵抗，气管居中，甲状腺不大。胸廓对称，双肺呼吸音清，未闻及干湿啰音。叩诊心界不大，心率 52 次/分，律齐，心音低钝，各瓣膜听诊区未闻及病理性杂音。腹软，无压痛及反跳痛，肝脾肋下未及，双肾区无叩击痛，双下肢无水肿。舌淡紫，苔白滑，脉弱。

辅助检查：心电图：窦性心律，心动过缓，52 次/分，部分导联 T 波低平。

中医诊断：心悸。

证候诊断：心肾阳虚。

西医诊断：病态窦房结综合征（快－慢型）。

治法：温补心肾，益气活血通络。

处方：

鸡血藤 12g	路路通 12g	砂仁 10g	桑枝 12g
太子参 12g	白檀香 12g	苏木 12g	红花 10g
黄精 12g	元胡 12g	枳壳 12g	仙灵脾 12g
石斛 12g	旱莲草 12g	甘草 6g	

14 剂，水煎服，水煎取汁 400ml，分早晚温服，日 1 剂。

二诊（2009.03.26）：舌淡紫，苔白，脉弱。心电图：心率 58 次/分。

处方：

醋柴胡 12g	全瓜蒌 12g	白檀香 12g	苏木 12g
红花 10g	丹参 12g	黄精 12g	知母 10g
巴戟天 12g	仙灵脾 12g	合欢皮 12g	太子参 12g
甘草 3g			

20 剂，水煎服，水煎取汁 400ml，分早晚温服，日 1 剂。

三诊（2009.04.24）：舌淡白，苔薄白，脉细。心电图：心率 68 次/分。

桑枝 12g	路路通 12g	柴胡 12g	全瓜蒌 12g
白檀香 12g	苏木 12g	红花 10g	丹参 12g
黄精 12g	知母 10g	巴戟天 12g	仙灵脾 12g
合欢皮 12g	太子参 12g	甘草 3g	

治疗 5 月，上方随症加减调整，后口服本院制剂心素泰胶囊，患者心慌头晕缓解，随访病情稳定。复查心电图：大于 2 秒间歇 8 次，明显减少。平均心率 66 次/分。

按语：本病属中医心悸范畴，中医辨证属心肾阳虚。心阳虚，心失温阳，故心悸不安。心阳虚衰，血液运行迟缓，肢体失于温煦，故畏寒肢冷，脑失所养，故头晕。心阳不足，鼓动无力，故脉象弱。故治疗重在温补肾阳。本方中巴戟天、仙灵脾、黄精等温补肾阳，太子参、鸡血藤补益气血，桑枝、苏木等温通脉络。

第十章　扩张型心肌病医案

医案 1

患者姓名：田某某，性别：女，年龄：49 岁。就诊时间：2011.03.25。

主诉：阵发性心前区不适 5 个月。

现病史：2010 年 10 月 11 日患者出现阵发性心前区不适 3 月，曾在外院检查诊断为扩心病，经口服曲美他嗪、美托洛尔、贝那普利、补心气口服液、参芪五味子片等治疗 2 月疗效欠佳。既往史：有贫血病史。否认药物过敏史。

查体：血压 100/70mmHg，心率 75 次/分，二尖瓣 2/6SM，两肺（-）下肢轻度水肿。舌红，苔薄白，脉沉细。食纳可，眠可。

辅助检查：曾查心脏彩超：左房左室扩大，LVEF 44%。心电图：心动过缓。

中医诊断：胸痹。

证候诊断：气滞血瘀。

西医诊断：扩张型心肌病，心功能 II 级。

治法：理气活血化瘀兼利湿通络。

处方：柴胡 12g　　　郁金 12g　　　全瓜蒌 12g　　苏木 12g

泽泻 12g　　　太子参 15g　　麦冬 12g　　　玄参 12g

白及 12g　　　车前子 12g^(布包)　丹参 12g　　　红花 12g

路路通 12g

7 剂，水煎服，水煎取汁 400ml，分早晚温服，日 1 剂。

二诊（2011.04.11）：自觉眠差易醒，昨日觉下肢肿胀，食纳可，小便调，大便不成形。

处方：上方加鲜茅 12g，仙灵脾 12g，7 剂，水煎服，补心气口服液继服。

三诊（2011.04.18）：自诉饮食后腹胀左胸闷不适，右手发麻，食纳可，大便不成形，日 1~2 次，血压 120/70mmHg。

处方：3 月 25 日方去白及，加大腹皮 15g，广木香 12g，厚朴 12g。7

剂，水煎服。

四诊（2011.04.25）：心前区不适消失，饮食及休息好转。下肢肿胀消失，腹胀减轻。

按语：扩心病患者常心脏扩大，心功能较差，查心脏彩超提示左室收缩功能减低，临床表现轻则胸闷心慌气短，腹胀不欲饮食，重则稍活动上症加重，下肢水肿不能平卧等，病情重，病程长，治疗除常规理气活血化瘀外，加用利湿通络及行气消胀之品，可加强及巩固疗效，临床可借鉴使用。

医案 2

患者姓名：卫某，性别：女，年龄：47 岁。就诊时间：2010.08.30。

主诉：阵发性心前区疼痛 10 年余，加重 1 年。

现病史：阵发性心前区疼痛，胸骨下胀满，头晕 10 年余，近 1 年加重伴心悸，身困乏力，双下肢肿胀。半年前在外院检查，诊为"扩张型心肌病，心脏扩大，心律失常（窦性心动过缓），高血压 3 级"。服西药治疗，症状缓解不明显。现症：心前区疼痛，头晕，心悸，偶有咳嗽，活动后气短，乏力，头面多汗，手足欠温，右足麻木，纳眠尚可，二便调。

查体：舌淡红，苔白，脉沉细。血压：100/70mmHg，听诊：心律齐，心率 52 次/分。心前区 3/6 级收缩期吹风样杂音。

辅助检查：心电图：窦性心动过缓，ST－T 异常改变。

中医诊断：胸痹心痛。

证候诊断：脾肾亏虚，血瘀阻络。

西医诊断：扩张型心肌病，心功能Ⅲ级，高血压病。

处方：（1）

柴胡 12g	郁金 12g	太子参 15g	黄精 15g
黄芪 15g	灵芝 12g	元胡 12g	仙茅 12g
仙灵脾 12g	桑寄生 12g	白术 12g	丹参 12g
红花 12g	车前子 10g^{（包煎）} 泽兰 12g		

7 剂，水煎服，水煎取汁 400ml，分早晚温服，日 1 剂。

（2）心素泰胶囊，每次 3 粒，3 次/日。

（3）枣仁宁心胶囊，每次 3 粒，3 次/日。

（4）补心气口服液，每次 10ml，3 次/日。

二诊（2010.09.06）：病史同前，服药后症状未见好转，胸口憋胀，右下腹疼痛，偶有头痛，降压药自服，纳可，睡眠差，二便可。血压：120/

80mmHg。舌淡红，苔白，脉沉细。

处方：上方加白及、百合、白芍各12g，7剂，水煎服。

三诊（2010.09.13）：心前区闷痛，倦怠乏力，双下肢麻木，纳眠可，二便调。舌淡红，苔薄白，脉沉细。血压：100/65mmHg，听诊：心律齐，心率70次/分。

处方：（1）8月30日方加石斛12g，橘红12g，车前子10g（包煎），7剂，水煎服。

（2）心素泰胶囊，每次3粒，3次/日。

（3）枣仁宁心胶囊，每次3粒，3次/日。

（4）补心气口服液，每次10ml，3次/日。

四诊（2010.09.20）：病情稳定，手足麻木，心前区闷，余（-）。舌淡红，苔薄白，脉沉细。

处方：8月30日方，去白术，加鸡血藤12g，路路通12g，石斛12g，7剂，水煎服。

五诊（2010.09.27）：手指麻木减轻，双足麻木，咽干，食纳可，大便不畅，不成形，小便调。舌淡红，苔薄白，脉沉细弱。血压：130/80mmHg。

处方：8月30日方，加云苓12g，姜黄12g，14剂，水煎服。

六诊（2010.10.11）：病史同前，服药后饮食增加，睡眠较前改善。夜间仍有胸闷不适感，无心慌、恶心、头晕，精神不济，易疲劳，咽干，偶有左肋下痛，大便稀，不成形。舌淡，苔薄白，脉沉细弱。血压：140/80mmHg，听诊：心律齐，心率70次/分。

处方：8月30日方，去枳壳，加川朴12g，川楝子12g，泽泻10g，14剂，水煎服。成药服法同前。

七诊（2010.12.06）：病情稳定，晨起颜面及双手肿胀，双足趾麻木，足心疼痛，偶有腰痛，心前区疼痛夜间症状明显，偶有头晕、头痛，口腔溃疡，纳可，眠可，二便调。舌淡暗，苔薄白，脉沉细。听诊：心律齐，心率68次/分。血压：130/70mmHg。

处方：

柴胡12g	郁金12g	太子参15g	云苓12g
黄精15g	灵芝12g	巴戟天12g	仙灵脾12g
桑寄生12g	丹参12g	红花12g	夏枯草12g
石斛12g			

14 剂，水煎服，水煎取汁 400ml，分早晚温服。

八诊（2010.12.20）：水肿症状明显减轻，无胸闷、腹胀，现症双足第一趾麻木，双手轻度肿胀，余无不适。舌淡，薄白，脉细滑。血压：140/80mmHg。

处方：12 月 6 日方，去仙灵脾，加芦根 15g，玄参 15g，白及 12g，橘红 10g。7 剂，水煎服，水煎 400ml，早晚温服。

九诊（2010.12.27）：诉腰背胀气 5 天，双足麻木，颜面、双手轻度肿胀，头部左侧睡前跳痛，咽部偶有痰，左胁下疼痛，口腔溃疡消失，余（－）。舌淡，苔白，脉沉细。血压：130/85mmHg。

处方：12 月 6 日方加佛手 12g，路路通 12g，狗脊 12g，14 剂，水煎服。

十诊（2011.1.17）：诉手足肿胀、足趾麻木均减轻，足底刚触地时疼痛，偶有左胁疼痛。余（－）。舌淡红，苔薄白，脉沉细。血压：120/70mmHg。

处方：服成药继观病情。

随访 2 月，病情稳定。

按语：扩张型心肌病是以单侧或双侧心室扩大，心室收缩功能减退，伴或不伴充血性心力衰竭为特征。本病的病因迄今未明，各年龄段均可发病，但以中年居多；起病多缓慢，病情呈进行性加重。最初检查时仅发现心脏扩大，症状出现有时可达 10 年以上。症状以充血性心力衰竭为主，其中以气急和浮肿为最常见。各种心律失常均可出现，为首见或主要的表现。预后一般与心功能分级（NYHA）相平行，Ⅰ级者 1 年死亡率为 10%，Ⅱ级者为 10%～15%，Ⅲ级者为 20%～25%，Ⅳ级者达 50%。本病属中医学"心悸"、"喘证"、"水肿"等范畴，病位在心，与脾肾相关，乃本虚标实之证，本虚为脾肾亏虚，标实为血瘀、水湿泛滥。本虚之中阳虚多见，脾肾阳虚则不能温养心阳，阳气衰弱，不能温养心脉，胸中阳气不足，故胸闷、胸痛、心悸、气短；心阳虚衰，血液运行迟缓，肢体失于温煦，故形寒肢冷、手足麻木，舌质暗淡，脉象虚弱或沉细而缓，均为心肾阳虚、血脉瘀阻之证。治疗当以温阳利水、活血化瘀为法。方中仙灵脾、仙茅、桑寄生温补心肾之阳；太子参、黄芪、黄精、灵芝益脾气，养心阴；柴胡、郁金、元胡、白术疏肝健脾，"气行则血行"；泽兰、车前子活血化瘀，利水消肿；丹参、红花等活血化瘀。诸药共奏温阳利水、活血化瘀之效。全方标本兼顾，扶正不留邪，利水不伤阴。心素泰胶囊为张老师温补心肾、鼓动心脉的成方，枣仁宁心胶囊为养心安神、活血化瘀的成方，这两个中成药均为院内制剂，已应用于临床多年，疗效颇受好评。经多次复诊，中汤药加减化裁治疗后改为成药维持病情。

第十一章　糖尿病及糖尿病性心脏病医案

医案 1

患者姓名：王某某，性别：男，年龄：44 岁。就诊时间：2009.03.05。

主诉：口干乏力 2 年。

现病史：2007 年患者口干口渴，乏力，饮食量多，后在外院检查血糖，诊断为糖尿病 2 型，给予二甲双胍及阿卡波糖等口服，血糖控制一般，空腹在 6～7mmol/L，餐后 2 小时在 9～10mmol/L 之间。目前仍口干乏力。

既往史：否认肝炎、结核等传染病史，预防接种史不详。否认冠心病、高血压病史。否认外伤、手术及输血史。过敏史：否认药物、食物及花粉等过敏史。

体格检查：血压 120/70mmHg，神志清，精神差，面色淡红，营养中等，发育正常，形体偏胖，全身皮肤及巩膜无黄染，浅表淋巴结未及肿大。双瞳孔等大等圆，对光反射灵敏。咽红，无充血，双扁桃体无肿大。颈软无抵抗，气管居中，甲状腺不大。胸廓对称，双肺呼吸音清，未闻及干湿啰音。叩诊心界不大，心率 66 次/分，律齐，各瓣膜听诊区未闻及病理性杂音。腹软，无压痛及反跳痛，肝脾肋下未及，双肾区无叩击痛，双下肢无水肿。舌淡红，苔白，脉细。

辅助检查：心电图：窦性心律，ST－T 异常改变。空腹血糖 6.2mmol/L，餐后 2 小时 9.8mmol/L。

中医诊断：消渴。

证候诊断：肺热津伤。

西医诊断：2 型糖尿病。

治法：清热润肺，滋阴润燥。

处方：生地 12g　　　熟地 12g　　　山萸肉 12g　　　石斛 12g

　　　　生薏苡仁 12g　　芦根 12g　　　夏枯草 12g　　　元胡 12g

　　　　女贞子 12g　　　旱莲草 12g　　　红花 12g　　　　丹参 12g

　　　　天花粉 12g

14 剂，水煎取汁 400ml，分早晚温服，日 1 剂。

二诊（2009.03.19）：口干减轻，乏力减轻，舌暗红，苔白，脉细。

处方：芦根 12g　　　桑枝 12g　　　石斛 12g　　　生薏苡仁 12g

　　　　丹参 12g　　　赤芍 12g　　　白及 12g　　　生大蓟 12g

　　　　粉丹皮 12g　　桑寄生 12g　　女贞子 12g　　旱莲草 12g

　　　　北沙参 12g

14 剂，水煎取汁 400ml，分早晚温服，日 1 剂。

复诊 2 次，治疗 1 个月，上方随症加减调整，患者口干乏力缓解。

按语： 结合患者病史及四诊，本病属中医消渴范畴。阴虚出现口干口渴，久病入络，肢体络脉不和，出现乏力，治疗以滋阴为主，辅以活血通络。本方生地、芦根、天花粉等滋阴，并女贞子、旱莲草为对药，养阴之力加强，丹参、红花、薏苡仁及桑枝等化瘀通络。辨证准确，取得较好疗效。

医案 2

患者姓名：孙某某，性别：男，年龄：71 岁。就诊时间：2010.08.20。

主诉：口干乏力 14 年。

现病史：1996 年患者出现口干口渴，乏力，饮食量多，后在外院检查血糖，诊断为糖尿病 2 型，给予格列齐特缓释片及阿卡波糖等口服，血糖控制一般，空腹在 6～7mmol/L，餐后 2 小时在 9～11mmol/L 之间。目前仍口干舌燥，小便较多，乏力，胸闷气短。冠心病史 5 年，2005 年曾在外院造影并植入支架 2 个。高血压病史 8 年，血压最高 160/100mmHg，平素口服依那普利，血压控制一般。

既往史：否认肝炎、结核等传染病史，预防接种史不详。否认外伤、手术及输血史。过敏史：否认药物、食物及花粉等过敏史。

体格检查：血压 140/90mmHg，精神较差，面红，营养中等，发育正常，形体消瘦，全身皮肤及巩膜无黄染，浅表淋巴结未及肿大。双瞳孔等大等圆，对光反射灵敏。咽红，无充血，双扁桃体无肿大。颈软无抵抗，气管居中，甲状腺不大。胸廓对称，双肺呼吸音清，未闻及干湿啰音。叩诊心界左下扩大，心率 90 次/分，律齐，心音低钝，各瓣膜听诊区未闻及病理性杂音。腹软，无压痛及反跳痛，肝脾肋下未及，双肾区无叩击痛，双下肢无水肿。舌边尖红，苔薄黄，脉细数。

辅助检查：心电图：窦性心律，ST－T 异常改变。空腹血糖 6.8mmol/L，餐后 2 小时 11.2mmol/L。

中医诊断：消渴。

证候诊断：肺热津伤。

西医诊断：2 型糖尿病，冠心病，支架术后，高血压病 2 级。

治法：清热润肺，生津止渴。

处方：

生地 12g	熟地 12g	山萸肉 12g	北沙参 12g
夏枯草 12g	鸡内金 12g	红花 12g	丹参 12g
佛手 12g	石斛 12g	泽泻 12g	鸡血藤 12g
甘草 6g	全瓜蒌 12g		

14 剂，水煎取汁 400ml，分早晚温服，日 1 剂。

二诊（2010.09.03）：口干减轻，乏力减轻，胸闷眠差，舌红，苔白，脉细。

处方：

芦根 12g	元胡 12g	玄参 12g	石斛 12g
薤白 12g	全瓜蒌 12g	苏木 12g	丹参 12g
红花 10g	石菖蒲 12g	桑寄生 12g	路路通 12g
夜交藤 12g	夏枯草 12g		

14 剂，水煎取汁 400ml，分早晚温服，日 1 剂。

复诊 4 次，治疗 1 月，上方随症加减调整，患者口干乏力胸闷气短缓解。

按语：消渴主因素体阴虚，饮食不节，复因情志失调劳欲过度所致。病机：阴虚为本，燥热为标。气阴两虚，阴阳俱虚，阴虚燥热，常见变证百出，此外消渴发病常与血瘀有关。本例患者既往冠心病史，本次就诊，口干乏力，胸闷气短，以阴虚津伤为标，瘀血为标。治疗以滋阴润肺生津为主，辅以丹参、红花等活血化瘀，理气活血，标本同治。

医案 3

患者刘某某，女，61 岁，退休。就诊时间：2008.08.20。

主诉：阵发性胸闷、心慌 2 年余，加重 1 周。

现病史：患者 1998 年确诊为"2 型糖尿病"，曾间断口服二甲双胍片、格列齐特缓释片，于 2004 年因血糖控制不良改为皮下注射甘舒霖 30R 控制血糖，现血糖平稳。患者高血压病史 20 余年，长期口服非洛地平片，血压波动在 125～140/75～85mmHg。2006 年情绪不佳及劳累后出现胸闷、心慌、气短，休息后症状可减轻或缓解。今年 7 月（2008 年 7 月 31 日）于外院行冠状动脉造影示：CX11 开口处狭窄 50%。入院时症见：阵发性胸闷、心慌、气短，轻度口干喜饮，乏力倦怠，视力模糊，偶有头晕，睡眠一般，夜尿 2 次，大便干燥。

查体：血压 120/80mmHg，听诊：心律齐，心率 72 次/分，心音低钝，各瓣膜听诊区未闻及病理性杂音。舌暗红，有瘀斑，苔白，脉沉细。

辅助检查：十二导联心电图：T 波改变。空腹血糖：8.0mmol/L，餐后 2 小时血糖 10.8mmol/L。

中医诊断：胸痹。

证候诊断：气阴两虚，心血瘀阻。

西医诊断：糖尿病合并冠心病。

治法：益气养阴活血通络。

处方：
柴胡 12g	郁金 12g	太子参 15g	麦冬 12g
五味子 12g	芦根 12g	石斛 12g	丹参 12g
红花 12g	桑寄生 12g	怀牛膝 12g	鸡内金 12g
砂仁 10g（后下）	夏枯草 12g	玄参 12g	

7 剂，水煎取汁 400ml，分早晚温服，日 1 剂。

复诊，按病情病症加减用药：口干喜饮，咽燥，去芦根、桑寄生、怀牛膝，加生石膏 15g，知母 10g，天花粉 15g；胸闷、胸痛明显，去芦根、石斛、玄参，加元胡索 12～15g，全瓜蒌 12g，佛手 12g；身困倦怠、思卧，去夏枯草、玄参，加山药 15g，苍、白术各 12g，石菖蒲 12g；头晕、少寐，去芦根、石斛，加天麻 12g，钩藤 12g，泽泻 12g，煅牡蛎 20g；畏寒肢冷，手足欠温，去芦根、石斛、夏枯草、玄参，加巴戟天 12g，仙茅 12g，桂枝 6～9g。随症加减化裁连续用药约 1 个月，患者临床症状明显好转，口干喜饮、乏力倦怠症状消失，阵发性胸闷、心慌较少发作，偶有头晕，睡眠改善，二便调畅。继续随症加减治疗 1 年余，患者血糖稳定，空腹血糖 5～7mmol/L，餐后 2 小时血糖 7～11mmol/L，糖化血红蛋白 7.1%；十二导联心电图示：

部分 T 波异常改变。2010 年 5 月行心脏 CT 检查示：右冠 2 段管壁不规则增厚，管腔狭窄约 10% ~ 20%；左主干显示正常；前降支中段管壁增厚欠规则，第 1、2 对角支及间隔支未见异常；回旋支起始软斑，管腔狭窄约 20% ~ 30%，13 段管壁欠规则，钝缘支未见异常。

按语：患者初诊时糖尿病病史已 10 年，应用甘舒霖 30R 皮下注射控制血糖，血糖控制情况不理想。近两年出现阵发性胸闷气短、心慌等症，就诊时于外院行冠状动脉造影有异常表现。诊为 2 型糖尿病，糖尿病性心脏病，结合舌脉症，中医辨证为消渴病、胸痹，证属气阴两虚，脉络瘀阻。治疗以益气养阴，行气活血为主。张老师指出：气为血之帅，气行则血行，气滞则血瘀，故多用柴胡、郁金为主药，与生脉散的变方共为君药，起到益气养阴，疏肝行气的功效；另配伍芦根、石斛养阴生津，丹参、红花均归心、肝经，活血化瘀，通调经脉，此四味共为臣药；桑寄生、怀牛膝滋补肝肾，与丹参、红花为伍兼活血祛瘀，通经活络之功；内金、砂仁运脾健胃，行气化湿；夏枯草、玄参清泻肝火，共为佐使。诸药配伍，标本兼治，故获良效。

医案 4

患者姓名：赵某某，性别：男，年龄：75 岁。就诊时间：2009.08.03。

主诉：发作性心悸气短半年。

现病史：患者心悸、胸闷气短半年，伴头晕、乏力，手足麻木，大便干燥。舌淡暗，苔白厚，脉结。

既往史：10 年前行心脏支架置入术、3 年前行胃部分切除术，糖尿病病史 20 余年，皮下注射胰岛素降糖治疗，血糖控制空腹 5 ~ 7mmol/L，餐后 2 小时血糖 8 ~ 10mmol/L。

辅助检查：心电图检查：频发房性早搏，房早二联律。

中医诊断：心悸。

证候诊断：气阴两虚，瘀血阻络。

西医诊断：糖尿病合并冠心病心律失常。

治法：益气养阴，活血祛瘀。

处方：(1)

太子参 15g	全瓜蒌 12g	柴胡 12g	郁金 12g
石菖蒲 12g	丹参 12g	红花 12g	枳壳 12g
延胡索 12g	巴戟天 12g	仙灵脾 12g	夜交藤 15g

14 剂，水煎取汁 400ml，分早晚温服，日 1 剂。

（2）参松养心胶囊，每次3粒，3次/日。

（3）心素泰胶囊，每次3粒，3次/日。

二诊（2009.08.17）：心悸、胸闷气短明显减轻，余症均见好转，大便干燥。舌淡红，苔白，脉沉细。

处方：原方加肉苁蓉12g，知母10g，全瓜蒌改为15g。14剂，日1剂，水煎服。中成药继用。

三诊（2009.08.31）：心悸、胸闷气短减轻，其余诸症消失，复查心电图示：窦性心律，心率64次/分，部分T波异常改变。

按语：张老师治疗冠心病心律失常属气阴双亏兼有血瘀证者，药用太子参生脉散养阴益气；炒柴胡、郁金、全瓜蒌、枳壳宽胸理气；郁金、菖蒲醒神开窍；丹参、红花、延胡索活血化瘀，通络止痛；巴戟天、仙灵脾滋补肾阳，以助心阳鼓动血脉运行；夜交藤交通心肾，养心安神。对早搏、逸搏的治疗要辨证施治，审气血阴阳之虚以及痰、火、饮、瘀之实。张老师认为房性早搏为正邪相争相峙期，因人体禀赋强弱不同，故有虚实表现之不一，可表现心虚胆怯之虚证，或表现痰火扰心之实证，故房性早搏以虚实分治；室性早搏为正虚邪进期，邪气内扰，阴阳失衡，可表现阳虚或阴虚证，室性早搏虚证居多阴阳辨证为要；逸搏为邪进正衰期，邪入血脉，邪伤气血，可表现气虚或血虚证，所以逸搏以气血虚辨证。脏腑阴阳失衡，气血流通不畅是心律失常发病的根本，阴阳失衡主要是心肾不能上下交通，心火不能潜降以温肾，肾水不能上升以滋心阴，而致阴虚阳亢，或心阳无肾阳之温补而成无根之阳，火有余或不足均能导致心律失常。而凡脉结代，必有气血流通不畅，故张老师强调补肾、活血在治疗心律失常中的作用，将补肾、活血法贯穿于治疗的始终，因切中病机，用时每获良效。本病在辨证的基础上，法以益气滋阴为主，血瘀重者佐入丹皮、赤芍、苏木、路路通等活血之品；伴痰浊阻心者，佐清半夏、胆南星、天竺黄；伴气滞者，佐枳壳、瓜蒌、佛手、香附等。因辨病清楚，用药周全，加减灵活，故收效明显。

医案5

患者姓名：康某，性别：男，年龄：46岁。就诊时间：2009.05.12。

主诉：发现血糖高3年余，心前区隐痛6个月。

现病史：患者于2006年体检时发现空腹血糖7.0mmol/L，未治疗。2009年复查空腹血糖10.2mmol/L，口服二甲双胍片每次250mg，2次/日，空腹血糖控制在 6.6mmol/L。6 个月前无明显诱因出现心前区隐痛，偶有背痛，无胸闷、气短，眠可，二便调。舌暗红，苔白厚，脉沉细。血压 110/60mmHg。心律齐，心率 74 次/分。

辅助检查：冠状动脉造影：前降支 6 段见局限性小混合斑，管腔轻度狭窄 10%～20%，7 段起始管壁略不规则，8 段起始钙化斑管腔狭窄 50%。

中医诊断：胸痹。

证候诊断：阴虚血瘀。

西医诊断：2 型糖尿病，糖尿病心脏病，冠心病心绞痛。

治法：益气养阴，理气活血。

处方：（1）消糖片，每次 4 片，3 次/日。

（2）冠心香丹片，每次 4 片，3 次/日。

（3）北沙参 15g　　石斛 15g　　生薏苡仁 12g　　煅龙齿 12g
　　　丹参 12g　　　红花 10g　　知母 9g　　　　桑寄生 12g
　　　炒枳壳 12g

12 剂，水煎取汁 400ml，分早晚温服，日 1 剂。

二诊（2009.05.25）：患者心前区疼痛减轻，余症无不适。舌暗红，苔白，脉沉细。血压 120/70mmHg。心律齐，心率 68 次/分。

处方：中药上方去枳壳，加全瓜蒌 12g，苏木 12g，石菖蒲 12g。10 剂，水煎服。

三诊（2009.06.12）：情绪过度激动后心前区疼痛较前加重，偶伴背痛，纳可，眠可，二便调。舌暗红，苔薄白，脉沉细。血压 115/70mmHg。心律齐，心率 66 次/分。

处方：柴胡 12g　　　郁金 12g　　全瓜蒌 12g　　苏木 12g
　　　白檀香 10g　　枳壳 12g　　佛手 10g　　　石斛 15g
　　　北沙参 15g　　丹参 12g　　红花 10g　　　元胡 12g
　　　夜交藤 12g

12 剂，水煎取汁 400ml，分早晚温服，日 1 剂。

四诊（2009.06.25）：服药后心前区疼痛减轻，背痛减轻。余无不适。舌暗红，苔薄白，脉沉细。空腹血糖：6.8mmol/L。

处方：中药以上方去北沙参，加炒桑枝 12g，煅龙齿 12g，白芍 10g。12 剂，日 1 剂，水煎服。中成药治疗同前。

五诊（2009.07.20）：患者诉心前区疼痛及背痛基本消失。以前方去枳壳加鸡血藤12g，路路通12g，姜黄12g。7剂，日1剂，水煎服，中成药长期口服，不适随诊。

按语： 本病患者发现血糖高3年余，心前区疼痛半年，行冠状动脉造影，提示管腔有狭窄10%～50%，斑块形成。治疗时，给予消糖片稳定血糖，冠心香丹片改善心脏供血，汤药治疗以益气养阴，活血化瘀，补益肝肾，方中北沙参、石斛益气养阴，丹参、红花、元胡活血化瘀，枳壳、郁金、全瓜蒌、苏木行气理血宽胸，生薏仁健脾化湿，桑寄生补益肝肾，祛风除湿等，共奏奇效。

医案6

患者姓名：王某某，性别：女，年龄：54岁。就诊时间：2008.12.05。

主诉：发现血糖高3年，口干口渴伴胸闷背痛1个月。

现病史：3年前体检发现血糖升高，经检查诊断为糖尿病2型，给予口服格列齐特缓释片，血糖控制尚可。1月前出现口干口渴，胸闷背痛，伴胃脘部不适。

查体：舌淡，苔白，脉沉细。血压：130/90mmHg。心率66次/分，律整齐。

辅助检查：尿常规（－），心电图：大致正常。空腹血糖：6.3mmol/L，餐后2小时：9.6mmol/L。

中医诊断：消渴病。

证候诊断：气阴两虚兼血瘀。

西医诊断：2型糖尿病。

治法：益气养阴，活血化瘀。

处方：（1）

柴胡12g	郁金12g	芦根12g	北沙参12g
炒山药12g	红花12g	佛手12g	厚朴12g
鸡内金12g	丹参12g	枳壳12g	甘草3g
石斛12g			

7剂，水煎取汁400ml，分早晚温服，日1剂。

（2）消糖片，每次3片，3次/日。

二诊（2008.12.12）：胸闷、背疼减轻，胃脘痛，咽干。舌脉：舌暗红，苔薄白乏津，脉沉细。血压140/80mmHg

治法方药：（1）上方去厚朴，加桑寄生12g，元胡12g，旱莲草12g。中药 7 剂，水煎取汁 400ml，分早晚温服，日 1 剂。

（2）消糖片，每次 3 片，3 次/日。

按语： 结合患者舌脉症，诊为消渴病，气阴两虚兼血瘀，治疗以益气养阴，活血化瘀之法，张老师依据多年临床经验自拟方。方中芦根、北沙参、炒山药益气养阴；柴胡、郁金、佛手、厚朴、枳壳舒肝理气，疏理一身气机；丹参、红花活血通络；石斛养阴生津；鸡内金健脾消脂；甘草调和诸药。胃痛咽干，加桑寄生、元胡、旱莲草，桑寄生苦平，补肝肾，补而不燥，元胡行气止痛，旱莲草滋肝肾阴，酸甘敛阴；肝气不舒加陈皮、夏枯草，二者一温一寒，一升一降，一宣一清，舒肝健脾止痛。

医案 7

患者姓名：王某某，性别：男，年龄：65 岁。就诊时间：2008.12.05。

主诉：口干，口黏，心悸、胸痛 1 个月。

既往史：1 年前有脑梗史。左侧肢体麻木酸痛，偶有胸闷，胸痛向背部放射。发现血糖高 2 年余，饮食控制，口服格列齐特缓释片 30mg/d。

辅助检查：空腹血糖 5.6mmol/L，血脂高密度脂蛋白 1.81mmol/L，糖化血红蛋白 9.5%，头颅 CT：多发腔梗。

查体：心率 70 次/分，心律整齐。舌暗，苔白，脉沉细。血压 130/85mmHg，

中医诊断：消渴病。

证候诊断：阴虚血瘀。

西医诊断：冠心病，2 型糖尿病，脑梗。

治法：养阴活血。

处方：
桑枝 12g	元胡 12g	山萸肉 10g	知母 10g
鸡血藤 12g	石斛 12g	桑寄生 12g	红花 10g
北沙参 12g	甘草 3g	白蒺藜 12g	夏枯草 12g
粉葛根 12g			

7 剂，水煎取汁 400ml，分早晚温服，日 1 剂。

二诊（2008.12.12）：患者诉：口干、口黏、心悸、胸痛症状减轻，多汗。余可。舌脉：舌暗红，苔白，脉沉细。血压 110/70 mmHg，空腹血糖 6.3mmol/L。

处方：（1）
| 生地 12g | 熟地 12g | 北沙参 12g | 女贞子 12g |
| 墨旱莲 12g | 红花 12g | 丹参 12g | 全瓜蒌 12g |

| 苏木 12g | 桑寄生 12g | 佛手 12g | 佩兰 12g |
| 广木香 12g | 炒山药 12g | 芦根 12g | 元胡 10g |

7剂，水煎取汁400ml，分早晚温服，日1剂。

（2）冠心香丹片，每次3片，3次/日。

此后多次复诊，以此方加减治疗用药60余剂，症状基本消失。

按语： 患者有糖尿病、冠心病、脑梗死史，初诊用药以养阴生津、活血化瘀为主，症状好转，仍有多汗；复诊给予滋补肾阴，活血化瘀，宽胸理气治疗，经加减用药治疗，不适症状消失。体现了张老师补通结合，心肾同治的思想。

医案8

患者姓名：吴某某，性别：女，年龄：58岁。就诊时间：2008.12.05。

主诉：胸闷气短，身困乏力伴口干1月余。

现病史：近1月无明显诱因胸闷气短，身困乏力。口干不适，大便干燥。

既往史：糖尿病史3年。皮下注射诺和灵30R，早8U，晚6U。

查体：舌暗，苔白，脉沉细。

辅助检查：心电图：大致正常。空腹血糖：7.23mmol/L，甘油三酯：2.55mmol/L。

中医诊断：消渴病。

证候诊断：血瘀阻络。

西医诊断：2型糖尿病。

治法：疏肝理气，活血化瘀。

处方：（1）

柴胡 12g	郁金 12g	茯苓 12g	川楝子 12g
佛手 12g	砂仁 10g	鸡内金 10g	薄荷 10g(后下)
炒山药 12g	红花 10g	丹参 12g	石斛 12g
甘草 3g	芦根 12g	夏枯草 12g	

7剂，水煎取汁400ml，分早晚温服，日1剂。

（2）消糖片，每次3片，3次/日。

二诊（2008.12.12）：前症轻，胃痛，舌暗红，苔薄白，脉沉细。血压130/90mmHg。

处方：（1）

| 柴胡 12g | 郁金 12g | 茯苓 12g | 川楝子 12g |

佛手 12g	砂仁 10g^(后下)	鸡内金 10g	苍术 12g
炒山药 12g	红花 10g	丹参 12g	石斛 12g
甘草 3g	炒白术 12g	广木香 10g	

7 剂，水煎取汁 400ml，分早晚温服，日 1 剂。

（2）消糖片，每次 3 片，3 次/日。

按语：本患者有糖尿病史 3 年，血糖控制一般，此次就诊主诉：胸闷气短，身困乏力，在治疗时以疏肝理气、活血化瘀，配伍养阴生津之芦根、石斛；复诊时出现胃痛症状，上方基础上去薄荷、芦根、夏枯草，加苍术、白术各 12g，广木香 10g，健脾和胃。治疗中长期口服消糖片，每次 3 片，3 次/日，益气、养阴、清热。联合用药，取得较好疗效。

医案 9

患者姓名：王某某，性别：男，年龄：59 岁。就诊时间：2011.03.07。

主诉：胸闷、心慌，心前区隐痛 5 个月。

现病史：患者 5 个月前劳累后出现胸闷、心慌，阵发性心前区隐痛，头晕耳鸣，乏困思睡，心烦少寐，纳可，夜尿 2 次，大便调。

既往史：糖尿病史 10 年余，曾服二甲双胍片、格列吡嗪片、格列美脲片，现服二甲双胍片、瑞格列奈片，空腹血糖 5～7mmol/L，餐后 2 小时血糖 8～12 mmol/L。高血压病史 20 年，现服硝苯地平控释片，血压控制在 120～140mmHg。过敏史：否认药物、花粉、食物等过敏史。

体格检查：血压：150/90mmHg，老年男性，听诊：心音可，心律齐，心率 68 次/分，双下肢无水肿。舌暗红，苔白厚腻，脉沉弦。

辅助检查：心电图：窦性心律，ST－T 改变。

中医诊断：胸痹心痛。

证候诊断：痰浊阻滞。

西医诊断：冠心病，心绞痛，糖尿病，高血压病。

治法：豁痰宣痹，行气活血。

处方：（1）消糖片，每次 4 片，3 次/日。

（2）天麻 12g	白术 12g	清半夏 12g	夏枯草 12g
生地 15g	石斛 15g	丹参 12g	红花 10g
丹皮 12g	珍珠母 12g	泽泻 12g	葛根 12g

7 剂，水煎取汁 400ml，分早晚温服，日 1 剂。

二诊（2011.03.14）：胸闷、心慌减轻，少有心前区隐痛发作，头晕耳鸣减轻，精神体力改善，纳可，夜尿2次，大便调。血压：130/85mmHg，听诊：心律齐，心室率70次/分。舌暗红，苔白，脉沉细。辅助检查：糖化血红蛋白：7.9%，肾功四项（−），空腹血糖：7.88mmol/L，血流变血脂（−）。心电图、心电向量：窦性心律，电轴不偏，心肌缺血，频谱心电图：V_4区异常，心室晚电位：正常。

处方：（1）消糖片，每次4片，3次/日。

（2）芦根15g　　北沙参15g　　夏枯草12g　　生地12g

　　　熟地12g　　全瓜蒌12g　　苏木12g　　　桑寄生12g

　　　杜仲12g　　怀牛膝12g　　元胡12g　　　丹参12g

　　　红花12g　　路路通12g　　知母10g

7剂，水煎取汁400ml，分早晚温服，日1剂。

按语： 一诊时患者血压异常，以半夏白术天麻汤加味豁痰宣痹，行气活血；二诊时血压平稳，胸闷、心慌、头晕耳鸣均有减轻，心电图示心肌缺血，以养阴清热，行气活血为治法处方。方中芦根、北沙参、生地、知母配伍夏枯草清热养阴生津；熟地养血补肾；全瓜蒌、苏木、元胡宽胸理气；丹参、红花、路路通、怀牛膝活血祛瘀；桑寄生、杜仲、怀牛膝滋补肝肾。从处方可以看出用药综合补益肝肾、养阴生津、行气活血，补与通相结合，以通为补，以补助通，补而不滞气血，通而不损正气。

医案10

患者姓名： 侯某，性别：男，年龄：62岁。就诊时间：2009.02.27。

主诉： 口干多饮，身困乏力7年，双下肢肿胀1周。

现病史： 7年前无明显诱因出现口干多饮，身困乏力，经检查发现血糖升高，诊断为2型糖尿病，口服二甲双胍片，每次0.5g，每日3次；格列齐特片每次80mg，每日2次。2年前血糖波动改服二甲双胍片，每次0.5g，每日3次；格列美脲片每次2mg，每日2次。1周前于劳累后出现双下肢肿胀，伴耳鸣、双手麻木，颤抖。就诊时症见：口干多饮，多尿，身困乏力，右侧肢体酸软无力，双下肢肿胀，双手麻木、颤抖，耳鸣，大便调。

既往史： 高血压病史10年余，口服硝苯地平控释片30mg，每日1次。血压控制稳定在120～140/70～80mmHg。**过敏史：** 否认药物、花粉、食物等过敏史。

体格检查：血压：130/70mmHg。听诊：心音可，心律齐，心率 68 次/分，双下肢轻度凹陷性水肿。舌淡红，苔薄白，脉沉弦。

辅助检查：空腹血糖 7.8mmol/L，餐后 2 小时血糖 9.6mmol/L。心电图：ST－T 改变。颈部血管彩超：双侧颈动脉硬化，伴左侧粥样硬化斑块形成。

中医诊断：消渴病。

证候诊断：气阴亏虚，血瘀水停。

西医诊断：2 型糖尿病，糖尿病性脑血管病变，糖尿病性心脏病，高血压病。

治法：养阴益气，活血化瘀。

处方：（1）消糖片，每次 4 片，3 次/日，口服。

（2）　桑枝 12g　　　　天麻 12g　　　　钩藤 12g　　　　白蒺藜 12g

　　　　白僵蚕 12g　　　夏枯草 12g　　　杜仲 12g　　　　怀牛膝 12g

　　　　路路通 12g　　　红花 10g　　　　泽泻 12g　　　　全瓜蒌 12g

　　　　苏木 12g

7 剂，水煎取汁 400ml，分早晚温服，日 1 剂。

二诊（2009.03.06）：口干喜饮，头晕耳鸣，咽干咽痒，双下肢乏力，右手指不自主抖动，小便频，夜尿 2 次，大便干燥。舌暗红，苔薄白，脉沉弦。血压：120/70 mmHg。空腹血糖：7.2mmol/L。

处方：上方去全瓜蒌、苏木，加旱莲草 12g，石斛 12g，芦根 12g。7 剂，水煎服。

三诊（2009.03.09）：患者服上药后，感口干多饮、身困乏力减轻，双下肢肿胀，右手颤抖，大便秘结，余（－）。血压：120/70mmHg，听诊：心律齐，心率 68 次/分。舌暗红，苔薄白，脉沉弦。测空腹血糖：7.0mmol/L。血常规（－），尿常规（－）。

处方：去桑枝，加白茅根 12g，丝瓜络 12g，木瓜 12g，7 剂，水煎服。

四诊（2009.04.09）：患者近日情绪不畅，头晕耳鸣较前加重，晚间双下肢肿胀，大便干燥，余症减轻。血压：130/90mmHg，听诊：心律齐，心率 70 次/分。舌淡红，苔薄白，脉沉弦。测空腹血糖：6.7mmol/L，餐后血糖：8.7mmol/L。心电图：大致正常。

处方：（1）消糖片，每次 4 片，3 次/日，口服。

（2）　桑枝 12g　　　　天麻 12g　　　　夏枯草 12g　　　青皮 12g

杜仲 12g	怀牛膝 12g	木瓜 12g	桑寄生 12g
泽泻 12g	路路通 12g	丹参 12g	石斛 12g
合欢皮 12g	生薏苡仁 12g		

10 剂，水煎取汁 400ml，分早晚温服，日 1 剂。

按语：从处方中可以看到，白蒺藜与白僵蚕，配伍天麻、钩藤以增强平肝熄风之力，配伍路路通、红花、桑枝、怀牛膝以活血通络，利水消肿。白蒺藜味苦辛，性微温。入肝、肺经。主要功能为疏肝理郁、行气活血、平肝散风、祛风、明目。临床用于治疗动脉粥样硬化、冠心病、心绞痛、高血压、缺血性脑血管病、不孕证、阳痿、眼疾、疔肿、牙齿过敏、各种皮肤病。白僵蚕又名僵蚕、天虫、僵虫，是临床常用的一味虫类药物，其味辛咸，性平，无毒，入肝、心、脾、肺四经。具有熄风止痉、止痛、祛风热、化痰镇咳、活络通经、解毒散结等功能，临床广泛用于惊风抽搐，咽喉肿痛，咽痒巨咳，皮肤瘙痒，热证哮喘，乳部癖块等病症。目前多用于治疗癫痫、顽固性头痛等疾病。现代医学认为这类疾病常与体内血小板活化、凝血酶形成等高凝状态，甚至血栓形成有密切关系。白蒺藜与白僵蚕二者配伍共起疏肝理气，平肝熄风，活络通络，祛风散结的作用。

医案 11

患者姓名：刘某某，性别：男，年龄：56 岁。就诊时间：2009.10.22。

主诉：发现血糖升高 8 年，口干心悸 6 年余。

现病史：2001 年体检发现空腹血糖（FBG）8.0mmol/L，诊断为 2 型糖尿病，口服二甲双胍、瑞格列奈，血糖控制不理想。发现风湿性心脏病（简称风心病）、二尖瓣狭窄、间断房颤 6 年余，未作系统治疗。刻下症见：口干，胸闷心悸，多汗，眠差，多梦，大便干结，1～2 天/次，夜尿 2～3 次，双下肢乏力、肿胀，偶有抽搐，如踩棉花感，左足麻木疼痛，皮肤瘙痒。舌红少苔，脉细结。

既往史：高血压史 10 余年，血压波动在 120～140/90～100mmHg 之间。

辅助检查：空腹血糖 8.0mmol/L，餐后 2 小时血糖 10.4mmol/L，尿酸 578 mmol/L。心电图：心房纤颤，ST－T 改变。

中医诊断：消渴，心悸。

证候诊断：气阴两虚，血瘀阻络。

西医诊断：糖尿病，风心病，房颤。

治法：益气养阴，活血化瘀。

处方：生地15g　　熟地15g　　山萸肉15g　　山药20g

茯苓15g　　泽泻15g　　粉丹皮12g　　生黄芪20g

知母12g　　天花粉30g　　生牡蛎30g^(先煎)　　大芸15g

猪苓15g　　黄连9g　　肉桂12g　　夜交藤30g

威灵仙30g　　秦皮15g　　鸡血藤30g

14剂，水煎取汁400ml，分早晚温服，日1剂。

二诊（2009.11.06）：服药后足麻、下肢水肿好转，偶有心悸，服速效救心丸缓解；大便偏干，1~2天一行，小便可，夜尿2次，眠可；舌红少苔，舌下青筋增粗色暗，脉细结。

处方：上方加火麻仁20g。14剂，水煎取汁400ml，分早晚温服，日1剂。

三诊（2009.11.20）：药后双下肢浮肿大减，足部发麻减轻；心悸较少发作，大便1次/日，夜尿频；舌嫩红少苔，脉结。辅助检查：空腹血糖7.8mmol/L，餐后2小时9.0mmol/L，血压125/80mmHg。心电图提示：ST-T较前改善。

处方：上方去夜交藤，加火麻仁、川牛膝各15g。14剂，水煎服。

按语：本病案体现了张老师治复杂病分清次第的治疗特色。患者眠差、大便干结、血尿酸增高，均是导致血糖难以控制的重要因素，故为首诊调治要点。张老师治疗怔忡不宁或烦躁不眠，习惯用交泰丸交通心肾。方中黄连大苦大寒，主入心经，意在清心降火除烦；肉桂辛甘大热，主入肾经，性主下行，引火归元，化气生津，既制黄连之苦，又无助火之弊。药理研究表明黄连、肉桂不仅降血糖，还可以治疗心律失常，于病情相合。张老师又常选用黄连降糖，因其"苦能制甜"。方中加生地黄、肉苁蓉滋阴通便；天花粉、生牡蛎对药出自《金匮要略》瓜蒌牡蛎散方，原治"百合病，渴不差者"。牡蛎咸寒入肝、肾，既能重镇安神，还可潜阳补阴，引热下行，瓜蒌根生津止渴，清养肺胃，用此二者津液得生，虚热得清，口渴自解。针对下肢水肿，血尿酸高，用猪苓、泽泻、茯苓、威灵仙、秦皮，清化下焦湿热。二诊加火麻仁润肠通便。三诊以怀牛膝引火（血）下行，滋补肝肾，肾主水，气化功能增强，以减少夜尿。

医案12

患者姓名：张某，性别：男，年龄：58岁。就诊时间：2010.07.10。

主诉：口干多饮、多尿 10 个月。

现病史：10 个月来无明显诱因出现口干多饮、多尿，口服二甲双胍片、格列美脲片，血糖控制空腹血糖 5～6mmol/L，餐后 2 小时血糖 6～8mmol/L。症见：急躁易怒，口干喜饮，大便干燥，舌红苔黄，脉弦细数。

既往史：有高血压病史 15 年，冠心病病史 6 年，高脂血症、脂肪肝数年，已用降压药物，血糖、血压控制尚可。近 1 月来，查尿蛋白（＋），重复 3 次尿蛋白定量，平均为 450mg/24h。GFR：135ml/min；B 超显示中度脂肪肝；心电图示 ST－T 改变；血甘油三酯 3.5mmol/L。体重超过标准体重 8kg。否认烟酒嗜好。

中医诊断：消渴病。

证候诊断：阴虚燥热兼血瘀。

西医诊断：2 型糖尿病，糖尿病肾病早期，高脂血症，高血压病，冠状动脉粥样硬化性心脏病，脂肪肝。

治法：滋阴润燥，行气活血，通经活络。

处方：
生地 15g	山萸肉 10g	丹皮 15g	丹参 15g
赤芍 15g	白芍 15g	川芎 15g	厚朴 10g
枳壳 10g	枳实 10g	石斛 10g	元胡 15g

7 剂，水煎取汁 400ml，分早晚温服，日 1 剂。

继续用西药控制血压、血糖，嘱饮食控制、适当运动等。

二诊（2010.7.17）：药后大便通畅，急躁减轻，口干缓解，舌、脉同前。尿蛋白：300mg/24h。治法同初诊，以 7 月 10 日方，14 剂。

三诊（2010.08.15）：前方服 20 剂，尿蛋白：220mg/24h。仍以 7 月 10 日方，14 剂，嘱有效可多服。

四诊（2011.01.10）：半年来认真执行医嘱，坚持服药，精神、体力尚好。近期查：尿蛋白转阴，尿微量白蛋白 0/min，脂肪肝转为轻度，体重仍超标 5kg。甘油三酯：2.3mmol/L。心电图大致正常。按初诊方，隔日 1 剂，水煎服。

按语：本例患者尿蛋白转阴、肾功能正常、身体逐渐健康，分析其原因如下：多次来诊，强化综合治疗措施，要求患者坚持治疗，患者也积极有效地进行各项防治措施；中医辨证、组方、用药适宜。患者肝肾阴虚，治以滋养肝肾，选用地黄丸中主药生地、丹皮、山萸肉，再加丹参、赤芍、白芍，可清肝、柔肝、养肝、保肝、益肾、利心，并以川芎、枳壳、枳实、元胡行气活血，使血络中已经形成的微型癥痕缓慢化解，更可防止新的癥痕形成，使已损之血络康复。

第十二章　多发性大动脉炎医案

医案 1

患者姓名：王某某，性别：女，年龄：36 岁。就诊时间：2009.02.16。

主诉：头晕、视物模糊 3 年，加重伴心悸 1 个月。

现病史：2006 年 2 月患者因劳累后出现头晕，怕光，上肢酸困乏力，心悸，走路不稳，嗜睡，就诊于山西省临汾市某医院，查颈部血管彩超示：双侧颈动脉多处狭窄；双侧锁骨下动脉多处闭塞（完全）；无名动脉狭窄，提示：多发性大动脉炎。经住院治疗后症状未见明显好转，此后症状反复发作，经常无明显原因出现四肢发抖（持续 30 秒左右），晕厥 5~10 秒，并经常行走时摔倒 3~4 次/月，后曾在北京某医院检查，给予泼尼松、胰激肽原酶、曲克芦丁、巴米尔、川芎嗪等治疗，疗效一般。近 1 月上症加重伴心慌。

查体：体温：36℃，脉搏：110 次/分，呼吸：20 次/分，血压：双上肢未测出，左下肢：190/100mmHg，右下肢：200/90 mmHg。中年女性，神志清，精神较差，步入病房，面色淡白，口唇淡暗，颈部双侧可闻及杂音，锁骨下可闻及血管杂音，左较右明显。双肺呼吸音清，未闻及干湿啰音。叩诊心界不大，心率110 次/分，律整齐，心音低。腹平软，肝脾肋下未及，未闻及腹部血管杂音。双下肢无水肿，双侧足背动脉搏动有力。舌紫，苔薄白，双侧桡动脉未触及。

辅助检查：颈部血管彩超示：双侧颈动脉多处狭窄；双侧锁骨下动脉多处闭塞（完全）；无名动脉狭窄，提示：多发性大动脉炎（2006.02.03，临汾某医院）。心电图示：窦性心动过速，ST－T 异常改变，重度逆钟转。双肾血管彩色超声示：双肾大小形态未见异常；双肾各级动脉峰值流速均明显加快，阻力指数增高，加速度时间延长。颈部血管彩超示：双侧颈总动脉、颈内大动脉炎；右颈总动脉、颈内动脉、椎动脉峰值流速减低。心脏彩超示：主动脉硬化，心动过速；左室舒张期顺应性减低，收缩功能正常；彩色血流未见异常。胸部 X 片示：二尖瓣型心影。血常规示：白细胞 11.85×10⁹/L，血红蛋白 103g/L，平均红细胞体积 69.1fl，红细胞平均血红蛋白量 20pg，红细胞平均血红蛋白浓度 289g/L，单核细胞绝对值 0.93×10⁹/L。尿常规示：尿潜血（±）；粪常规未见明显异常；血型"A"型，血型 Rh（+）。血沉示：红细胞沉降率 34mm/h。肝功、肾功、电解质未见明显异常。高密度脂蛋白胆固醇 1.72mmol/L。上肢动脉彩超示双侧上肢动脉内中膜增厚，表面毛糙。频谱呈静脉化改变。双侧桡动脉血流速度减慢。下肢动脉彩超示双下肢动脉及双侧髂外动脉声像图未见异常。风湿三项示 C 反应蛋白 2.58mg/dl。

中医诊断：脉痹。

证候诊断：气虚血瘀。

西医诊断：多发性大动脉炎（头臂动脉型）。

中医治法：温阳益气，舒经活血通脉兼祛风湿。

处方：炒桑枝 12g　　黄芪 12g　　　黄精 12g　　　路路通 12g
　　　夏枯草 12g　　鸡血藤 12g　　丹参 12g　　　元胡 12g
　　　怀牛膝 12g　　生草 3g　　　　生薏苡仁 12g　红花 10g
　　　豨莶草 12g

7 剂，水煎取汁 400ml，分早晚温服，日 1 剂。

二诊：炒桑枝 15g　　黄芪 12g　　　黄精 12g　　　豨莶草 12g
　　　路路通 12g　　红花 12g　　　巴戟天 12g　　仙灵脾 12g
　　　生薏苡仁 12g　石斛 12g　　　怀牛膝 12g　　甘草 3g
　　　红藤 12g　　　夏枯草 12g

上方灵活加减辨证治疗 6 月后，临床不适明显改善，随访半年，病情得到有效控制。

按语： 本病病因复杂，多肝肾气血不足，脉络瘀滞。治疗重视气血同补，舒经通络，兼补肝肾。拟治疗重在气血同补，兼祛湿舒经活络通脉，补肝肾，自拟温阳通脉汤为基础方灵活加减。根据患者气血阴阳的偏衰灵活选方用药，补气药常用太子参、黄芪、白术等。补阴药常用北沙参、石斛、黄精。补血药常用当归、熟地、生地。补阳药常用巴戟天、仙灵脾、杜仲等。针对祛湿通络，拟五藤汤，药用鸡血藤、忍冬藤、红藤、海风藤、络石藤、路路通，并喜用桑枝。桑枝苦、平，归肝经，功效祛风通络，利关节，用于风湿痹痛，四肢拘挛，以其祛风湿、通经络、利关节，性质平和，故寒热证常用，尤以上肢风湿热痹更适用。用桑寄生祛风湿兼补肝肾，强筋骨。怀牛膝活血通经，补肝肾，强筋骨。偏寒则用桂枝，桂枝温通经脉，用于寒凝血滞诸痛。选用丹参、红花等活血化瘀。温阳通脉汤方由黄芪、当归、黄精、巴戟天、仙灵脾、红藤、鸡血藤、路路通、桑枝、薏苡仁、怀牛膝、丹参、红花、甘草、豨莶草组成。本方以黄芪、巴戟天、仙灵脾益气温阳为主，当归补血活血通经止痛，黄精补阴，寓阴中求阳，阴血足则脉道充盈，同时助黄芪、当归补气养血；路路通祛风通络，丹参、红花活血化瘀通络；方中豨莶草，苦辛寒，归肝肾经，祛风湿通经活络，清热解毒；鸡血藤苦甘温，归肝经，行血补血，调经，舒经活络；海风藤辛苦微温，归肝经，祛风除湿，通经活络；路路通，辛苦平，归肝胃膀胱经，祛风通络，利水下乳；红藤，苦平，归大肠经，清热解毒，活血止痛；络石藤，祛风通络，凉血消肿，苦微寒，归心肝经；忍冬藤，通经络，可消除经络的风热而止痛，用于风湿热痹；方中黄芪大补脾肺之气，取"气行则血行"之意，川牛膝、鸡血藤化瘀通经。发热，肌肉酸痛，血沉快，多系急性炎症活动期，中药以清热解毒、活血化瘀药为主。加秦艽、忍冬藤、络石藤祛风湿清热药。

医案 2

患者姓名：陈某，性别：女，年龄：24 岁。就诊时间：2008.02.22。

主诉：活动后胸闷气短 3 个月。

现病史：3 个月前患者出现活动后胸闷气短，曾在外院诊断为心肌炎，经营养心肌等治疗疗效欠佳，后在外院检查诊断为大动脉炎，心功能Ⅲ级，经利尿等纠正心功能不全等疗效不佳，后经人介绍至张老师处就诊。患者胸闷气短，心慌，活动则加重，乏力，不欲饮食。

查体：脉搏：90 次/分，血压：左上肢 90/60mmHg，右上肢 80/50mmHg，青年女性，精神极差，面色淡白，口唇淡暗，颈部双侧可闻及杂音，锁骨下可闻及血管杂音。双肺呼吸音清，未闻及干湿啰音。叩诊心界稍大，心率90 次/分，律整齐。腹平软，肝脾肋下未及，可闻及腹部血管杂音。双下肢轻度水肿，双侧足背动脉搏动有力。舌暗红，苔薄白，双侧桡动脉细弱。

辅助检查：颈部血管彩超示：双侧颈动脉多处狭窄；双侧锁骨下动脉多处闭塞（完全）；无名动脉狭窄，提示：多发性大动脉炎。

中医诊断：脉痹。

证候诊断：气虚血瘀。

西医诊断：多发性大动脉炎。

中医治法：温阳益气，舒经活血通脉兼祛风湿。

处方：炒桑枝 12g　太子参 12g　石斛 12g　知母 10g

　　　煅龙齿 12g　黄精 12g　生地 12g　熟地 12g

　　　山萸肉 12g　仙灵脾 12g　巴戟天 12g　生薏苡仁 12g

　　　甘草 6g　　苍术 12g　　炒白术 12g

14 剂，水煎取汁 400ml，分早晚温服，日 1 剂。

二诊：太子参 12g　黄芪 12g　当归 12g　鸡血藤 12g

　　　路路通 12g　海风藤 12g　生薏苡仁 12g　红花 12g

　　　巴戟天 12g　仙灵脾 12g　石斛 12g　甘草 6g

　　　桑椹 15g

上方灵活加减辨证治疗 1 月，患者胸闷心慌气短缓解，后坚持门诊治疗 2 年，病情得到有效控制。

按语：本病属疑难病，少见病，张老师认为本病病因复杂，多肝肾气血不足，脉络瘀滞。治疗重视气血同补，舒经通络，兼补肝肾。拟治疗重在气血同补，兼祛湿舒经活络通脉，补肝肾，自拟温阳通脉汤为基础方灵活加减。根据患者气血阴阳的偏衰灵活选方用药，补气药常用太子参、黄芪、白术等。补阴药常用北沙参、石斛、黄精。补血药常用当归、熟地、生地。补阳药常用巴戟天、仙灵脾、杜仲等。针对祛湿通络，拟五藤汤，药用鸡血藤、忍冬藤、红藤、海风藤、络石藤、路路通，并喜用桑枝。方中黄芪大补脾肺之气，取"气行则血行"之意。

医案 3

患者姓名：石某，性别：女，年龄：21 岁。就诊时间：2008.04.07。

主诉：乏力 1 个月。

现病史：1 个月前患者乏力，在校医院体检双上肢血压未测出，曾在西安某医院检查诊断为多发性大动脉炎。2008 年 3 月 31 日在某医院行造影提示：左侧锁骨下动脉闭塞，双侧颈总动脉长段重度狭窄（大于 90%），双侧肾动脉重度狭窄（大于 90%）。血沉 97mm/h。后给予泼尼松 5mg，3 次/日口服。患者因疗效欠佳遂来我院就诊。

查体：血压：双上肢未测出，青年女性，精神较差，面色淡白，口唇淡暗，颈部双侧可闻及杂音，锁骨下可闻及血管杂音，左较右明显。双肺呼吸音清，未闻及干湿啰音。叩诊心界不大，心率70次/分，律整齐，心音低。腹平软，肝脾肋下未及，腹部可血管杂音。双下肢无水肿，双侧足背动脉搏动有力。舌暗红，苔薄白，双侧桡动脉未触及。

辅助检查：血常规：白细胞 6.5×10^9/L，红细胞 4.29×10^{12}/L，血红蛋白93g/L，血小板 265×10^9/L，血沉28mm/h。

中医诊断：脉痹。

证候诊断：气虚血瘀。

西医诊断：多发性大动脉炎。

中医治法：温阳益气，舒经活血通脉兼祛风湿。

处方：炒桑枝12g　　生地12g　　络石藤12g　　元胡12g

　　　丹参12g　　　桑寄生12g　　炒山药12g　　当归12g

　　　甘草6g　　　 巴戟天12g　　海风藤12g

7剂，水煎取汁400ml，分早晚温服，日1剂。

二诊（2008.04.14）。

处方：路路通12g　　忍冬藤12g　　红藤12g　　桑枝12g

　　　生地12g　　　海风藤12g　　络石藤12g　　元胡12g

　　　丹参12g　　　桑寄生12g　　炒山药12g　　当归10g

　　　甘草3g　　　 巴戟天12g

上方灵活加减辨证治疗1年，临床不适改善，随访半年，复诊双侧脉搏细弱可及。血压左侧70/40mmHg，血压右侧80/40mmHg。继续门诊定期检查巩固治疗。

按语： 多发性大动脉炎的病因复杂，临床症状涉及广泛，预后不良，是临床上较常见的疑难病症。多见于青年女性，发病年龄多在20～30岁左右。主要病变在主动脉弓和从它发出的动脉，如无名动脉、颈总动脉或锁骨下动脉等。西医治疗该病尚无特效方法，而中医辨证论治多发性大动脉炎有明显的优势。中医根据多发性大动脉炎临床表现的不同而冠以不同的名称，如"脉痹"、"伏脉"、"胸痹"、"心痹"等。《医学心悟》："脉伏不出者，寒气闭塞也。"本病总属本虚标实之证，因虚致瘀为其根本病机。本虚指气血阴阳不足，瘀血、痰浊、寒湿阻滞脉道为标。气血亏虚，复因寒湿之邪侵袭，致使脉道受损，经络阻塞，气血凝滞，气滞而血瘀，瘀血痹阻于血脉，则血脉不通；或因饮食失节，痰湿内生，阻滞脉道，痰瘀互结，经络受阻；或因脾肾阳虚，不能温煦，寒凝脉滞等。诸多因素影响终使脉道受阻，经络不通而成本病。治疗上采取扶正祛邪、标本兼治的原则。纵观本病老师用药处方可以看出：①活血通络，②益气养阴，③健脾化湿，④温阳补肾。此四法贯于全程。于疾病早期或病前发热者，加清热解毒之法，去温阳补肾。疾病的恢复期或说是慢性期，多以温阳补肾药物合用前三法共同发挥温经通络的作用。

医案4

患者姓名：杨某某，性别：女，年龄：39 岁。就诊时间：2011.07.12。

主诉：发作性心慌全身乏力 1 个月，加重 5 天。

现病史：患者 1 个月前心慌全身乏力，眠差，月经量多，平素头晕乏力。

既往史：慢性萎缩性胃炎病史 2 年。1996 年因贫血曾输血 2U。过敏史：否认药物食物及花粉等过敏史。

婚育史：孕 1 产 1 子。

月经史：15 岁 3～4 天/28～30 天。

查体：脉搏：78 次/分，呼吸：20 次/分，青年女性，神志清，精神较差，步入病房，面色淡白，口唇淡暗，双肺呼吸音清，未闻及干湿啰音。叩诊心界不大，心率 78 次/分，律整齐，心音低。腹平软，肝脾肋下未及，双下肢无水肿。舌淡嫩，苔薄白，脉细弱。

辅助检查及诊疗经过：入院时右上肢血压 90/60mmHg，左上肢 100/70mmHg，入院查肝功肾功血脂未见异常。心电图：窦性心律，心电轴不偏，左心室肥大，心肌缺血。血常规提示：白细胞：4.51×10^9/L，红细胞 2.87 $\times 10^{12}$/L，血红蛋白 78.20g/L，红细胞比积 26.80%，血小板 124.40×10^9/L，中性粒细胞比率 84.04%。患者曾按贫血治疗，疗效欠佳。2011 年 7 月 23 日马振主治医师查房。患者精神较差，自诉头晕乏力。查体：上肢桡动脉脉搏细弱。马振主治医师立即想到大动脉炎可能，于是进一步查体查颈部可闻及血管杂音，腹部血管杂音，建议查颈部及腹部血管彩超。后颈部血管彩超提示双侧颈总动脉及主动脉弓部分管壁增厚，考虑多发性大动脉炎。左侧颈内动脉血流速度减慢，阻力指数减低，双侧椎动脉血流速度加快，右侧颈总动脉及双侧椎动脉阻力指数增高，左锁骨下动脉起始段后壁软斑形成。患者因经济原因未作腹部血管超声，风湿系列指标正常，血沉27mm/h。2011年9月7日就诊我处。查体：贫血貌，左右颈部血管杂音，左强于右，心率70次/分，律整齐，未闻及杂音。腹部可闻及血管杂音，近日自觉气短乏力，下肢酸困，饮食可，休息可，双足背动脉搏动正常。舌淡嫩，苔薄白，脉细弱。

中医诊断：脉痹。

证候诊断：气血亏虚，脉络瘀滞。

西医诊断：多发性大动脉炎。

处方方法：补益气血，舒筋通络。

治法处方：

黄芪 15g	黄精 12g	当归 12g	仙灵脾 12g
红藤 12g	鸡血藤 12g	络石藤 12g	豨莶草 12g
路路通 12g	怀牛膝 12g	丹参 12g	红花 10g
桑枝 12g	甘草 6g		

7剂，水煎取汁400ml，分早晚温服，日1剂。

二诊（2011.9.23）：血沉32mm/h。舌淡红，苔薄白，脉细弱。

处方：原方加益母草12g，炒白术12g，熟地15g。

三诊（2011.10.13）：舌淡红，苔薄白，脉细弱。

左上肢血压110/70mmHg，右上肢90/60 mmHg。左下肢160/90 mmHg，右下肢140/90 mmHg，疲乏无力，饮食可，休息差。

处方：2011年9月7日方去红花、黄精。加白术12g，太子参12g，海风藤12g，秦艽12g。

四诊（2011.10.26）：血沉9mm/h，血红蛋白72g/L，舌淡红，苔薄白，脉细弱，饮食可，休息差。

处方：2011年9月7日方去丹参、红花、当归，加白术12g，太子参12g，海风藤12g，秦艽12g。

五诊（2011.11.11）：患者心慌头晕减轻，继续我处门诊治疗1年。2013年8月门诊复诊，患者心慌头晕乏力等不适消失。复查血沉16mm/h，血红蛋白96g/L。病情稳定。

按语：张老师认为本病病因复杂，多肝肾气血不足，脉络瘀滞。治疗重视气血同补，舒经通络，兼补肝肾。拟治疗重在气血同补，兼祛湿舒经活络通脉，补肝肾，自拟温阳通脉汤为基础方灵活加减。发热，肌肉酸痛，血沉快，多系急性炎症活动期，中药以清热解毒、活血化瘀药为主，可加秦艽、忍冬藤、络石藤祛风湿清热药。该患者在治疗时发现血沉 32mm/h，原方基础加用海风藤 12g，秦艽 12g 等，后复查血沉 9mm/h，疗效肯定，值得借鉴使用。

医案 5

患者姓名：胡某某，性别：男，年龄：17 岁。就诊时间：2008.08.18。

主诉：发现血压高 3 个月。

现病史：3 个月前体检发现血压偏高，后在外院检查诊断为多发性大动脉炎，腹主动脉狭窄，建议给予激素及支架等治疗，患者家属拒绝。后来我院就诊。患者偶有头晕头木不适。

查体：脉搏：70 次/分，血压：左上肢 165/95mmHg，右上肢 160/90mmHg，神志清，精神稍差，口唇暗红，颈部双侧可闻及杂音。双肺呼吸音清，未闻及干湿啰音。叩诊心界不大，心率 70 次/分，律整齐，心音低。腹平软，肝脾肋下未及，腹部可闻及血管杂音。双下肢无水肿，双侧足背动脉搏动有力。舌暗红，苔薄白，脉搏沉细涩。

辅助检查：外院检查提示多发性大动脉炎。

中医诊断：眩晕。

证候诊断：气阴亏虚。

西医诊断：多发性大动脉炎。

中医治法：益气养阴活血通络兼补肝肾。

处方：芦根 12g　　生地 12g　　山萸肉 12g　　石斛 12g
　　　　夏枯草 12g　　路路通 12g　　怀牛膝 12g　　丹参 12g
　　　　木瓜 12g　　北沙参 12g　　元参 12g　　麦冬 12g
　　　　知母 10g　　甘草 6g

7 剂，水煎取汁 400ml，分早晚温服，日 1 剂。

二诊：舌淡红，苔薄白，脉沉细。左上肢 150/50mmHg，右上肢 145/100mmHg。

治疗：原方去玄参，加鸡血藤 12g，钩藤 12g。

上方灵活加减辨证治疗 6 月后，复查血压左上肢 130/90mmHg，右上肢 140/90mmHg。随访半年，病情得到有效控制。

按语：本病病因复杂，多肝肾气血不足，脉络瘀滞。治疗重视气血同补，舒经通络，兼补肝肾。本例患者发现血压偏高，四诊合参，分析属气阴亏虚，加之肝肾阴虚，肝阳上亢，故该患者治疗重点在于益气养阴，补益肝肾之阴，平抑肝阳。

医案6

患者姓名：刘某，性别：女，年龄：28 岁。就诊时间：2010.03.22。

主诉：头晕头痛 8 个月。

现病史：2009 年 7 月无明显原因出现头晕、头痛、低热。2009 年 11 月在市级医院检查诊断为"多发性大动脉炎"，治疗后低热消失，头晕、头痛明显减轻。2010 年 2 月出现头晕加重，并出现癫痫失神发作。因经济拮据接受门诊治疗，初诊时症见头晕，头晃动状，双太阳穴处疼痛，一日多次发呆，颈部胀痛，左臂冰凉，月经量少，伴畏寒怕冷，舌质稍暗，舌体胖大，苔薄白润，右脉沉细，左脉搏动消失。

中医诊断：眩晕。

证候诊断：寒凝血瘀证。

西医诊断：多发性大动脉炎。

治法：温阳活血通脉。

方药：炒桑枝 12g　　生地 12g　　　熟地 12g　　　山萸肉 12g
　　　太子参 15g　　桂枝 10g　　　当归 15g　　　红花 12g
　　　细辛 3g　　　　赤芍 20g　　　牛膝 15g　　　川芎 12g
　　　桑寄生 12g　　生甘草 3g

7 剂，水煎服，每日 1 剂，水煎取汁 400ml，分早晚温服。

随症加减连续服用 3 个月后头晕、头痛消失，发呆明显减少，左臂桡动脉可触到，随诊 1 年未复发。

按语：患者长期劳累，气血亏虚，寒邪乘虚而入，痹阻经脉，营卫失调，则见低热；寒邪凝滞经脉，血脉运行不畅，遂成血瘀，瘀血阻于脑窍，则见头晕、头痛；阻于脉道则动脉搏动减弱；阻于胞宫则月经量少。上方以炒桑枝、桂枝、当归、红花为主药，以温阳通脉；细辛、川芎、赤芍、牛膝为臣药，以增强温阳通脉之功效；佐以太子参补气，生熟地、山萸肉养血生津，共奏补气养血之效，桑寄生以滋补肝肾，祛风除湿；使以甘草以益气和中，调和诸药。辨证准确，用药严谨，取得可靠疗效。

医案7

患者姓名：程某某，性别：女，年龄：27 岁。就诊时间：2009.05.13。

主诉：四肢酸困乏力1年。

现病史：患者上下肢肌肉酸痛、乏力1年，曾在外院检查诊断为"多发性大动脉炎"，使用激素、环磷酰胺、川芎嗪等药物，副作用大，疗效不稳定。近2月来，右臂及下肢肌肉疲乏，活动时明显加重，肌肉酸痛、麻木、发凉，并见间歇性跛行，口干口苦，舌质淡，舌苔薄白，脉不应指。

辅助检查：血常规：白细胞：8.3×10^9/L，血小板：308×10^9/L。血沉：59mm/h。C反应蛋白：43mg/L。

中医诊断：脉痹。

证候诊断：寒凝气滞，脉络瘀阻。

西医诊断：多发性大动脉炎。

治法：温阳活血通脉。

处方：

炒桑枝12g	桂枝10g	熟地12g	黄精12g
太子参15g	路路通12g	红花10g	鸡血藤12g
丝瓜络12g	桑寄生12g	白花蛇舌草15g	石斛12g
生甘草3g			

服药半月后，关节肌肉酸痛明显缓解。原方中路路通易忍冬藤，加怀牛膝15g，丹参15g。又进药1月余，肢体酸痛、麻木、发凉等症改善。复查血沉：20 mm/h，C反应蛋白：11mg/L。继续巩固治疗。随访1年，病情稳定。

按语： 多发性大动脉炎是指主动脉及其分支的慢性进行性非特异性闭塞性动脉炎，可引起动脉狭窄、闭塞、扩张、动脉瘤等各种不同临床表现，亦称"无脉症"。本病类似中医学之"脉痹"。活动期无明显热痹的外在症状，甚则伴见乏力、发凉、麻木之虚寒征象，故辨证为寒凝气滞，脉络瘀阻，闭塞不通所致。炒桑枝、桂枝、熟地、太子参养血益气，温通经脉；路路通、红花、鸡血藤、丝瓜络活血散瘀；佐用桑寄生、白花蛇舌草祛风利湿，桑寄生尤长于补肝肾，强筋骨之能，白花蛇舌草清热解毒，与鸡血藤配伍消痈散结。诸药相伍，温通活血，络脉畅通，故可获效。

医案8

患者姓名：郑某，性别：女，年龄：36岁。就诊时间：2007.05.24。

主诉：间断性头晕、头痛8年余。

现病史：间断性头晕、头痛、失眠、多梦。余症（-）。曾外院查：双上肢动脉B超：双侧锁骨下动脉内中膜不均匀性增厚，表面毛糙，双侧上肢动脉血流速度均减慢，以右侧为著。颈总动脉声像图符合大动脉炎。双肾血管B超：各级动脉血流声像图未见异常。腹主动脉血管超声：腹主动脉血管内膜欠光滑。左上肢血压：100/70mmHg，右上肢血压未测及。舌暗红，苔薄白，脉沉细微。

中医诊断：脉痹。

证候诊断：气血亏虚脉络瘀滞。

西医诊断：多发性大动脉炎。

治法：温阳益气活血通络。

处方：
桑枝15g	路路通12g	鸡血藤12g	白芍15g
石斛12g	桑椹15g	茯神12g	黄精12g
巴戟天10g	太子参15g	升麻12g	红花12g
生甘草3g			

30剂，日1剂，水煎服。水煎取汁400ml，分早晚温服，日1剂。

二诊（2007.06.02）：服药后头晕头痛减轻，眠可，多梦，余（－）。舌暗红，苔薄白，脉沉细微。左上肢血压：110/90mmHg，右上肢血压：90/60mmHg。心律齐，心率74次/分，右侧颈动脉可闻及III血管杂音。

处方：
炒桑枝12g	生地12g	熟地12g	山萸肉10g
黄精12g	桑寄生12g	路路通12g	太子参15g
红花10g	女贞子12g	旱莲草12g	生甘草3g
北沙参12g	桔梗9g	石斛12g	

30剂，日1剂，水煎服。水煎取汁400ml，分早晚温服，日1剂。

三诊（2010.01.22）：患者夜眠差，易醒，二便调。复查上肢动脉彩超：大动脉炎，血常规：血红蛋白：108g/L，血沉：8mm/h，左上肢血压：100/70mmHg，右上肢血压：100/60mmHg。舌暗红，苔白厚，脉沉细涩。

处方：
柴胡12g	桑枝12g	太子参15g	川芎12g
黄芪15g	黄精15g	姜黄12g	白芍12g
丹参12g	红花12g	鸡血藤12g	络石藤12g
旱莲草12g	煅龙齿12g		

30剂，日1剂，水煎服。水煎取汁400ml，分早晚温服，日1剂。

四诊（2010.07.12）：患者头闷、头晕，气短，乏力2月余。曾于5月14日因头晕外院住院，诊为"脑梗死"，现头闷、头晕、气短，全身乏力。

双下肢血压未测及。舌暗红，苔白厚，脉沉细涩。

全脑血管造影：右侧颈总动脉、锁骨下动脉闭塞，椎动脉起始部中度狭窄，左侧锁骨下动脉重度狭窄。头颅 MRI、MRA 示：脑干梗死，基底动脉狭窄。

治疗：

桑枝 12g	丹参 12g	红花 12g	黄精 15g
鸡血藤 12g	络石藤 12g	路路通 12g	黄芪 15g
川芎 12g	葛根 12g	白花蛇草 12g	生薏苡仁 15g
内金 12g	泽泻 10g	玄参 15g	元胡 12g
知母 10g	生甘草 3g		

30 剂，日 1 剂，水煎服。

后坚持用药 5 月，病情基本稳定。

按语：对于年轻女性，以头晕等为主诉就诊的患者，应考虑多发性大动脉炎可能，本例属以头晕就诊，后经检查诊断为大动脉炎。本病治疗思想重在气血同补，舒经通络，兼补肝肾，临床宜针对不同个体灵活加减用药。

医案 9

患者姓名：胡某某，性别：男，年龄：59 岁。就诊时间：2009.05.18。

主诉：发作性心慌气短 5 年，加重伴双下肢肿痛 1 年。

现病史：5 年前患者出现心慌胸闷气短，活动后加重，曾在外院就诊，诊断为冠心病，给予营养心肌及扩冠等治疗，疗效欠佳。1 年前在西安某医院确诊为腹主动脉瘤，行手术治疗（人造血管置管术），首次腹主动脉 CT 造影示：①腹主动脉远端假性动脉瘤，附壁血栓形成。②腹主动脉、双侧髂总动脉、右侧股动脉管壁多发钙化斑块影。心脏 B 超：（－）。已口服泼尼松治疗。

既往史：糖尿病病史 3 年，皮下注射诺和灵 30R，早 18U，晚 12U，血糖控制良好。近 1 年发作性心慌胸闷，伴双下肢肿痛，双下肢乏力，间歇性跛行，无明显口干多饮，体重稳定，二便调。

查体：舌淡红，苔薄白，脉沉细。双上肢血压：左 130/75mmHg，右 140/80mmHg；双下肢血压未测及。腹部及双侧腹股沟可闻及 IV 级粗糙血管杂音。双下肢中度凹陷性水肿。

辅助检查：血沉：24mm/h。肝功、肾功、电解质未见明显异常。心电图：ST－T 异常改变。

中医诊断：脉痹。

证候诊断：肾虚寒凝，血瘀阻络。

西医诊断：大动脉炎（腹型），2型糖尿病。

中医治法：温阳益气，舒经活血通脉兼祛风湿。

处方：炒桑枝12　　生地12g　　熟地12g　　山萸肉12g

　　　旱莲草12g　　丝瓜络12g　　杜仲12g　　怀牛膝12g

　　　桑寄生12g　　车前草12g　　泽泻12g　　川断12g

　　　甘草6g　　　丹参12g

7剂，水煎取汁400ml，分早晚温服，日1剂。

二诊（2009.06.11）：病史同前，药后症减，现症：双下肢酸困疼痛，大便稀，2～3次/日，余（－）。

治疗：上方去生熟地，加白术12g，石斛12g，7剂，水煎取汁400ml，分早晚温服，日1剂，分2次口服。

金水宝2盒，每次2粒，日3次。

三诊（2009.08.06）：病史同前，药后症减，现症：下肢轻度肿，双眼干涩，余（－）。

辅助检查：心电向量图示：心电轴轻度左偏，冠状动脉供血不足。频谱心电图示：前壁异常。心室晚电位示：正常。

处方：（1）炒桑枝12g　　苍术10g　　白术10g　　杜仲12g

　　　　怀牛膝12g　　忍冬藤12g　　红藤12g　　鸡血藤12g

　　　　丹参12g　　红花12g　　泽泻10g　　生薏苡仁15g

　　　　元胡10g　　车前子10g^(包煎)　桑寄生15g　甘草3g

　　　　木瓜12g　　仙灵脾12g　　路路通12g

7剂，水煎取汁400ml，分早晚温服，日1剂，分2次口服。

（2）金水宝10盒，每次2粒，日3次

四诊（2009.8.13）：病史同前，药后症减。现症：下肢轻度水肿，双眼无干涩，间歇性跛行，久坐后自觉双下肢疼痛。舌淡红，苔白，脉沉细。

处方：上方加太子参15g，巴戟天12g，丝瓜络12g。

7剂，水煎取汁400ml，分早晚温服，日1剂，分2次口服。

五诊（2009.8.20）：病史同前，药后症减。现症：偶有下肢肿痛，晨起手硬，自觉抓东西时手硬，眼干，纳可，眠可，小便调，大便不成形，舌红，苔薄白。血压：130/80mmHg。

处方：炒桑枝 12g　　杜仲 12g　　怀牛膝 12g　　山萸肉 10g

　　　忍冬藤 12g　　红藤 12g　　丹参 12g　　炒枳壳 12g

　　　红花 12g　　生薏苡仁 15g　车前子 10g^(包煎)　太子参 15g

　　　生甘草 3g　　知母 9g

7 剂，水煎取汁 400ml，分早晚温服，日 1 剂，分 2 次口服。

六诊（2009.08.27）：病史同前，药后症减。现症：偶有下肢肿痛，仍晨起手硬，步行时脚底疼痛，纳可，眠可，小便调，大便稀，血压：130/80mmHg。

治疗：炒桑枝 12g　　杜仲 12g　　怀牛膝 12g　　山萸肉 10g

　　　忍冬藤 12g　　红藤 12g　　丹参 12g　　鸡血藤 12g

　　　红花 12g　　泽泻 12g　　生薏苡仁 15g　车前子 10g^(包煎)

　　　生甘草 3g　　知母 9g

7 剂，水煎取汁 400ml，分早晚温服，日 1 剂，分 2 次口服。

七诊（2009.09.03）：病史同前，病情平稳，现：下肢肿（＋），余（－）。血压：120/80mmHg。

处方：（1）炒桑枝 12g　　杜仲 12g　　怀牛膝 12g　　山萸肉 10g

　　　　　忍冬藤 12g　　红藤 12g　　丹参 12g　　鸡血藤 12g

　　　　　红花 12g　　生薏苡仁 15g　车前子 10g^(包煎)　狗脊 12g

　　　　　甘草 3g　　知母 9g　　泽泻 12g　　木瓜 10g

7 剂，水煎取汁 400ml，分早晚温服，日 1 剂，分 2 次口服。

（2）金水宝 10 盒，一次 4 粒，一日 3 次。

八诊（2009.09.14）：病史同前，病情平稳，现步行时脚底疼痛，双腿肿痛，余（－），血压：120/80mmHg。

处方：炒桑枝 12g　　杜仲 12g　　怀牛膝 12g　　山萸肉 10g

　　　忍冬藤 12g　　菟丝子 15g　　丹参 12g　　鸡血藤 12g

　　　红花 12g　　生薏苡仁 15g　车前子 10g^(包煎)　元胡 12g

　　　生甘草 3g　　知母 9g　　泽泻 12g　　木瓜 10g

　　　狗脊 12g　　川续断 15g

10 剂，水煎取汁 400ml，分早晚温服，日 1 剂，分 2 次口服。

九诊（2009.09.24）：病史同前，药后平和，肿胀消失，现步行时脚底仍痛，余（－），血压：120/80mmHg。

　　处方：炒桑枝12g　　杜仲12g　　怀牛膝12g　　山萸肉10g

　　　　　忍冬藤12g　　菟丝子15g　　丹参12g　　　鸡血藤12g

　　　　　红花12g　　　元胡12g　　　生薏苡仁15g　车前子10g^(包煎)

　　　　　生甘草3g　　　知母9g　　　泽泻12g　　　木瓜12g

　　　　　狗脊12g　　　川续断15g

10剂，水煎取汁400ml，分早晚温服，日1剂，分2次口服。

　　十诊（2009.10.09）：病史同前，药后症减。现症：双下肢浮肿减轻，脚底轻微疼痒，余（－），血压：120/80mmHg。

　　处方：（1）炒桑枝12g　杜仲12g　　怀牛膝12g　　山萸肉10g

　　　　　　　忍冬藤12g　菟丝子12g　丹参12g　　　鸡血藤12g

　　　　　　　红花12g　　元胡12g　　生薏苡仁15g　车前子10g^(包煎)

　　　　　　　生甘草3g　知母9g　　　泽泻12g　　　木瓜12g

　　　　　　　狗脊12g　　川续断15g　丝瓜络12g

10剂，水煎取汁400ml，分早晚温服，日1剂，分2次口服。

　　（2）金水宝10盒，一次4粒，日3次。

　　十一诊（2009.10.19）：双下肢浮肿减轻，脚底轻微疼痒，余（－），血压：120/80mmHg。

　　处方：炒桑枝15g　　丝瓜络12g　木瓜12g　　　苍术12g

　　　　　丹参12g　　　红藤12g　　路路通12g　　鸡血藤12g

　　　　　元胡12g　　　车前子12g^(包煎)狗脊12g　　　菟丝子12g

　　　　　夏枯草12g　　生甘草3g

10剂，水煎取汁400ml，分早晚温服，日1剂。

　　十二诊（2009.10.29）：病史同前，服药后好转，仍有右下肢浮肿，右足掌疼痛，右股部疼痛，二便调。血压：140/80mmHg，舌红，苔薄黄，脉滑数。

　　处方：（1）上方去苍术，加泽泻、忍冬藤各12g，10剂，水煎服。

　　（2）金水宝胶囊，每次4粒，3次/日。

　　十三诊（2009.11.09）：病史同前，右下肢浮肿，右足疼痛，右下肢外侧疼痛，二便调。血压：140/80mmHg。

　　处方：上方加红藤、忍冬藤、丝瓜络各12g，去苍术，10剂，水煎服。

十四诊（2009.11.19）：药后病症好转。现症：双下肢肿痛减轻，以右下肢为重，右上肢晚上发紧，颈项不舒，纳眠可，大便偏稀，舌胖苔薄白，根部稍腻。

处方：

炒桑枝 15g	丝瓜络 12g	木瓜 12g	丹参 12g
红花 12g	路路通 12g	鸡血藤 12g	元胡 12g
狗脊 12g	菟丝子 12g	夏枯草 12g	生甘草 3g
仙茅 12g	仙灵脾 12g	怀牛膝 15g	车前子 12g（包煎）

10 剂，水煎取汁 400ml，分早晚温服，日 1 剂。

十五诊（2009.11.30）：症轻，血压：150/80mmHg，舌薄白，脉沉弦。

处方：（1）金水宝胶囊，每次 3 粒，3 次/日。

（2）中汤药以上方加木瓜、忍冬藤、白芍各 12g。10 剂，水煎取汁 400ml，分早晚温服，日 1 剂。

十六诊（2009.12.10）：血压：130/80mmHg，舌红，苔少，脉细弦。

上方加木瓜、忍冬藤、泽泻各 12g，10 剂，水煎服。

十七诊（2010.01.04）：双下肢水肿疼痛，口干，眼涩，流泪，头昏，颈项疼痛，纳可、眠可，大便稀溏，1 次/日。血压：140/80mmHg，舌红，苔薄白，脉沉细。

处方：

炒桑枝 15g	生地 15g	鸡血藤 12g	路路通 12g
丹参 12g	红花 12g	杜仲 12g	怀牛膝 12g
木瓜 12g	桑寄生 12g	生薏苡仁 15g	炒山药 15g
丝瓜络 12g	元胡 12g	巴戟天 12g	泽泻 12g
生甘草 3g			

14 剂，水煎取汁 400ml，分早晚温服，日 1 剂。

十八诊（2010.02.25）：症轻，舌红，苔薄白，血压：140/80mmHg，心律齐，心率 72 次/分，右下肢凹陷性水肿（+）。

处方：

炒桑枝 15g	芦根 12g	北沙参 15g	丹参 12g
红花 10g	鸡血藤 12g	路路通 12g	生薏苡仁 12g
川芎 10g	杜仲 12g	忍冬藤 12g	怀牛膝 12g
巴戟天 12g	泽泻 12g	合欢皮 15g	

14 剂，水煎取汁 400ml，分早晚温服，日 1 剂。

十九诊（2010.04.26）：病史同前，病情稳定，大便稀糊状。血压：

135/90mmHg。

处方：炒桑枝 12g　　鸡血藤 12g　　路路通 12g　　生薏苡仁 12g

苍术 12g　　　怀牛膝 12g　　木瓜 12g　　　丹参 12g

夏枯草 12g　　白花蛇草 12g　　忍冬藤 12g　　川断 12g

枸杞 12g　　　生甘草 3g　　　红花 12g

14 剂，水煎取汁 400ml，分早晚温服，日 1 剂。

二十诊（2010.06.25）：双下肢水肿，右下肢灼热感，疼痛，头手不自主震颤，口干，咽干，纳可，二便调。血压：上肢：左 130/95 mmHg，右 120/80 mmHg；下肢：左 190/110 mmHg，右 160/100 mmHg。

处方：炒桑枝 12g　　苍术 12g　　　怀牛膝 12g　　木瓜 12g

丹参 12g　　　路路通 12g　　桑寄生 12g　　女贞子 12g

旱莲草 12g　　石斛 12g　　　北沙参 12g　　元胡 12g

白蒺藜 12g　　泽泻 12g

14 剂，水煎取汁 400ml，分早晚温服，日 1 剂。

二十一诊（2010.08.05）：病史同前，服药后症状明显减轻。近几天，自觉双下肢酸困乏力。血压：120/80mmHg。

处方：炒桑枝 12g　　生熟地 12g　　杜仲 12g　　　怀牛膝 12g

木瓜 12g　　　甘松 9g　　　　丹参 12g　　　黄精 15g

灵芝 15g　　　巴戟天 12g　　泽泻 12g　　　元胡 12g

桑椹 15g　　　鸡血藤 12g　　玄参 12g　　　红花 12g

生甘草 3g

14 剂，水煎取汁 400ml，分早晚温服，日 1 剂。

二十二诊（2010.09.09）：多汗，双下肢轻度疼痛，乏困，肿胀，大便不成形。舌红苔薄黄，脉沉弦。

处方：芦根 15g　　　生地 12g　　　熟地 12g　　　山萸肉 10g

北沙参 15g　　苍白术 12g　　黄精 12g　　　泽泻 12g

路路通 12g　　鸡血藤 12g　　杜仲 12g　　　怀牛膝 12g

木瓜 12g　　　石斛 15g　　　煅龙齿 15g　　生甘草 3g

14 剂，水煎取汁 400ml，分早晚温服，日 1 剂。

二十三诊（2010.10.11）：近日出汗减轻，双下肢肿痛减轻，下肢外侧疼痛，大便不成形，纳可，眠可。血压：120/80mmHg。

处方：去龙齿、苍术、白术，加生薏苡仁 15g，丹参 12g，红花 12g，14 剂，水煎取汁 400ml，分早晚温服，日 1 剂。

患者临床不适明显改善，随访半年，病情得到有效控制。

按语：大动脉炎这一病名由我国学者最先提出，初称为"缩窄性大动脉炎"，后发现除了不同部位动脉缩窄外，少数患者也可呈动脉扩张或动脉瘤，故改称为大动脉炎。相对于冠状动脉粥样硬化、原发性高血压以及其他常见的心血管疾病，大动脉炎比较少见，病因和发病机制尚未明了，临床表现多种多样，早期诊断困难，治疗经验少。胸腹主动脉型患者大多有乏力、肢体酸痛、四肢间歇性活动疲劳等下肢缺血的表现，体检可以发现：下肢动脉搏动减弱或消失，下肢血压降低或者测不出。髂动脉和肾动脉受累时的大动脉炎表现具有特征性：髂动脉受累时部分患者因血管完全闭塞，血供不足会出现肌肉萎缩。查体时可以听到血管杂音，杂音响度和狭窄程度不成正比。轻度狭窄或者接近闭塞的血管，杂音不明显。肾动脉受累的患者，由于长期的肾动脉狭窄、高血压病变导致肾小球病变，可表现为血尿、蛋白尿、肾功能减低等肾功能受损的表现。多发大动脉炎的治疗分为手术治疗和非手术治疗。非手术治疗于活动期主要以糖皮质激素、免疫抑制剂治疗。激素冲击治疗可继发库欣综合征、继发高血压、糖尿病、感染、精神症状和胃肠道出血、骨质疏松等不良反应。多发性大动脉炎作为一种临床上较为少见的疾病，病因未明，临床表现多种多样，危害性较大。中医方法治疗有副作用小、作用持久、疗效肯定等特点。张老师治疗大动脉炎：病变活动期用清热解毒或清热利湿、活血通络法中药治疗。慢性期以补益肝肾，利湿通络，活血化瘀法为主，并根据辨证论治，佐以补气养血、滋阴潜阳、疏肝理气、温肾健脾法等中药治疗，以调整机体免疫功能，防止病变进展。瘢痕期应重用软坚散结通脉中药治疗。抓住时机进行治疗，有助于尽可能地降低大动脉炎引起的损伤，保护血管，改善动脉功能，有利于大动脉炎的恢复。本病历记录了患者约 1 年半在张老师处就诊的情况。患者糖尿病病史 3 年，腹主动脉瘤手术治疗后，病情复杂，张老师详辨病因病性，给予滋补肝肾、舒筋通络、活血化瘀、温肾健脾、利水化湿等治疗，病情趋于稳定。

医案 10

患者姓名：吴某某，性别：男，年龄：56 岁。就诊时间：2009.05.28。
主诉：心慌气短乏力 5 年。

现病史：5 年前患者出现心慌胸闷气短，活动后加重，曾在外院就诊，诊断为冠心病，给予营养心肌及扩冠等治疗，疗效欠佳，后在西安某医院检查诊断为多发性大动脉炎，给予泼尼松等激素治疗，患者后自行停药，来我院就诊。发病以来，患者上肢乏力酸困。

查体：脉搏 78 次/分，血压：双上肢 90/60mmHg，左下肢 80/60mmHg，老年男性，精神较差，面色暗红，口唇淡暗，颈部双侧可闻及杂音，锁骨下可闻及血管杂音。双肺呼吸音清，未闻及干湿啰音。叩诊心界不大，心率 78 次/分，律整齐，心音低。腹平软，肝脾肋下未及，未闻及腹部血管杂音。双下肢轻度水肿，双侧足背动脉搏动有力。舌暗红，苔薄白，脉细弱。

辅助检查：血沉示：24mm/h。肝功、肾功、电解质未见明显异常。心电图：ST-T 异常改变。

中医诊断：脉痹，证属气虚血瘀。

西医诊断：多发性大动脉炎。

中医治法：温阳益气，舒经活血通脉兼祛风湿。

处方：炒桑枝 12　　　　生地 12g　　　　熟地 12g　　　　山萸肉 12g
　　　旱莲草 12g　　　丝瓜络 12g　　　杜仲 12g　　　　怀牛膝 12g
　　　桑寄生 12g　　　车前草 12g　　　泽泻 12g　　　　川断 12g
　　　甘草 6g　　　　丹参 12g

7 剂，水煎取汁 400ml，分早晚温服，日 1 剂。

二诊：胸闷减轻，仍活动后心慌气短。舌暗红，苔薄白，脉细弱。
　　　太子参 12g　　　巴戟天 12g　　　丝瓜络 12g　　　桑枝 12g
　　　苍术 12g　　　　白术 12g　　　　杜仲 12g　　　　忍冬藤 12g
　　　红藤 12g　　　　鸡血藤 12g　　　丹参 12g　　　　红花 12g
　　　盐泽泻 12g　　　生薏苡仁 12g　　元胡 12g　　　　车前草 12g
　　　桑寄生 12g　　　甘草 3g

7 剂，水煎取汁 400ml，分早晚温服，日 1 剂。

三诊：胸闷心慌气短减轻。舌暗红，苔薄白，脉细弱。血沉：25mm/h。

处方：桑枝 12g　　　　太子参 12g　　　山萸肉 12g　　　丹参 12g
　　　红花 10g　　　　杜仲 12g　　　　怀牛膝 12g　　　生薏苡仁 12g
　　　车前草 12g　　　甘草 6g　　　　枳壳 12g　　　　知母 9g
　　　忍冬藤 12g　　　红藤 12g

上方灵活加减辨证治疗 15 个月后，患者临床不适明显改善，随访半年，病情得到有效控制。

按语：本病病因多肝肾气血不足，脉络瘀滞。治疗重视气血同补，舒经通络，兼补肝肾。拟治疗重在气血同补，兼祛湿舒经活络通脉，补肝肾，自拟温阳通脉汤为基础方灵活加减。根据患者气血阴阳的偏衰灵活选方用药。针对祛湿通络，拟五藤汤，药用鸡血藤、忍冬藤、红藤、海风藤、络石藤、路路通，并喜用桑枝。桑枝苦、平，归肝经，功效祛风通络，利关节，用于风湿痹痛，四肢拘挛，以其祛风湿、通经络、利关节，性质平和，故寒热证常用，尤以上肢风湿热痹更适用。用桑寄生祛风湿兼补肝肾，强筋骨。怀牛膝活血通经，补肝肾，强筋骨。偏寒则用桂枝，桂枝温通经脉，用于寒凝血滞诸痛。选用丹参、红花等活血化瘀。若发热，肌肉酸痛，血沉快，多系急性炎症活动期，中药以清热解毒、活血化瘀药为主。加秦艽、忍冬藤、络石藤祛风湿清热药。

医案 11

患者姓名：林某，性别：女，年龄：48 岁。就诊时间：2010.09.10。

主诉：头晕乏力 3 个月。

现病史：2007 年 12 月患者出现头晕乏力等，曾测右上肢血压偏高，左上肢血压 0/0，诊断为高血压，口服常规降压药物血压下降不明显。患者仍头晕乏力，后在某医院住院检查大动脉造影等提示多发性大动脉炎，继发性高血压，腹主动脉狭窄，左锁骨下动脉闭塞，风心病。于 2008 年 4 月行"腹主动脉人工血管旁路移植，右肾动脉、肠系膜上动脉搭桥术"。术后患者血压恢复正常，仍头晕心慌乏力，左上肢无力发麻，纳差，后经人介绍至我院国医馆就诊。

查体：脉搏：72 次/分，血压：左上肢未测出，右上肢 130/80 mmHg。中年女性，贫血貌，精神较差，口唇淡暗，颈部左侧可闻及杂音，左锁骨下可闻及血管杂音。双肺呼吸音清，未闻及干湿啰音。叩诊心界两侧大，心率 72 次/分，律整齐，心音低。腹平软，肝脾肋下未及，腹部闻及血管杂音。双下肢无水肿，双侧足背动脉搏动有力。舌暗红，苔白厚，左侧桡动脉未触及，右侧桡动脉脉搏细弱。

辅助检查：大动脉造影：多发性大动脉炎，左锁骨下动脉闭塞，腹主动脉狭窄，左肾动脉闭塞或缺如。心脏彩超：风湿性心脏病，二尖瓣轻度狭窄伴轻度关闭不全。腹主动脉造影 CT 检查：原系腹主动脉人工血管旁路移植，右肾动脉、肠系膜上动脉搭桥术后 4 个月。复查：脊柱左侧腹腔人工血管影，上端开口于约平 11 胸椎上缘水平腹主动脉，下端于约腰 3 椎体下缘水平汇入腹主动脉，管壁光滑，管腔内造影剂充填良好，未见狭窄及充盈缺损征象。

中医诊断：脉痹。

证候诊断：气虚血瘀。

西医诊断：多发性大动脉炎。

中医治法：健脾消食，温阳益气，祛湿通络。

处方：

党参 12g	黄精 12g	苍术 12g	炒白术 12g
焦山楂 12g	焦神曲 12g	焦麦芽 12g	灵芝 12g
炒山药 12g	鸡内金 12g	砂仁 10g	赤芍 12g
白芍 12g	橘红 12g	巴戟天 12g	仙灵脾 12g

7 剂，水煎取汁 400ml，分早晚温服，日 1 剂

复诊：患者饮食好转，仍头晕乏力，后"温阳通脉汤"加减。上方灵活加减辨证治疗 6 月后，患者头晕乏力减轻，随访半年，病情基本稳定。

按语： 本例患者由于手术等伤及气血，治疗首先健脾益气消食，患者脾胃功能恢复，气血得以生化。后补肝肾舒经通络祛湿等治疗，多发性大动脉炎临床治疗疗程较长，该患者治疗应掌握疾病轻重缓急。温阳通脉汤方为黄芪、当归、黄精、巴戟天、仙灵脾、红藤、鸡血藤、路路通、桑枝、薏苡仁、怀牛膝、丹参、红花、甘草、豨莶草。本方以黄芪、巴戟天、仙灵脾益气温阳为主，当归补血活血通经止痛，黄精补阴，寓阴中求阳，阴血足则脉道充盈，同时助黄芪、当归补气养血；路路通祛风通络，丹参、红花活血化瘀通络；方中豨莶草，苦辛寒，归肝肾经，祛风湿通经活络，清热解毒；鸡血藤苦甘温，归肝经，行血补血，调经，舒经活络；海风藤辛苦微温，归肝经，祛风除湿，通经活络；路路通，辛苦平，归肝胃膀胱经，祛风通络，利水下乳；红藤，苦平，归大肠经，清热解毒，活血止痛，络石藤，祛风通络，凉血消肿，苦微寒，归心肝经，忍冬藤，通经络，可消除经络的风热而止痛，用于风湿热痹；方中黄芪大补脾肺之气，取"气行则血行"之意，川牛膝、鸡血藤化瘀通经。

第十三章　双手发黄、黄汗医案

医案 1

患者姓名：王某某，性别：女，年龄：55 岁。就诊时间：2009.01.25。

主诉：双手发黄 1 年。

现病史：1 年前患者无特殊原因出现双手发黄，家族中 5 人均患本病。曾多次查血常规、肝功、肝炎系列、肝胆 B 超等均未见异常，多处求医口服中药及西药等均无效，后经人介绍至本院国医馆。

既往史：否认肝炎、结核等传染病史，预防接种史不详。否认外伤、手术及输血史。过敏史：否认药物、食物及花粉等过敏史。

体格检查：血压 120/70mmHg，神志清，精神差，面色淡红，营养中等，发育正常，形体偏胖，全身皮肤及巩膜无黄染，浅表淋巴结未及肿大。双瞳孔等大等圆，对光反射灵敏。口唇淡红，咽红，无充血，双扁桃体无肿大。颈软无抵抗，气管居中，甲状腺不大。胸廓对称，双肺呼吸音清，未闻及干湿啰音。叩诊心界不大，心率 70 次/分，律齐，各瓣膜听诊区未闻及病理性杂音。腹软，无压痛及反跳痛，肝脾肋下未及，双肾区无叩击痛，双下肢无水肿。双手掌皮肤黄染。舌红，苔薄黄，脉弦。

辅助检查：腹部 B 超肝功等均未见异常。

证候诊断：肝胆湿热。

治法：疏肝清肝胆湿热。

处方：

广木香 12g	路路通 12g	黄精 12g	柴胡 12g
郁金 12g	太子参 12g	生地 12g	熟地 12g
旱莲草 12g	佛手 12g	枳实 12g	火麻仁 12g
茯神 12g	合欢皮 12g	赤芍 12g	

14 剂，水煎服，水煎取汁 400ml，分早晚温服，日 1 剂。

二诊（2009.02.16）：双手发黄减轻。舌红，苔薄黄，脉弦。

处方：

柴胡 12g	郁金 12g	太子参 12g	全瓜蒌 12g
丹参 12g	赤芍 12g	泽泻 12g	芦根 12g
茵陈 12g	广木香 12g	元胡 12g	甘草 3g

4 剂，水煎服，水煎取汁 400ml，分早晚温服，日 1 剂。

三诊（2009.02.20）：双手发黄减轻。舌红，苔白，脉弦。

处方：2 月 16 日方加川楝子 12g，佩兰 12g，夏枯草 12g。

14 剂，水煎服，水煎 400ml，早晚温分服。

四诊：双手发黄减轻。舌红，苔白，脉弦细。

处方：2 月 16 日方加桑枝 12g，生薏苡仁 12g，芦根 12g。

共治疗八次，患者双手发黄消失。

按语：该患者属少见病疑难病，多处求医均无果。大多医生从脾胃着手。张老师从肝胆湿热着手，肝胆湿热，湿热蕴蒸，泛溢肢体，故发黄。本病治疗从肝郁及肝胆湿热出发，清泄肝热，利湿退黄，取得较好疗效，其辨证用药值得借鉴。

医案 2

患者姓名：吴某某，性别：女，年龄：58 岁。就诊时间：2008.11.07。

主诉：双手黄汗 6 个月。

现病史：半年前因劳累后出现双手黄汗，当时未予重视，后发现黄汗染衣，随多处求医，均疗效欠佳，后经人介绍至本院国医馆。发病以来情绪不宁，常唉声叹气，口干，不欲饮食等。

既往史：否认肝炎、结核等传染病史，预防接种史不详。否认外伤、手术及输血史。过敏史：否认药物、食物及花粉等过敏史。

体格检查：血压 130/80mmHg，神志清，精神差，面色淡红，营养中等，发育正常，形体偏胖，全身皮肤及巩膜无黄染，浅表淋巴结未及肿大。双瞳孔等大等圆，对光反射灵敏。口唇淡红，咽红，无充血，双扁桃体无肿大。颈软无抵抗，气管居中，甲状腺不大。胸廓对称，双肺呼吸音清，未闻及干湿啰音。叩诊心界不大，心率 70 次/分，律齐，各瓣膜听诊区未闻及病理性杂音。腹软，无压痛及反跳痛，肝脾肋下未及，双肾区无叩击痛，双下肢无水肿。舌红，苔薄黄，脉弦。

辅助检查：肝胆 B 超、肝功、肝炎系列等均未见异常。

中医诊断：黄汗。

证候诊断：肝胆湿热。

治法：疏肝清肝胆湿热。

处方：柴胡 12g   郁金 12g   川楝子 12g   薄荷 12g

鸡内金 12g	砂仁 10g	元胡 12g	知母 9g
桑椹 12g	芦根 12g	丹参 12g	赤芍 12g
甘草 6g			

14 剂，水煎服，水煎取汁 400ml，分早晚温服，日 1 剂。

二诊（2008.11.21）：双手黄汗减轻。舌红，苔薄黄，脉弦。

处方：原方去赤芍，加北沙参 12g，怀牛膝 12g。

7 剂，水煎服，水煎取汁 400ml，分早晚温服，日 1 剂。

三诊（2008.11.28）：双手出汗减轻。舌红，苔白，脉弦。

处方：柴胡 12g	郁金 12g	茯苓 12g	川楝子 12g
泽泻 12g	鸡内金 12g	砂仁 12g	佛手 12g
炒山药 12g	红花 10g	丹参 12g	石斛 12g
甘草 3g			

7 剂，水煎服，水煎取汁 400ml，分早晚温服，日 1 剂。

复诊 6 次，双手黄汗消失。

按语： 该患者黄汗属少见病疑难病。黄汗以汗出色黄如柏汁，染衣黄色为特点。多因湿热内蕴引起。关于黄汗一症的命名，《金匮要略·水气篇》云："黄汗之为病……汗沾衣，色正黄如蘗汁。"说明了黄汗是以其汗液为黄色——如"蘗汁"为其特点而命名的。黄汗的病因病机，《金匮要略·水气篇》载："问曰：黄汗之为病……何从得之？师曰：以汗出入水中浴，水从汗孔入得之。"《医碥》云："水寒遏汗液于肌肉，为热所蒸，而成黄汗，然汗出浴水，亦举一隅之论耳，当推广之。"李升玺亦云："大约黄汗由脾胃湿久生热积热成黄，湿热交蒸而汗出矣！"大多医家从脾胃论治，张老师从肝胆论治，疏肝清肝胆湿热，取得较好疗效，值得学习。

第十四章　乳腺增生病医案

医案 1

患者姓名：李某某，性别：女，年龄：34 岁。就诊时间：2009.03.05。

主诉：双侧乳腺肿痛 1 年，加重 1 个月。

现病史：1 年前因生气出现双乳腺疼痛不适，月经前加重，曾在外院检查双乳腺 B 超及钼靶片等提示乳腺增生；曾在多家医院口服乳癖消、逍遥丸及中药汤剂，疗效欠佳，后经人介绍至张老师处治疗。患者胸闷胁胀，忧郁不乐，伴口干，月经量少。

查体：左乳腺外上象限可触及一肿块，大小约 4cm×3cm×3cm，右侧肿块 3cm×2cm×2cm，质地不均，边缘欠整齐，触痛明显，舌淡红，苔白，脉弦。

中医诊断：乳癖。

证候诊断：肝郁气血不和。

治法：疏肝理气，活血通络。

处方：柴胡 12g　　郁金 12g　　乌药 12g　　元胡 12g
　　　　红花 12g　　红藤 12g　　路路通 12g　　苏木 12g
　　　　生薏苡仁 12g　女贞子 12g　旱莲草 12g　知母 9g
　　　　甘草 6g

7 剂。水煎服，水煎取汁 40ml，早晚温服，日 1 剂，并以药渣纱布包外敷乳腺。

二诊：1 周后复诊，患者自觉乳腺疼痛不适明显减轻，仍触痛明显，给予原方基础上加减，治疗 2 月后，患者未再出现乳腺疼痛不适，双侧乳腺肿块明显缩小，后坚持服药 2 月后查双侧乳腺肿块消失。随访 1 年病情稳定。

按语：现代医学认为乳腺增生病发病的主要机理为下丘脑－垂体－卵巢性腺轴内分泌失调，致使体内雌激素水平相对或绝对过高和活性增强，孕激素降低，二者比例失调。乳腺在雌激素的长期刺激下，生理性增生与复旧不全而发病。对于本病的诊断与鉴别诊断，建议结合发病年龄、家族病史及辅助检查等要与乳腺肿瘤性疾病相鉴别。《外科医案汇编》指出"治乳症，不出一气字定矣。气为血之帅，气行则血行……自然壅者易通，郁者易达，解者易散，坚者易软"。张老师结合此理论，并结合乳房与脏腑经络的关系，认为乳腺增生病发病总为肝脾肾及冲任二脉致乳腺气血不和，痰瘀而生，出现疼痛肿块，发为乳腺增生病。将其病机概括为"气血不和"。本病与肝发病多因肝气郁结，与脾发病多因脾胃气血生化乏源，与肾发病多因肾气血亏虚，与冲任发病多因冲任不和，以上互为发病，均可致妇人气血不和，痰瘀丛生，乳络气血凝滞不通，临床出现疼痛不适，发为乳腺增生病，张老师治疗注重调理气血，兼顾冲任，标本同治。基础方：柴胡、郁金、香附、乌药、路路通、红藤、丹参、红花；全方疏肝解郁理气活血通络；临床治疗在固定方基础加用益气之品，取"气能生血，气能行血"之意；加减补肝肾之品，取其治本，调理冲任，治疗乳腺增生疾病取得良好疗效，值得进一步推广。

医案 2

患者姓名：杨某，性别：女，年龄：40 岁。就诊时间：2009.04.02。

主诉：周期性双侧乳房肿痛 10 年，加重 1 个月。

现病史：10 年前因生气出现双乳腺疼痛不适，月经前加重，月经后稍减轻，曾在外院检查双乳腺 B 超及钼靶片等提示乳腺增生，口服逍遥丸及中药汤剂，疗效欠佳，后至张老师处治疗。患者胸闷胁胀，忧郁不乐，伴口干，大便干，月经量少。

查体：左右乳腺外上象限均可触及一肿块，大小约 3cm×3cm×2cm，质地不均，边缘欠整齐，触痛明显。舌淡红，苔白，脉弦。

中医诊断：乳癖。

证候诊断：肝郁气血不和。

治法：疏肝理气，活血通络。

处方：
柴胡 12g	郁金 12g	夏枯草 12g	石斛 12g
路路通 12g	元胡 12g	红藤 12g	桑椹 12g
香附 12g	知母 9g	生薏苡仁 12g	泽泻 12g
甘草 6g			

14 剂，水煎服，水煎 400ml，早晚温服，日 1 剂，并以药渣纱布包外敷乳腺。

二诊（2009.04.24）：患者自觉乳腺疼痛不适明显减轻，仍触痛明显，舌淡红，苔白，脉弦。给予原方基础上加减。

处方：原方加鸡血藤 12g，乌药 12g，苍术 12g，白茅根 12g。

治疗 2 月后，患者未再出现乳腺疼痛不适，双侧乳腺肿块明显缩小，坚持服药 2 月后查双侧乳腺肿块消失。随访半年病情稳定。

按语：《外科医案汇编》指出"治乳症，不出一气字定矣。气为血之帅，气行则血行……自然壅者易通，郁者易达，解者易散，坚者易软"。张老师结合此理论，并结合乳房与脏腑经络的关系，认为乳腺增生病发病总为肝脾肾及冲任二脉致乳腺气血不和，痰瘀而生，出现疼痛肿块，发为乳腺增生病。张老师将其病机概括为"气血不和"。本病与肝发病多因肝气郁结，与脾发病多因脾胃气血生化乏源，与肾发病多因肾气血亏虚，与冲任发病多因冲任不和，以上互为发病，均可致妇人气血不和，痰瘀丛生，乳络气血凝滞不通，临床出现疼痛不适，发为乳腺增生病。张老师治疗注重调理气血，兼顾冲任，标本同治。本例患者中加用夏枯草为清肝火散郁结，治疗乳房肿痛。香附为气中血药，理气活血通络。

医案3

患者姓名：霍某某，性别：女，年龄：26岁。就诊时间：2009.06.01。

主诉：周期性双侧乳房肿痛3个月。

现病史：3个月前因劳累加之情绪不畅出现双乳腺疼痛不适，月经前加重，月经后稍减轻，曾在外院检查双乳腺B超提示双侧大小约4cm×3cm×2cm，乳腺增生，曾口服乳癖消、气血和胶囊及中药汤剂，疗效欠佳，后至张老师处治疗。患者胸闷胁胀，月经量偏少。

查体：左右乳腺外上象限均可触及一肿块，大小约4cm×3cm×2cm，质地不均，边缘欠整齐，触痛明显。舌暗红，苔白，脉弦涩。

中医诊断：乳癖。

证候诊断：肝郁气血不和。

治法：疏肝理气活血化瘀通络为法。

处方：

桑枝12g	柴胡12g	香附12g	忍冬藤12g
红藤12g	元参12g	夏枯草12g	生薏苡仁12g
元胡12g	丹参12g	红花10g	甘草6g
石斛12g			

7剂，水煎服，上方水煎取汁400ml，分早晚温服，日1剂，并以药渣纱布包外敷乳腺。

二诊（2009.06.08）：患者自觉乳腺疼痛不适明显减轻，舌暗红，苔白，脉弦涩。给予原方基础上加减。

处方：原方加白芍12g，乌药12g，路路通12g。

治疗1月后，患者乳腺疼痛不适消失，复诊6次后双侧乳腺肿块明显缩小，后查双侧乳腺肿块消失。随访半年病情稳定。

按语：《外科医案汇编》指出"治乳症，不出一气字定矣。气为血之帅，气行则血行……自然壅者易通，郁者易达，解者易散，坚者易软"。乳腺增生病发病总为肝脾肾及冲任二脉致乳腺气血不和，痰瘀而生，出现疼痛肿块，发为乳腺增生病。张老师将其病机概括为"气血不和"。本病与肝发病多因肝气郁结，与脾发病多因脾胃气血生化乏源，与肾发病多因肾气血亏虚，与冲任发病多因冲任不和，以上互为发病，均可致妇人气血不和，痰瘀丛生，乳络气血凝滞不通，临床出现疼痛不适，发为乳腺增生病。张老师治疗注重调理气血，兼顾冲任，标本同治。

医案4

患者姓名：张某，性别：女，年龄：26岁。就诊时间：2009.08.10。

主诉：乳房胀痛4年余。

现病史：4年来月经前10天左右出现双侧乳房胀痛，经后症状消失，伴手足心热，急躁易怒，余可。

查体：舌红，苔薄白，脉沉细。

辅助检查：乳腺B超：双侧乳腺增生。

中医诊断：乳癖。

证候诊断：肝郁火旺。

治法：疏肝理气，清热除烦，软坚散结。

处方：柴胡12g　　郁金12g　　红藤12g　　红花12g
　　　丝瓜络12g　白芍15g　　香附12g　　元胡12g
　　　忍冬藤12g　丹皮12g　　夏枯草12g　生薏苡仁15g

月经后以上诸药煎汤取汁400ml，早晚各200ml口服，纱布裹药渣局部热敷1次/日，经期停用，3周为一疗程。加减变化治疗约3个疗程，症状明显减轻，复查B超乳腺肿块增生缩小。

按语：乳腺增生病属中医"乳癖"范畴，《疡医大全》言："乳癖似乳中结核……其核随喜怒消长，此病乳癖。"指出该病大多由情志不畅，思虑过度或肝脾不和，肝肾精血亏损，以致肝气郁结，气机不畅，气滞血瘀，痰凝血结而成。《素问·上古天真论》说："恬淡虚无，真气从之，精神内守，病安从来。"反之，则可产生疾病并加速病情恶化。乳病的产生不外乎内因和外因，尤以内因为主。《外科正宗》认为乳岩是因"多生忧郁积虑"而生。同时进一步指出："忧郁伤肝，思虑伤脾，积想在心，所愿不得者，致经络痞涩，聚结成核。"中医依据乳腺增生的发病机理，重在疏肝解郁，活血通络，散结止痛。张老师认为其主要原因是由于肝、肾与气、血之间的关系十分密切，而在内因七情中情志的变化多归属于肝，七情是人情绪的外在表现，肝主疏泄均与精神情志活动有关，精神情绪的变化出现明显地影响着乳房的功能与乳病的发生，治疗中应疏肝化痰为首要，伍以活血通络，理气止痛之药物，以奏良效。而肾脏为先天之本，主生殖，调冲任。肾气化生天癸，天癸激发冲任通盛。冲任为气血之海，上行为乳，下行为经，月经前期，冲任之气血充盛，使乳腺小叶增生，经后随着经血外泄，冲任处于平静状态，使乳腺小叶由增殖状态转为复旧。若肾元亏虚，冲任不盛，则气滞、痰凝、血瘀阻于乳中而发病。又肝肾同源，肝之疏泄有赖于肾阳的温煦。肾阳不足，母病及子，则肝郁不发，失于疏泄致气滞痰凝，冲任失调。

疗程于月经后开始服用，采用口服汤剂、药渣热敷二联治疗。方中柴胡、郁金疏肝解郁，升举阳气，尤长于宣畅肝之气血，疏达肝之郁结，以求推陈致新；红花、红藤、香附、元胡，活血调经，行气止痛。又肝体阴而用阳，其功能发挥有赖于肝血滋养，故用白芍养血调经，敛阴平肝；因肝病易于传脾，脾为生痰之源，亦为气血生化之源，健脾既有助于养血柔肝，又有助于化痰，实有一举两得之妙，故用生薏苡仁 $15 \sim 20g$ 健脾去湿，绝其生痰之源；丹皮、夏枯草、丝瓜络、忍冬藤清肝火，疏通经络。

现代药理也证实，这一类药物可调节机体内分泌功能，有助于减轻雌激素对乳房的不良刺激，并可促进促黄体生成素的分泌，改善黄体功能及机体血液循环，最终使乳块消失，月经调整，内分泌卵巢功能恢复正常而病愈。

第十五章　癃闭、聚证医案

医案

患者姓名：李某某，性别：女，年龄：76 岁。就诊时间：2009.03.16。

主诉：反复胸部憋闷气短 24 年，腹胀 2 年，加重 1 周。

现病史：24 年前患者每于活动后出现胸部憋闷气短不适，休息后可缓解，曾间断在外院住院检查并治疗，诊断为冠心病，经治疗上症时轻时重；2 年前出现上症加重伴腹部胀痛不适，曾多次住院治疗，出院后仍间断出现胸部憋闷气短伴腹胀，不能平卧，端坐呼吸；平素口服单硝酸异山梨酯、地高辛、螺内酯、呋塞米片、阿托伐他汀钙片、阿司匹林、曲美他嗪、拉西地平等药，上症时轻时重；1 周前因情绪波动上症加重，胸闷气短，腹部胀满，不能平卧，夜间端坐休息，无明显咳嗽及咯痰，伴口干，腹部胀痛不适，饮食较差，休息差，小便点滴而出，无尿急尿痛，大便 2 日一行。

既往史：痛风病史 1 年；高血压病 20 年，血压最高 240/90 mmHg；平素自服拉西地平，血压控制一般；2007 年发现房颤病史；既往尿蛋白及隐血史。过敏史：否认药物、食物及花粉等过敏史。

体格检查：心率：68 次/分，血压：130/90mmHg，老年女性，精神较差，形体肥胖，颜面轻度肿胀，口唇淡暗，双肺呼吸音粗，可闻及少量湿啰音；叩诊心界向两侧扩大，心率 68 次/分，律不整齐，第一心音强弱不等，心音稍低钝，$A_2 > P_2$；三尖瓣听诊区可闻及 4/6 收缩期吹风样杂音；腹部膨隆胀满，全腹压痛（±），无肠型，腹水征（－），肝脾肋下未及，双下肢轻度肿胀；舌淡暗，苔白，脉弦涩。

辅助检查：心电图：异位心律，心房纤颤，心肌缺血；胸片：主动脉硬化，心胸比 0.66，考虑冠心病；腹部及泌尿系 B 超：脂肪肝，胆囊壁毛糙，左肾中部实质内钙化斑；心脏彩超：主动脉硬化，双房、右室扩大，室间隔及左室壁普遍增厚，左室舒张顺应性减低，收缩功能正常，LVEF 55%；三尖瓣大量反流，余瓣膜少量反流（本院 2009.03.16）；肾功电解质正常。

中医诊断：胸痹（心血瘀阻），癃闭（瘀血阻塞），聚证（肝气郁结）。

西医诊断：冠心病，心律失常－房颤，高血压病 3 级。

治法：行瘀散结，通利水道为法；方选代抵当丸加减。

处方：
当归 12g	桃仁 12g	莪术 10g	大黄 6g
郁金 12g	肉桂 10g	桂枝 10g	红花 12g
川牛膝 12g	生黄芪 15g	丹参 12g	茯苓 12g
泽泻 12g			

水煎服，水煎取汁 400ml，早晚分服，日 1 剂。

本例患者通过检查及治疗排除心功能不全、大量腹水所致；查胸部 CT：肺气肿少量心包积液、动脉硬化、左侧肺叶间胸膜增厚；胸部透视：左心室增大；发作时，腹部透视（－），腹部 B 超：脂肪肝、胆囊壁厚毛糙，左肾中部实质内钙化斑；结合患者舌脉及查体，分析属中医癃闭范畴，属瘀血致尿路阻塞而致。治疗给予行瘀散结，通利水道为法。本方中当归、桃仁、大黄通瘀化结，莪术破血行气，消积止痛；郁金行气解郁止痛；红花、牛膝增强其活血化瘀作用；肉桂补下焦之阳，以鼓舞肾气；黄芪、丹参以补养气血；茯苓、泽泻化气渗湿利水；服上药 3 剂后患者小便通畅，量较多，大便开始 2 次／日，后 1 次／日，自觉腹部胀满不适减轻；患者小便好转后 3 天再次出现腹部胀满不适，坐位，不能平卧，腹胀，或痛或胀，居无定处，查体未触及明显疼痛肿块等，应用常规西药无效；分析属中医聚证范畴，属气机瘀滞，治疗可以疏肝理气、行气消胀为法治疗，方选柴胡疏肝散加减。

柴胡 12g	白芍 12g	当归 12g	生白术 12g
茯苓 12g	甘草 6g	香附 12g	青皮 12g
广木香 12g	枳壳 12g	厚朴 12g	陈皮 12g

水煎服，水煎取汁 400ml，早晚分服，日 1 剂。

经口服上述中药汤剂 3 剂后，患者自觉腹胀明显减轻，胸闷气短减轻，大小便正常，可平卧休息，且夜间休息明显好转；效不更方，继用原方，患者胸闷腹胀不适消失，并自查腰围明显减小；固守原方 10 剂后，患者 2 年来的腹胀胸闷不适消失；大小便正常，夜间可平卧位休息。

按语： 本例辨证论治，分析属中医"癃闭、聚证"范畴，均使用经方论治，疗效可靠。临床疗效较好的主要原因是准确的病证论治。临床宜详加分析。

第十六章　奔豚医案

医案

患者姓名：高某，性别：女，年龄：73 岁。就诊时间：2012.09.19。

主诉：发热性心慌、自觉气从少腹上冲 2 年，加重 1 周。

现病史：2 年前患者因生气出现发作性心慌，自觉腹部、胸部及手足心发热，气从少腹上冲，无泛酸、胃灼热等，检测血压稍偏高，自测体温正常，每次发作时间约 10～30 分钟，平卧休息可缓解，多次在外院就诊，查甲状腺功能正常，检查 24 小时动态心电图等提示心律失常，发病时心电图无特殊异常。给予阿司匹林、瑞舒伐他汀、心可舒片、参松养心胶囊等，疗效欠佳。1 周前上症加重，无泛酸、胃灼热及意识丧失等，为进一步治疗，来我院就诊。发病以来患者饮食可，食后腹胀睡眠差，大便不成形，小便浑浊。

既往史：患者平素心小多疑。慢性萎缩性胃炎病史 20 年，脂肪肝病史 1 年，肝血管瘤病史 1 年，胆囊息肉病史 1 年，高血压病史 7 年，血压最高 220/110mmHg，平素口服酒石酸美托洛尔、替米沙坦等药，血压控制尚可。

查体：体温：36.3℃，脉搏：64 次/分，血压：130/70mmHg。老年女性，神志清，精神差，形体适中。口唇暗红，伸舌居中。咽无充血，两侧扁桃体无肿大。颈软无抵抗，颈静脉无怒张，气管居中，甲状腺未触及肿大。双肺呼吸音清，未闻及干湿性啰音及胸膜摩擦音。心率 64 次/分，律齐，各瓣膜听诊区未闻及病理性杂音。腹平软，无腹肌紧张及压痛、反跳痛，肝脾肋下未触及，肝颈静脉回流征阴性，肝区叩痛阴性，肾区叩痛阴性，无移动性浊音，肠鸣音正常。腹部未闻及异常血管杂音，双下肢无水肿。舌象：舌质红，苔薄黄，脉象：脉弦细。

辅助检查：

颅脑 CT：双侧侧脑室旁白质区多发腔梗，脑萎缩。

心脏彩超：心内结构未见明显异常，左室舒张期顺应性减低，左室收缩功能正常 LVEF 64%。

颈部血管 B 超：①右侧锁骨下、左侧颈内动脉粥样硬化斑块形成。②双侧颈总、椎及右侧颈内动脉血流未见异常。

肾上腺 CT：未见明显异常。

动态心电图：窦性心律，平均心律 69 次/分，房性早搏 85 次，其中短阵房速 5 次，成对房早 3 次，对于 1.9 秒长间歇 2 次，疑为窦房传导阻滞，或为窦性心律不齐，ST－T 无异常改变，心率变异性正常。

中医诊断：奔豚。

证候诊断：肝郁化热。

治法：养血平肝，和胃降逆。

处方：方选奔豚汤加桂枝。

葛根 12g	酒黄芩 12g	白芍 12g	甘草 12g
姜半夏 12g	生姜 12g	当归 12g	川芎 12g
桂枝 12g	桑白皮 12g		

3 剂，水煎服，上方水煎取汁 400ml，早晚温分服，日 1 剂。

患者口服本方当晚心慌及气从少腹上冲感觉消失，效不更方，坚持口服本方 7 剂后，患者入院时心慌、睡眠差及腹胀、自觉气从少腹上冲之感觉及手足心发热等消失，随访1年，患者病情稳定。

按语：《金匮要略》中奔豚气病脉证治提及"奔豚气上冲胸，腹痛，往来寒热，奔豚汤主之"。结合患者病史及舌脉等分析本证为肝郁化热之奔豚证。患者平素心小多疑，加之情绪不畅，肝气郁结化热，引动冲气上逆而发奔豚，故气上冲胸；肝郁气滞，经脉不畅，故少腹痛；肝与胆相互表里，肝郁则少阳之气不和，则往来寒热，发病时手足心发热，病后如常。故治疗当以养血平肝，和胃降逆为法。因无李根白皮，以桑白皮代之，桑白皮性寒味甘以泄热。葛根升脾阳，半夏、生姜降胃气，体现泻肝实脾、肝脾同治，使肝脾调和，热清逆降，冲气平复。肝"体阴用阳"，故以当归、白芍、川芎入血以养血调肝；白芍、甘草可以缓急止痛。胆宜降宜利，故以黄芩苦寒以清泄肝胆之热。桂枝能治疗三个气：一个是上气咳逆，桂枝有下气作用。第二个，桂枝能够开气结。第三，桂枝还有点补中益气、益心气的作用。本方加桂枝就是体现桂枝可以下气、通阳及补心三个作用。

第十七章　　肝肠吻合术后发热医案

医案

患者姓名：马某某，性别：女，年龄：59岁。就诊时间：2013.03.26。

主诉：发热伴上腹部胀痛2周。

现病史：患者2周前无明显诱因出现发热伴上腹部疼痛不适，测体温38～39℃之间，恶心，无呕吐，无泛酸，食纳差，无咳嗽、咳痰。自服阿莫西林、甲硝唑无效。检查血常规：白细胞：$11.39 \times 10^9/L$，血红蛋白：$114g/L$，血小板：$136 \times 10^9/L$，中性粒细胞比率82.2%，淋巴细胞比率11%。曾在西安市某医院住院治疗，给予头孢哌酮舒巴坦钠联合替硝唑抗感染，并口服消炎利胆片等药。疗效欠佳，患者仍间断发热，倦怠乏力，气短，自汗，伴口苦腹胀口干，以夜间为主，体温在37～38.5℃之间。

既往史：患者10年前行胆囊摘除术、肝肠吻合术，术后间断发热，多次住院治疗，诊断胆管炎给予抗感染，对症治疗后好转。

查体：体温：37.6℃，脉搏：84次/分，血压：98/60mmHg。中年女性，神志清，精神差，面色萎黄，形体适中。语音虚弱，语言流利，呼吸平稳，无喘息。睑结膜略白，无充血，巩膜无黄染，双瞳侧孔等大等圆，对光反射灵敏。耳廓无畸形，外耳道无异常分泌物，乳突无压痛。鼻通气畅，无异常分泌物，鼻旁窦区无压痛。口唇暗红，伸舌居中。咽无充血，两侧扁桃体无肿大。颈软无抵抗，颈静脉无怒张，气管居中，甲状腺未触及肿大。胸廓对称无畸形，两侧呼吸动度相等，语音震颤无差别，无胸膜摩擦感，双肺叩诊呈清音，双肺呼吸音清，未闻及干湿性啰音及胸膜摩擦音。心尖区无隆起，叩诊心界不大，心率84次/分，律齐，各瓣膜听诊区未闻及病理性杂音。腹平软，剑突下压痛，未扪及包块，无腹肌紧张及反跳痛，肝脾肋下未触及，肝颈静脉回流征阴性，肝区叩痛阴性，肾区叩痛阴性，无移动性浊音，肠鸣音正常。腹部未闻及异常血管杂音，双下肢无水肿。舌象：舌红，苔薄白。脉象：脉弦细。

辅助检查：胸片：心肺膈未见异常。心电图大致正常。肝功：谷丙转氨酶81.3U/L，谷氨酰胺转移酶55.7U/L。

中医诊断：内伤发热。

证候诊断：气虚发热。

治法：益气健脾甘温除热兼和解少阳。

选方：补中益气汤合小柴胡汤加减。

处方：
生黄芪15g	白术12g	柴胡12g	党参10g
陈皮12g	当归12g	生地12g	芦根12g
知母10g	黄芩10g	天花粉12g	莱菔子12g
厚朴12g	茯苓12g	生甘草6g	

7剂，水煎服，水煎取汁400ml，早晚温分服。

二诊：患者发热消失，口苦、腹胀明显减轻，仍口干，恶心。舌红苔白，脉弦。治疗上方加姜半夏10g，鲜生姜3片。7剂，水煎服，水煎取汁400ml，早晚温分服。

三诊：患者未再出现发热，口苦、口干、腹胀等消失，精神好转。随访半年，患者病情稳定。

按语：患者间断低热，加之应用抗生素等，伤及患者气阴，中气不足，阴火内生，出现低热，结合患者往来寒热、口苦等分析属阴阳枢机不利，少阳胆腑郁热，郁热伤津，津液不足，出现口干等。所以治疗以补气兼和解少阳，加用芦根、知母、天花粉养阴，莱菔子、厚朴行气消胀。其中补中益气汤属治疗气虚发热代表方药，柴胡配黄芩，柴胡可以疏解少阳经中邪热，黄芩能清胆经、胆腑的邪热，柴胡不仅可以清热，还可以疏利肝胆。后患者出现恶心，分析属胃气不和，选用小半夏汤，小半夏汤由半夏、生姜组成，止呕圣药莫过于半夏、生姜也。柴胡、黄芩属苦药，半夏、生姜属辛药，苦能泄热清热，辛能散结，病机分析准确，恰当选方用药，故取得极好疗效。

第十八章　慢性肺源性心脏病医案

医案 1

患者姓名：王某，性别：男，年龄：57 岁。就诊时间：2004.08.12。

主诉：咳嗽、气喘不能平卧 2 年，加重 1 周。

现病史：2 年前突发咳嗽咯痰，色白难咯，量少，伴气喘不能平卧，在当地村卫生室诊治，静点头孢哌酮钠、氨茶碱等效不佳。后又于外院检查：X 线示：中心肺动脉扩张和外围分支纤细，两者形成鲜明对比；右心室增大；心电图示：肺型 P 波，右束支传导阻滞，诊断为慢性肺源性心脏病，住院给予抗感染、强心、利尿等治疗好转，但此后患者经常咳嗽、气喘，遇到气候骤变，极易发作。1 周前因受凉而引起咳嗽，气喘不能平卧，咯白色黏痰，胸部胀闷，头重如裹，全身酸痛，肢体浮肿，静点抗生素无效（具体不详），为寻求中医治疗，就诊我科。就诊时见形体肿，面白虚浮，精神萎靡，双下肢水肿，指压有凹痕，唇淡而干，舌淡暗苔白滑，脉濡缓而涩。

中医诊断：肺胀。

证候诊断：痰瘀壅肺，阳虚水泛。

治法：豁痰宽胸，温肾健脾，活血利水。

处方：

全瓜蒌 15g	浙贝母 10g	枳壳 12g	桔梗 12g
大腹皮 15g	橘红 12g	半夏 12g	炒白术 15g
丹参 15g	葶苈子 12g^(包煎)	桑白皮 12g	云苓 15g
黑附片 8g			

7 剂，水煎服，水煎取汁 400ml，早晚温分服。

服上方后，患者咳嗽、气喘较前明显减轻，水肿较前好转，效不更方，继服上方。

再服原方后，患者气喘消失，咳嗽已止，但痰量增多，食少倦怠，微有肢肿，舌淡苔白，考虑痰瘀已去，阳气已复，肺脾两虚，痰气壅滞，投益气化痰之六君子汤调治，处方如下：

半夏 12g	陈皮 12g	云苓 15g	甘草 10g
党参 10g	炒白术 15g	麦芽 15g	鸡内金 10g
山楂 10g	佛手 12g	大腹皮 12g	

服用上方后，患者已无明显感觉，遂告痊愈。

按语： 慢性肺源性心脏病中医属"肺胀"、"痰饮"、"喘症"、"水肿"范畴。对于此证，张老师根据临床 50 余年的经验认为：此病的发生多因久病肺虚，日久痰瘀互结，壅滞胸中，胸膺胀满而成。病变主脏在肺，渐久可损及脾肾、心等脏，常遇外邪或饮食不当而发病或加重。发病早期以痰浊为主，渐而痰瘀并见，终至痰浊，水饮，瘀血交错为患，且可互为影响和转化。如痰从寒化则成饮，饮溢肌表则为水，痰浊久留，肺气郁滞，心脉不畅，测血瘀为患，瘀阻血脉，"血不利则为水"，病理性质多属本虚标实，但有偏虚、偏实的不同，且以标实为主，为急，感邪则偏于标实，平时偏于本虚，早期多属气虚、气阴两虚，由肺而及脾肾；晚期气虚及阳，以肺、肾、心为主，也有阴虚或阴阳两虚者，但属阴虚者较少见。由于正虚与邪实彼此互为因果，因此病情缠绵不易治愈。张老师常采用自拟经验方，处方组成：全瓜蒌 15g，枳壳 12g，浙贝母 12g，桔梗 12g，大腹皮 15g，半夏 12g，炒白术 15g，橘红 12g，丹参 15g，佛手 12g，葶苈子 15g，生甘草 3g。主治：燥湿化痰，宽胸除胀，泻肺平喘。方解：半夏、橘红、炒白术健脾燥湿化痰，全瓜蒌、浙贝母宽胸理气，化痰散结；桔梗、枳壳一升一降，宣畅气机，畅运肺气；大腹皮、佛手消胀除痞，化痰止咳；丹参凉血活血，葶苈子泻肺平喘，利水消肿，全方共奏燥湿化痰健脾、宽胸除胀，泻肺平喘之效，标本兼治。

该患者咳喘已日久，因感风寒之邪诱发诸症加重，又因用抗生素，外寒虽去，但痰浊未减，故治以应豁痰宽胸，温肾健脾，活血利水，得以肺气宣畅，痰浊渐消，故咳喘逐减，浮肿渐消，舌苔白滑转为舌淡苔白，重在益气化痰，故三诊加用益气健脾之法调治，以防复发。

医案 2

患者姓名：赵某，性别：女，年龄：63 岁。就诊时间：2002.04.18。

主诉：咳喘反复发作 8 年，加重 3 天。

现病史：患者 8 年前无明显原因致咳嗽喘息长达月余，经治而愈，而后多年来，常感咳嗽、气喘，遇寒即发，反复发作，无论中西药多方治疗效果都不佳，且外用"冬病夏治"治疗方法效亦不佳。近 3 天来，因大量饮酒，咳喘又作，咯吐白痰，小便少，纳差不思饮食，心悸不能自主，双下肢浮肿，夜间不能平卧，胸部胀闷，唇色紫而干，颜面浮肿，色暗无泽，呼吸急促，颈静脉怒张，双肺可闻及湿啰音，心率 107 次/分，舌质暗苔滑腻，脉弦细数。

辅助检查：胸部 X 线：双肺条索状和斑片状模糊阴影，血常规示：白细胞 15×10^9/L，中性粒细胞比率 85%，心电图示：肺型 P 波，右束支传导阻滞。

中医诊断：肺胀。

证候诊断：肺气壅塞，痰瘀互阻，阳虚水泛。

治法：宽胸豁痰理气，活血利水。

处方：
全瓜蒌 15g	浙贝母 10g	枳壳 12g	桔梗 12g
大腹皮 15g	橘红 12g	半夏 12g	葶苈子 12g(包煎)
云苓 15g	炒白术 15g	生甘草 3g	川芎 10g

7 剂，水煎服，水煎取汁 400ml，分早晚温服。

二诊：服用上方 7 剂后，患者咳嗽渐轻，尿量增多，浮肿减轻，嘱其继续服用上方，在服用时加用生姜皮作药引，以汗从外解。

三诊：上法治疗 1 周后，患者咳嗽较前明显减轻，咯痰也较前减少，浮肿消失，但仍纳差不思饮食，血常规检查已正常，舌暗、苔薄白，脉濡缓，加用补气健脾之品。

处方：
全瓜蒌 5g	浙贝母 10g	党参 10g	云苓 15g
炒白术 15g	枳壳 12g	桔梗 12g	半夏 12g
陈皮 12g	大腹皮 12g	川芎 12g	麦芽 15g

四诊：服用上方后，患者诸症已消，已无明显不适感，为巩固疗效，又服十余剂，随访 1 月病情稳定。

按语：慢性肺源性心脏病由多种慢性肺系疾患反复发作、迁延不愈而致，临床以喘息气促、咳嗽、咯痰、胸部胀满、憋闷、痞塞，或唇甲紫绀，心悸浮肿等为主要表现，严重者可出现昏迷、痉厥、出血、喘脱等危重证候，故早期应以治标为急为要，后期应益气健脾为主，辅以活血。

第十九章 急性唇炎医案

医案 1

患者姓名：郭某某，性别：女，年龄：14 岁。就诊时间：2004.09.15。

病史：上、下唇皲裂、脱皮糜烂、反复发作 2 年，曾用中西药治疗，未见明显好转，近 10 天来因学习压力过大，且夜晚进食过多而加重，在外院诊断为急性唇炎，服用西药和外用药疗效较差。就诊时查：双唇皲裂，脱皮肿胀，少有渗液，唇正中有一糜烂面，上下唇常涂唇膏以润之，面色萎黄、消瘦，精神疲惫，头晕眼花，心烦失眠，口腔发热，小便黄而涩痛，舌干少津，脉细而数。

中医诊断：唇风（急性期）。

证候诊断：脾虚血弱、虚火上浮。

治法：凉血养血，滋阴润燥，清热解毒。

处方：

生地 12g	当归 10g	赤芍 8g	川芎 8g
荆芥 8g	丹皮 8g	玄参 10g	白蒺藜 10g
薏米 10g	忍冬藤 10g	黄芩 6g	知母 6g

7 剂，水煎服，上方水煎取汁 400ml，分早晚温服，日 1 剂。

并嘱患者再煎第三煎，用毛巾浸泡，待皮肤能适应后在口唇上外敷治疗，并应多饮水，忌辛辣刺激之品。

二诊：用上方后口唇肿胀皲裂好转，口唇脱皮无明显改善，继续照上方内服，加用外敷治疗。

三诊：用上药后诸症悉减，仍然头晕口干，拟上方加菊花 10g，以养血、柔肝、清热继进 7 剂。

四诊（2004.10.04）：患者来诉，连服上方 20 余剂，双上下唇皲裂脱皮肿胀基本好转，而一旦进食不慎，又上下唇皲裂又见，且有糜烂，拟原方加用土茯苓 10g，继续内服加外用敷唇治疗。

外敷和内服后，患者诸症未发，张老师告其停用中药内服和外敷，嘱一应饮食规律，早餐好，午餐饱，晚餐少；二应忌服辛辣刺激之品；三应多饮水；四应避风寒，适寒温，避免感冒，随访 2 个月，病情稳定。

医案 2

患者姓名：赵某，性别：男，年龄：32 岁。就诊时间：2005.06.05。

病史：患者上下唇色红肿胀伴唇部发痒，时有渗液糜烂反复发作 3 年。3 年来曾多方求治，时好时犯，一直未愈。发作时糜烂渗出多同时出现，甚时伴有出血，影响进食，胸闷烦热，口渴喜饮，唇灼痛，便干，舌红，苔黄，脉滑数。

中医诊断：唇风（急性期）。

证候诊断：上中二焦邪郁生热。

治法：滋阴除湿，清热解毒，泻火通便。

处方：生地 15g 当归 12g 荆芥 10g 玄参 15g

黄芩 12g 知母 10g 麦冬 12g 薏米 15g

栀子 10g 忍冬藤 15g 赤芍 15g 川牛膝 12g

7 剂，水煎服，上方水煎取汁 400ml，分早晚温服，日 1 剂。嘱将其再煎第三次，外洗外敷。

二诊：药后大便干结及唇部肿胀好转，效不更方，继续服用，用法同上。

三诊：2005 年 6 月 20 日诉，服上药后症状明显好转，但因与同事大量饮酒后，又加天气炎热，症状再次出现，口唇红赤肿胀，上唇裂小口，下唇偏左有糜烂面，拟原方调整如下：

处方：生地 15g 当归 12g 荆芥 10g 丹皮 12g

玄参 15g 黄芩 12g 知母 10g 麦冬 12g

薏米 15g 忍冬藤 15g 栀子 10g 芦根 12g

7 剂，煎法及外用同前。

四诊：药进后上症基本痊愈，嘱继续服用上方治疗，内服和外用共进。

五诊：进上药后患者诸症痊愈，已无不适，告愈，门诊随诊。

按语：急性唇炎是一种以口唇干燥，皲裂，脱屑为主要临床表现的黏膜病，呈急性发病，大多发生于下唇。临床研究多与 I 型变态反应、急性炎症有关，也可能与日晒、烟酒、化妆品刺激有关。此症多属于祖国医学之唇风的范畴。认为多由风热、湿邪外侵或脾胃湿热内蕴，上蒸口唇而发或由阴虚血燥，唇口失养，燥热循经上熏肌膜所致。临床多分三型：一是风火上攻型，见口唇眴动，色变深红，以红肿发痒为特征，舌苔黄，脉右关洪数；二是血虚风燥型，见口唇皲裂、出血、燥痒、脱屑，而且无华，纳呆，口渴，便秘，目花头晕，舌淡，脉细无力，以皲裂、脱屑为特征；三是脾胃湿热型，见口唇破裂，糜烂，流脓血，口臭，口渴，不欲饮食，便秘或便溏，小便赤热，舌红苔黄厚腻，脉滑数，临床治疗分祛风清热解毒、养血润燥、健脾和胃、除湿清热为治疗原则，大多分四物消风饮加减，生血润肤饮加减、健脾除湿汤加减治疗。此症多与现代生活水平提高和外用化妆品过多有密切关系，临床治疗多以清热解毒，祛风养血，滋阴除湿润燥为治疗原则，治疗多采用多年经验方除风汤加减治疗，处方如下：

处方：生地 15g　　白蒺藜 15g　　丹皮 12g　　当归 15g
　　　川芎 12g　　赤芍 15g　　忍冬藤 15g　　知母 10g
　　　荆芥 15g　　玄参 15g　　白芍 15g　　薏米 15g

治法：清热解毒，祛风养血，滋阴除湿，润燥止痒。

方解：生地、当归、川芎、赤芍清热凉血、活血；丹皮、白蒺藜平肝清热祛风止痒；忍冬藤、荆芥清热解毒，祛风止痒；元参、白芍滋阴散结，敛阴柔肝止痒，薏米健脾除湿；知母清泻肺胃之热，养肺肾之阴，全方清热解毒，祛风养血，滋阴除湿，润燥止痒。

张老师选用"除风汤"加减治疗，除内服外，还注重外用之重要性，故内服加用外敷治疗，虽症状尤重，但每进每愈，且病症除之迅速。

第二十章　失眠医案

医案 1

患者姓名：赵某，性别：女，年龄：45 岁。就诊时间：2005.06.04。

主诉：失眠反复发作 8 年，加重半年。

现病史：8 年前患者因突然下岗后，而觉情绪烦躁易怒，潮热汗出，夜不能入寐，寐后易醒，醒后不易入睡，服用养血安神片及甜梦胶囊都可短时间维持，但终不长久。近半年来，无明显原因，病情加重，少寐易醒，多怒，头昏神疲，或彻夜不眠，胸闷心悸，口苦心烦，小便灼热，舌苔黄燥，脉弦细，血压 135/90mmHg。

中医诊断：失眠。

证候诊断：肝阴不足，心血亏虚，虚热扰心。

治法：敛阴柔肝、养血安神、清热除烦。

处方：柏子仁 15g　　酸枣仁 15g　　龙骨 15g　　牡蛎 15g

　　　白芍 15g　　　生地 15g　　　熟地 15g　　桑椹子 15g

　　　知母 10g　　　茯神 12g　　　川芎 10g　　鸡血藤 15g

　　　赤芍 12g　　　生甘草 3g。

7 剂，水煎服，水煎取汁 400ml，分早晚温服，日 1 剂。

二诊：服用上方 7 剂后，患者心情平和，潮热汗出明显减轻，但仍不能入睡，且睡后易醒，但睡眠时间较前延长，且精神倦怠，嘱其继续服用。

三诊（2005.06.25）：患者来诉，现已能提前入睡，且情绪平和，可仍有汗出，舌淡苔白，脉弦细而弱，调方如下：

处方：柏子仁 15g　　酸枣仁 15g　　龙骨 15g　　牡蛎 15g

　　　生地 15g　　　熟地 12g　　　白芍 15g　　桑椹子 15g

　　　茯神 12g　　　知母 10g　　　川芎 10g　　生甘草 3g

　　　浮小麦 20g

7 剂，水煎服，水煎取汁 400ml，分早晚温服，日 1 剂。

四诊：患者服用上方后诸症已消，已无明显不适感，门诊随诊。

按语：失眠祖国医学称其为：不寐，不得眠，不得卧，目不瞑。是以经常不能获得正常睡眠为特征的一种病症，为各种原因引起入睡困难，睡眠深度或频度过短、早醒及睡眠时间不足或质量差等，常见导致失眠的原因主要有环境原因、个体因素、躯体原因、精神因素、情绪因素等。依祖国传统中医理论，失眠的主要原因为脏腑机能紊乱，尤其是心的温阳功能与肾的滋阴功能不能协调，气血亏虚，阴阳失调等。张老师认为，不寐此证病位在心，但其发病与肝、胆、脾、胃、肾等脏腑功能失调密切有关，病理性质不外虚实两类，临床治疗应调整阴阳，补虚泻实为大法，根据多年临证经验，临床应用自拟方：柏子仁、酸枣仁各 15g，生地、熟地各 15g，龙骨、牡蛎各 15g，桑椹子 15g，鸡血藤 15g，赤芍 15g，知母 10g，茯神 12g，川芎 10g，生甘草 3g。主治：滋养心肾、养血活血、清热除烦。方解：生地、熟地、桑椹子滋阴生津；柏子仁、酸枣仁、川芎、知母、茯神、生草养血安神，清热除烦；龙骨、牡蛎镇惊安神，鸡血藤、赤芍补血活血；全方滋养心肾，养血活血，清热除烦。

本例患者辨证属肝阴不足，心血亏虚，虚热扰心，因由突然下岗，患者情绪突然受悲而发，张老师对症选用敛阴柔肝、养血安神、清热除烦之大法，方用柏子仁、酸枣仁、龙骨、牡蛎、川芎、知母养其肝血，安心神，在治疗过程中，虽应以辨证为主，但时刻不应离养心气、养心神之法。

医案 2

患者姓名：张某，性别：男，年龄：65 岁。就诊时间：2000.10.18。

主诉：惊恐伴失眠 5 年，突发心悸、胸闷 10 天。

现病史：患者于 1995 年无明显原因开始出现莫名的情绪不稳，经常紧张不安，甚者恐惧紧张，并伴有经常性入睡困难，常做恶梦，时常从梦中惊醒，记忆力减退，头晕肢软，全身无力，胃脘部痞胀不适，嗳气形体渐消，舌微红，苔薄白，脉浮数。曾在外院检查诊断示：焦虑症，给予谷维素片联合阿普唑仑片治疗，无明显效果。每因精神因素而感到紧张，惊恐不安，已影响正常工作和生活，就诊前 10 天突发阵发性短暂剧烈心悸心慌，紧张不安，胸闷如窒，汗出，双手发抖，站立不稳。

查体：体温：36.8℃，呼吸：24 次/分，脉搏：110 次/分，血压：120/75mmHg，消瘦体质，甲状腺不大，双侧肺呼吸音清晰，心界不大，心率 110 次/分，律齐无杂音，肝脾不肿大。舌红苔薄白，脉浮数。

中医诊断：惊悸。

证候诊断：心肾不交。

西医诊断：焦虑症。

治法：交通心肾，宁神定志。

处方：柏子仁 15g　　酸枣仁 15g　　龙骨 15g　　牡蛎 15g
　　　　生地 12g　　　熟地 12g　　　茯神 12g　　白芍 15g
　　　　知母 10g　　　桑椹子 15g　　川芎 10g　　鸡血藤 15g
　　　　赤芍 12g　　　生甘草 3g　　　百合 15g

7 剂，水煎服，水煎取汁 400ml，早晚温分服，日 1 剂。

二诊：7 剂后患者症状基本消失，但汗出，双手发抖症状无减，再进汤剂，并稍加调方，调方如下：

处方：柏子仁 15g　　酸枣仁 15g　　龙骨 15g　　牡蛎 15g

生地 12g	熟地 12g	茯神 12g	五味子 15g
小麦 20g	白芍 15g	桑椹子 15g	川芎 12g
百合 15g	丹皮 10g	生甘草 3g	

7 剂，水煎服，水煎取汁 400ml，分早晚温服，日 1 剂。

三诊：上方服用后，患者已无明显不适感，诸症已消，就此告愈。

按语： 心属火，肾属水，水升火降，则阴阳平衡，神安而能寐。若肾水不足，则心火独亢，神扰而失眠。此患者为阴虚内热之不寐症，故本案交通心肾、滋养阴精，安神定志并用，标本兼顾之治则，取滋补肾阴、养心安神法，交通心肾法，选用柏子仁、酸枣仁、生地、熟地、龙骨、牡蛎、桑椹子、白芍、五味子、百合、丹皮、川芎，因此所选取方药和病机相合而获疗效。

第二十一章　　痛风医案

患者姓名：孙某，性别：男，年龄：48 岁。就诊时间：2009.09.12。

主诉：右踝关节肿痛反复发作 2 年，加重半月。

现病史：2 周前因食海鲜后突发右踝关节红肿疼痛，不能行走，就诊于当地医院。诊为"痛风性关节炎"，使用秋水仙碱、吲哚美辛等治疗，症状改善，停药后肿痛反复。有上消化道出血史。

查体：右足踝肿胀，皮肤炽热，着地疼痛，活动受限。舌红苔薄腻，脉细滑。

辅助检查：血尿酸：547.6μmol/L。

中医诊断：痹证。

证候诊断：湿浊郁热，瘀滞关节。

治法：清利湿浊，化瘀通络。

处方：
炒桑枝 15g	玄参 30g	当归 30g	金银花 60g
甘草 15g	茯苓 15g	白术 15g	生薏苡仁 30g
川牛膝 15g	忍冬藤 15g	丹参 15g	生山药 30g

7 剂，水煎服，上方水煎取汁 400ml，早晚温服，日 1 剂。

服药 1 周后，右踝疼痛较前减轻，皮肤灼热减轻，肤色暗红转淡，能下地步行。以原方加泽泻 12g，继服 1 周，再查血尿酸 408.0μmol/L，继以原方加减化裁以巩固疗效。

按语：痛风性关节炎急性期，往往以关节突发红肿，痛如骨裂，血尿酸异常为主要临床特征。病初以热毒与湿浊互结为主要表现，多由浊毒瘀滞，流注关节所致。方中选用玄参、忍冬藤、金银花清其热毒；茯苓、白术、薏苡仁、山药益脾气，化湿浊；当归、丹参、川牛膝化其瘀滞。诸药合用，切中病机，使痛痹自消。

第二十二章　虚劳医案

患者姓名：钟某某，性别：男，年龄：72 岁。就诊时间：2009.10.15。

主诉：困乏无力 1 年。

现病史：1 年来自觉困乏无力，双下肢明显，伴双眼干涩，口干，咯吐少量白痰，畏热，手足麻木，纳可，眠可，大便干结，服通便药方可解决，尿急、尿不尽。

既往史：糖尿病史 21 年，曾口服多种降糖药，5 年前开始胰岛素皮下注射，诺和灵 50R 早 14U，晚 8U，餐前 30 分钟皮下注射，血糖控制：空腹血糖 6~7mmol/L，早餐后 2 小时血糖 7~11mmol/L。冠心病史 20 余年，偶有心前区不适感，口服复方丹参滴丸。2 年前因心前区疼痛外院诊为心肌梗死行心脏 PTCA 及支架（3 个）植入术。术后常规应用抗凝、降黏、抗血小板聚集治疗 1 年。高血压病史 10 年余，口服尼莫地平片 20mg，每日 3 次，血压控制在 130~150/70~90mmHg。否认吸烟、饮酒史。

查体：舌质淡暗，苔薄白，脉沉细缓。血压 140/70mmHg，听诊：心律齐，心率 58 次/分。

中医诊断：虚劳。

证候诊断：阴阳两虚，痰瘀互结。

西医诊断：冠状动脉粥样硬化性心脏病，支架植入术后，心律失常（心动过缓），2 型糖尿病，高血压病。

治法：阴阳双补，理气活血，豁痰开窍。

处方：（1）心素泰胶囊，每次 2 粒，3 次/日。

（2）冠心香丹片，每次 4 片，3 次/日。

（3）醋柴胡 12g　　　郁金 10g　　　太子参 15g　　　全瓜蒌 10g

　　　丹参 15g　　　　红花 10g　　　元胡 10g　　　　枳壳 12g

　　　北沙参 15g　　　巴戟天 10g　　桑寄生 15g　　　车前子 12g^{（包煎）}

7 剂，水煎服，上方水煎取汁 400ml，分早晚温服，日 1 剂。

二诊（2009.10.22）：服上药后症状明显好转，肢倦乏力减轻，体力增加，仍有轻度双眼干涩，手足麻木，口干不喜饮，咯痰减轻，怕热，纳可，眠可，大便干燥，尿急、尿不尽，无尿痛、尿道灼热感。舌红质暗，苔薄白，脉沉细缓。血压 120/70mmHg，听诊：心律齐，心率 52 次/分。

处方：中药以上方，加肉苁蓉 10g，夏枯草 12g，7 剂，水煎服。

三诊（2009.10.29）：近 2 天情志受挫，加之劳累，出现双足肿胀，双下肢乏力加重，精神较差，手足麻木，睡眠可，纳可，大便干燥，小便较前改善。舌暗红，苔白，脉弦细缓。血压 130/60mmHg，听诊：心律齐，心率 58 次/分。

处方：醋柴胡 12g　　　郁金 12g　　　党参 15g　　　云苓 12g

　　　全瓜蒌 12g　　　桑寄生 12g　　丹参 15g　　　红花 12g

　　　巴戟天 12g　　　仙灵脾 12g　　黄精 12g　　　鸡血藤 12g

　　　生甘草 3g

7 剂，上方水煎取汁 400ml，分早晚温服，日 1 剂。

四诊（2009.11.5）：服药后诸症好转，仍有神疲乏力，偶有头晕，自测血压 130/65mmHg，口干多饮，情绪不稳，烦躁易怒，纳可，偶有泛酸、呃逆，大便干，每日 1 次，尿频、尿急、尿不尽。舌淡红，苔薄白，脉弦细。

处方：上方加厚朴 12g，巴戟天 12g，路路通 12g，7 剂，水煎服。

五诊（2009.11.20）：服药后症状明显好转，轻度口干，大便干结，心烦，呃逆，伴尿急、尿不尽，头晕，畏寒肢冷。舌淡红，苔薄白，脉细缓。血压 110/60mmHg。空腹血糖：6.1mmol/L。

处方：10 月 29 日方去黄精，加女贞子 12g，墨旱莲 12g，石斛 12g，7 剂，水煎服。

六诊（2009.11.27）：患者诉服药后病情好转，头晕轻，口干，大便干结，尿急、尿频、尿不尽。血压 140/60mmHg。听诊：心律齐，心率 50 次/分。

处方：（1）心素泰胶囊，每次2粒，3次/日。

（2）参芪五味子片，每次4片，3次/日。

（3）炒柴胡12g　　郁金12g　　太子参12g　　全瓜蒌12g

　　　桑寄生12g　　薤白12g　　佛手12g　　　厚朴12g

　　　黄精12g　　　丹参12g　　红花10g　　　巴戟天12g

　　　路路通12g　　生甘草3g

7剂，水煎服，上方水煎取汁400ml，分早晚温服，日1剂。

七诊（2009.12.04）：病史同前，仍口干，困乏无力，大便干结，每日1次，余症缓解。舌淡红，苔薄白，脉沉细缓。血压：124/90mmHg。听诊：心律齐，心率56次/分。

处方：中汤药调整：11月27日方，加炒桑枝12g，元胡12g，7剂，水煎服。

八诊（2010.01.22）：双足趾仍有麻木，双手麻消失，大便秘结。余症减轻。现胰岛素调整为诺和灵50R，早10U，晚8U，餐前30分钟皮下注射。舌红，苔薄白，脉弦滑。听诊：心律不齐，偶闻期前收缩，心率60次/分。血压130/70mmHg。空腹血糖6.2mmol/L，餐后2小时血糖8.0mmol/L。

处方：桑枝12g　　　柴胡12g　　　太子参15g　　黄芪15g

　　　黄精15g　　　全瓜蒌12g　　苏木12g　　　薤白12g

　　　丹参12g　　　红花12g　　　巴戟天12g　　菟丝子12g

　　　夜交藤12g　　合欢皮15g　　石斛12g

14剂，水煎服，上方水煎取汁400ml，分早晚温服，日1剂。

按语：本病以"身体困乏无力"为主症，糖尿病史21年，冠心病史20余年，2年前因心前区疼痛外院诊为"心肌梗死"行心脏PTCA及支架（3个）植入术，高血压病史10年余。考虑为多种慢性病长期患病的主要症状，中医诊断为"虚劳"，结合舌脉症，辨证为阴阳两虚，痰瘀互结。初诊：患者有肢倦的同时又有双眼干涩、口干、热、大便干结等热症，以有膀胱湿热证之尿急、尿不尽，但患者心率缓慢，小于60次/分，脉沉细缓。治疗要有取舍，舍症从脉，从心阳虚衰论治本病。张老师在治疗本病时应用阴阳双补，理气活血，豁痰开窍法，以心素泰胶囊补益心阳，鼓动心力，调节心脏节律，冠心香丹片活血化瘀，宣痹止痛，中汤药北沙参、太子参、巴戟补益心阴心阳，柴胡、郁金、元胡、枳壳、丹参、红花理气活血，郁金、全瓜蒌、车前子豁痰开窍，疏通脉络。二诊：张老师认为经上述治疗患者阴虚内热的表现突出，用药上寒热并用，夏枯草清肝经热，肉苁蓉补肾通便。三诊：患者情绪波动，病情变化，张老师在方中加入党参、云苓，体现为见肝"病"实脾。经精心治疗，患者血压稳定，心率提高，症状改善，疗效显著。

附篇 个人文集

张素清教授治疗心血管疾病的学术经验

梁君昭[1]　狄　灵[2]

（1. 西安市中医医院　陕西西安　710001；2. 西安医科大学第二临床医学院，陕西西安　710003）

张素清教授系西安市中医医院内科主任医师，临床研究生导师。从事医疗、教学、科研工作 30 余年，积累了丰富的临床学识和经验，尤其擅长诊治心脑血管疾病及糖尿病，根据其临床经验及用药规律研制出的治疗心血管疾病系列中药制剂，临床应用疗效显著。张教授担任陕西省名老中医学术经验继承指导老师。笔者随师多年，为其学术继承人，学识经验获益颇多，现就其治疗心血管疾病的学术思想和经验整理总结如下。

1　治疗冠心病　重在补通结合　痰瘀同治

张教授认为：冠心病的发生，是由于脏腑功能虚损，正气不足，阴阳平衡失调，或心气不足，鼓动无力，气血失和而导致的血脉不畅，脉道不利，胸阳阻遏。其发病原因可分为气滞、血瘀、痰浊三者所致。痰浊为阴邪，痰浊停留可阻滞气机之顺行，气滞将导致血瘀，血瘀能阻塞气道，三者之间互为因果并影响病情的发展演变。本病病位在心，日久往往累及肺、脾、肾等脏，形成复杂的证型，尤其在情志变化或劳累时，更易诱发本病或加重病情。《金匮要略》指出"阳微阴弦，即胸痹而痛，所以然者，责其极虚也"，就清楚地概括了胸痹心痛的主要病机是上焦阳虚，浊阴不化。因"胸为清阳之府"，"心体阴而用阳"，上焦阳虚，必然心阳虚微，机能减弱，直接影响血液循环，脉络通利，气运血行，致血脉痹阻，循环不畅。

对于冠心病的治疗，张教授强调要立足辨病，着眼辨证，抓住病理标本虚实的关键选方用药。应突出"补"与"通"。欲补先通，以通为补，以阳药及通药廓清阴邪，行补法而不使其壅塞，施通药而不损其正气。补以扶正固本为主，通以从痰、从瘀治疗、补通结合、痰瘀同治，标本兼顾，促进受损脏腑功能恢复，使气血阴阳渐趋平衡，心脉通畅。根据多年临床经验，她研制出治疗冠心病心绞痛疗效显著的中药制剂冠心香丹片和心痛胶囊，前者以太子参、五味子、黄精扶正益气养阴，白檀香、全瓜蒌、片姜黄、枳壳芳香开窍，理气宽胸，三七、鸡血藤活血化瘀通络。心痛胶囊以薤白、元胡、白芷等组成，偏于通阳泄浊、活血止痛，对心痛剧烈，胸阳痹阻者疗效尤佳。此外，她还在临床诊疗中擅用元胡心痛合剂治疗冠心病心绞痛。其组成为：元胡 15g，佛手 10g，太子参 20g，柏子仁 5g，全瓜蒌 12g，红花 9g，制首乌 12g，巴戟天 10g，炙甘草 6g，苏木 9g，水煎服，日 1 剂，每次 100ml，一日 3 次，并随症加减。如心悸心烦加龙齿、知母；气虚甚加黄芪、白术；血瘀明显加三七粉（冲服），痰浊明显加清半夏。全方益心补肾，活血通脉，改善微循环，增加冠脉血流量，保护心脏，提高心功能。

2　治心肌炎　重在扶正祛邪　宁心通脉

张教授认为：心肌炎发病，多起于外感时邪、热毒，由表入里，内侵于心，热伤心肌，耗气伤阴，心失所养，使心脏搏动失其常度，心络瘀阻，痰浊湿热阻滞心脉所致。故《内经》有"复感于邪，内舍于心"之说。其病理机制为早期时邪热毒，内侵于心，心脉痹阻；或痰湿内阻，郁而化热，痰热上扰于心。至中后期，气阴两伤，心脉瘀阻，心失所养。若邪毒侵入心脉，留滞不去，气血耗损，余毒不易清彻，则五脏俱损，病势凶险。张教授强调把握病变的发展阶段，是预防和治疗的关键。

根据病毒性心肌炎邪毒蕴结，心脉瘀阻，气阴双损，本虚标实的特点，张教授研制出枣仁宁心胶囊。方中酸枣仁、柏子仁养心安神，调复脉律，配以茯神等药补益心气、滋养心阴、扶正固本，辅以清解心营邪毒、祛邪化浊之中药以治标实，以活血祛瘀、宁心通脉之药而标本同治，增强全方养心安神之效。此外，她还在枣仁宁心胶囊基础上，研制出枣仁宁心 II 号胶囊，根据病毒性心肌炎急性期后的潜在活动性以及引起心衰、心律失常，致残、猝死与演变为心肌病的可能性立法用药。重在增强心肌抗缺氧、抗疲劳、抗病毒免疫功能，营养心肌细胞，改善心肌供血，改善心肌自律性、传导性和应激性，方中主要药物有黄芪、干生地、蚤休、白菊花、炙甘草、泽兰、炒酸枣仁、龙齿等。全方具有益心气、养心阴，解毒化瘀，通脉复律之功能，标本同治之效用。在张教授指导下，对心肌炎采用专病专方、运用本药进行临床观察，取得了满意效果。

3 治疗心衰 重在病证结合 五脏兼顾

充血性心力衰竭，是临床常见的危重证候，为多种心血管疾病的末期表现。张教授在临床诊治中，强调要病证结合，五脏兼顾，掌握时机，灵活用药。心衰病位在心，但不局限于心，心病日久，可累及他脏，但肺、脾、肾、肝等脏病变，亦可影响于心，使心阳耗损，水湿停着，血脉瘀阻。如冠心病心衰，初期可仅见胸闷、隐痛、心悸气短等气虚血瘀证候，随着病情的发展，可出现咳喘、水肿、腹胀、胁下痞块等肺脾肾诸脏功能失调，痰浊、水饮、瘀血合而为病之证候。故治疗时除了要重视心之本脏疾病外，还要兼顾调理肺、脾、肾、肝等脏器功能，抓住重点，掌握时机，才能使治疗用药有规律可循。

张教授在临床治疗中指出：中医对心衰的认识和研究在不断深入和发展，中医药治疗心衰有确切的疗效，尤其对潜在性、难治性心衰及洋地黄中毒者，更有其独特的优势。在临床治疗中若能充分利用现代医学的研究成果，深入了解心衰的病理机制及发病基础，就会在中医药治疗中取得更好的疗效。

张素清教授根据 30 多年临床经验，结合现代医学研究提出了充血性心力衰竭的病证特点是心肾阳虚，血脉瘀阻，水湿内停。制定了温阳益气，活血利水的治疗方法，借鉴中药现代药理研究成果，研制出了治疗充血性心力衰竭的纯中药复方无糖制剂红桂心力康冲剂。方中用红参、鹿寿草为君药，以温阳益气，补肾养心；以桂枝、桑寄生、红花、葶苈子、猪苓为臣药，活血通脉，利水祛湿；佐以莪术、郁金消癥化积，行气解瘀，上述诸药，相互配合，共奏补正气不留邪，祛瘀化痰不伤正，标本兼治之效。"红桂心力康治疗充血性心力衰竭临床与实验研究"于1997年7月通过了西安市科学技术委员会审批立项。通过2年的临床验证，红桂心力康冲剂在改善临床症状，纠正心力衰竭，改善心功能，提高心肌耐缺氧能力等方面均优于常规治疗对照组，统计学分析具有显著性差异。课题协作单位陕西省中医药研究院进行的药理实验研究证明，红桂心力康在对心脏收缩幅度和心率没有明显影响的情况下，明显地增加冠脉流量，改善心肌血运，改善心肌功能进而改善心功能。同时，急性毒理实验结果表明，未发现毒副作用，为安全有效用于临床提供了实验依据。该药疗效显著，使用方便，可望填补目前治疗心力衰竭中成药的空白，具有较好的发展前景。

(《中医研究》2000 年 6 月第 13 卷第 3 期)

张素清教授治疗疑难杂症经验简析

刘文江　赵　琨　梁君昭

(西安市中医医院　陕西西安　710001)

张素清，1962 年毕业于贵阳医学院医疗系中医专业（5 年制本科）。现任西安市中医医院中医内科主任医师、陕西中医学院中医内科教授，陕西省名老中医、研究生导师。

张素清从医 40 余年，逐渐形成了自己丰富、独到的学术思想，擅长于中医、中西医结合治疗心血管病、老年病、糖尿病及并发症、内科疑难病等。张教授勤学古训，博采众方，并借鉴现代医学检查手段，对多种疾病以中医辨证以治之。研制出冠心香丹片、枣仁宁心胶囊、心肌舒康、心素泰胶囊、红桂心力康颗粒冲剂、决明天藤胶囊、消糖片、冠通贴（外用）等 11 种纯中药制剂，用于临床，疗效显著。负责多项省市级科研课题，其中"天王护心宝外治冠心病心绞痛的研究"获得 1996 年西安市科技成果三等奖；"红桂心力康治疗充血性心力衰竭的临床及实验研究"、"决明天藤胶囊降压、降脂的临床及实验研究"于 2001 年分别获得西安市卫生局科技成果二、三等奖。张教授著有中医心病专著《中医心病论治》，2000 年由陕西科学技术出版社出版，2001 年获得西安市卫生局科技成果三等奖。由她指导其研究生负责的陕西省青年科研课题"心肌泰胶囊治疗病毒性心肌炎的临床及实验研究"即将结题。张教授擅长于医疗、教学，多年来桃李满天下，1998—2000 年连续主办了国家级继续教育项目——中医心病进修班，吸引了福建、新疆、山东、河南等地百余名同行前来学习交流。张教授在医疗、教学、科研各方面成绩斐然，曾应邀公派赴马来西亚、新加坡进行学术交流，颇受海外同行赞誉。

1 补通结合 治疗胸痹

冠心病心绞痛属于中医"胸痹、心痛"范畴，"不通则痛，通则不痛"的病机，对于邪实致痛者活血化瘀、祛痰通络固然有效，但以此概解痛之法，不辨标本虚实，就可能犯虚虚实实之戒。正如张景岳所言"有曰通则不痛，又曰痛随利减，不知此为治实痛者言也"，"其有因虚而作痛者，则此说更如冰炭"。张素清教授认为通法不能狭义地理解，凡能使气血平和调达之法均可称通法。调气以和血，调血以和气，通也；下逆者使之上行，中结者使之旁达，亦通也；虚者助之使通，寒者温之使通，皆通法也。人体是一个有机的整体，脏腑之间互相联系、互相影响。治疗胸痹不能只局限于"心"。"肾为五脏阴阳之本，且心肾同属少阴，两者相互依存又相互制约；心肺分主气血，且同居上焦。张素清教授在冠心病治疗中尤其重视心肾、心肺功能，在"本虚"时常心肾同治；在"标实"时，即表现为气滞、血瘀、痰浊为主时，常心肺同治。而对每因情绪或饱餐诱发胸闷胸痛者，往往心肝、心胃同治。如张教授治疗冠心病心绞痛的经验方心痛胶囊（西安市中医医院制剂室生产，由延胡索、佛手、柴胡、柏子仁、苏木、制首乌、红花等十几味药物组成），以柏子仁、制首乌扶正益气滋阴，养心补肾，延胡索、柴胡理气散结止痛，佛手、苏木、红花行气活血，调畅气机，全方补通结合，心肾兼顾，调畅中焦气机，升清降浊，疗效满意。

2 虚实兼顾 调治心悸

冠心病心律失常属中医心悸等范畴，可见数（促）、迟（结代）脉以及各种心电图表现，一般具有热数寒迟之特性，数脉多见阴虚火旺者，治以养阴清心、安神宁心为主，迟脉多见阳虚寒凝气滞者，治以温阳散寒行气为主。张教授认为迟脉证其病位在心，涉及脾肾。因心肾气虚，心阳不振，推动气血运行无力，心脏搏动失其常度，久病累及脾，痰浊阻遏，经脉不畅，瘀血内阻，心失所养，搏动无力。阳虚、痰阻、血瘀三者互为因果，缠绵反复。张教授的经验方参鹿胶囊由红参、鹿角胶、天竺黄等组成。红参益气健脾强心，鹿角胶温肾助阳，养血复脉，天竺黄化痰散结，配以活血化瘀之品，标本兼治，相得益彰。对早搏、逸搏的治疗要辨证施治，审气血阴阳之虚及痰、火、饮、瘀之实。张教授认为房性早搏为正邪相争对峙期，因各人禀赋强弱不同，故虚实表现不一，宜虚实分治；室性早搏为正虚邪进期，邪气内扰，阴阳失衡，可表现为阳虚或阴虚，故室性早搏以阴阳辨证为要；逸搏为邪进正衰期，邪入血脉，邪伤气血，可表现气虚或血虚证，所以逸搏以气血虚辨证。脏腑阴阳失衡，气血流通不畅是心律失常发病的根本，阴阳失衡主要是心肾不能上下交通，心火不能潜降以温肾，肾水不能上升以滋心阴，而致阴虚阳亢，或心阳无肾阳之温补而成无根之阳，火有余或不足均能导致心律失常。而凡脉结代，必有气血流通不畅，故张教授强调补肾、活血在治疗心律失常中的作用，将补肾、活血法贯穿于治疗的始终，因切中病机，每获良效。

3　标本兼顾　治疗心衰

心力衰竭属于中医心悸、喘证、水肿、痰饮等范畴。见于各种病证阴阳气血衰败的晚期，或心本脏虚损所致，或他脏病久累及于心。临床可见喘促肿满、阴阳离绝等危候，其病机如《内经》所云："诸湿肿满，皆属于脾。诸气膹郁，皆属于肺。"浮肿之由，脾虚不运，肺郁不通，肾气开合不利，以致水渍三焦，其本在肾，其标在肺，其制在脾。张教授认为心力衰竭以阴阳气血亏虚为本，水湿瘀血为标，虚实错杂，互为因果。治疗应以温阳益气、活血利水为基本。根据张素清教授经验方制成的复方无糖制剂红桂心力康冲剂，在组方中用红参、鹿寿草为君药，温阳益气，补肾养心；桂枝、桑寄生、红花、葶苈子、猪苓为臣药，活血通脉，利水祛湿；佐以莪术、郁金消癥化积，行气解瘀，全方补益正气不留邪，祛瘀化痰不伤正，相互配合，标本兼治。

4　注重气机　辨治消渴

糖尿病属于中医消渴，历代医家多有论述。然而，随着人们生活水平的提高，生活习惯的改变，糖尿病的发病更加隐匿，尤其是中老年患者，多无典型的"三多一少"症状。因此，张教授特别强调对高危易感人群，应进行全面的中西医检查，使糖尿病得以早发现、早治疗。张教授研制的纯中药制剂消糖片，在临床使用 10 余年，治疗了众多的糖尿病患者。早期 2 型糖尿病单独口服消糖片，即有明显的降糖效果；中晚期糖尿病与小剂量的西药降糖药联合使用，较单用西药的效果明显提高，也可减轻西药的副作用。消糖片由生地、地骨皮、玄参、丹皮、知母、桑椹、丹参等 10 余味药物组成。张教授在治疗糖尿病时，注重辨证施治，遣方用药灵活而不拘泥。上消当滋阴清热，生津止渴，常用生地、玄参、石斛、淡竹叶、麦冬等甘寒之品；中消当清热泻火，常用黄芩、黄连、连翘、知母、栀子等苦寒泻火之品；下消当滋阴补肾，育阴潜阳，常用生地、熟地、狗脊、续断、杜仲补肾之品。瘀血阻络当活血化瘀，常用丹参、红花、川芎、路路通等活血通络之品。张教授在组方时注重引经药的选用，如上焦用药须清轻布散，桔梗有引药上行之功效；下焦用药需沉降下行，泽泻、牛膝有引药下行之功效。在肾阴亏虚或阴阳两虚时均可配伍使用。

（《中医药学刊》2003 年 10 月第 21 卷第 10 期）

张素清教授治疗冠心病经验

赵　琨　　刘文江　　梁君昭

（陕西西安市中医医院　　710001）

张素清教授是西安市中医医院心血管科学科带头人、陕西省名老中医、临床研究生导师。从医 30 多年，积累了丰富的临床经验，尤其擅长诊治各种心脏病。笔者作为张教授的学术继承人，跟师学习，总结了老师治疗冠心病的一些经验，现介绍如下。

1 补通结合治疗冠心病心绞痛

冠心病属中医之"胸痹、心痛"范畴，"不通则痛，通则不痛"的病机，对于实邪致痛者活血化瘀、祛痰通络固然有效，但以此概解痛之法，不辨标本虚实，就可能犯虚虚实实之戒。也正如张景岳所言"有曰通则不痛，又曰痛随利减，不知此为治实痛者言也"，"其有因虚而作痛者，则此说更如冰炭"。张素清教授认为通法不能狭义地理解，凡能使气血平和调达之法均可称通法。调气以和血，调血以和气，通也；下逆者使之上行，中结者使之旁达，亦通也；虚者助之使通，寒者温之使通，皆通法也。人体是一个有机整体，脏腑之间互相联系、互相影响。治疗冠心病不能局限于"心"，肾为五脏阴阳之根本，且心肾同属少阴，两者相互依存又互相制约，心肺分主气血，且同居上焦。张素清教授在冠心病治疗中尤其重视心肾、心肺功能，在"本虚"时，当心阳虚、心阴虚或阴阳两虚时，常心肾同治；在"标实"

时，即表现为气滞、血瘀、痰浊为主时，常心肺同治。而对每因情绪或饱餐诱发胸闷胸痛者，往往心肝、心胃同治。如张教授治疗冠心病心绞痛的经验方心痛胶囊（西安市中医医院制剂室生产，由元胡、佛手、柴胡、柏子仁、苏木、制首乌、红花等十几味药物组成），以柏子仁、制首乌扶正益气滋阴，养心补肾，元胡、柴胡理气散结止痛，佛手、苏木、红花行气活血，调畅气机，全方补通结合，心肾兼顾，调畅中焦气机，升清降浊，疗效满意。

马某某，男，46 岁，干部。于 1998 年 7 月 1 日入院，住院号：982087。主诉：胸闷痛、心慌、乏力 1 年余，加重半月。活动后胸闷痛加重，登楼时心前区疼痛并向左肩放射，舌紫暗苔白，脉沉细。入院心电图示冠状动脉供血不足。中医诊断：胸痹（气虚血瘀），西医诊断：冠心病劳累性心绞痛。口服心痛胶囊 0.3g×3 粒/次，3 次/日，1 周后，自觉症状明显减轻，舌质淡红。2 周后，自觉症状消失，舌淡红苔薄白，复查心电图：大致正常。显效出院，随访 1 月，未复发。

2　病证结合，虚实兼顾治疗冠心病心律失常

冠心病心律失常型可见数（促）、迟（结代）脉以及各种心电图表现，一般具有热数寒迟之特性，数脉多见阴虚火旺者，治以养阴清心、安神宁心为主，迟脉多见阳虚寒凝气滞者，治以温阳散寒行气为主。

冠心病心动过缓中医谓之"迟脉证"，临床主要症状有胸闷、心慌、气短、头晕、乏力、一过性黑蒙甚至晕厥。张教授认为迟脉证其病位在心，涉及脾肾。因心肾气虚，心阳不振，推动气血运行无力，心脏搏动失其常度，久病累及脾，痰浊阻遏，经脉不畅，瘀血内阻，心失所养，搏动无力。阳虚、痰阻、血瘀三者互为因果，缠绵反复。张教授的经验方参鹿胶囊由红参、鹿角胶、天竺黄等组成，红参益气健脾强心，鹿角胶温肾助阳，养血复脉，天竺黄化痰散结，配以活血化瘀之品，标本兼治，相得益彰。

对早搏、逸搏的治疗要辨证施治，审气血阴阳之虚以及痰、火、饮、瘀之实。张素清教授认为房性早搏为正邪相争相峙期，因人体禀赋强弱不同，故有虚实表现之不一，可表现心虚胆怯之虚证，或表现痰火扰心之实证，故房性早搏以虚实分治；室性早搏为正虚邪进期，邪气内扰，阴阳失衡，可表现阳虚或阴虚证，室性早搏虚证居多，阴阳辨证为要；逸搏为邪进正衰期，邪入血脉，邪伤气血，可表现气虚或血虚证，所以逸搏以气血虚辨证。脏腑阴阳失衡，气血流通不畅是心律失常发病的根本，阴阳失衡主要是心肾不能

上下交通，心火不能潜降以温肾，肾水不能上升以滋心阴，而致阴虚阳亢，或心阳无肾阳之温补而成无根之阳，火有余或不足均能导致心律失常。而凡脉结代，必有气血流通不畅，故张教授强调补肾、活血在治疗心律失常中的作用，将补肾、活血法贯穿于治疗的始终，因切中病机，用时每获良效。

刘某某，女，50岁，教师。于1996年9月5日入院。主诉：阵发性心慌、胸闷3个月，加重伴头晕5天。无明显诱因时感心慌、胸闷，9月1日学校开学，患者劳累后上症加重，头晕欲仆。舌淡暗苔薄白微腻，脉细迟。入院心电图：窦性心动过缓，心率48次/分，心肌劳损。中医诊断：心悸（心肾阳虚），西医诊断：冠心病心动过缓。治则：温阳益气，口服参鹿胶囊4粒/次，3次/日。1周后，患者自觉症状减轻，心率55次/分；4周后，患者自觉症状基本消失，活动后仅感乏力，心率70次/分，舌淡红苔薄白，脉沉细，心电图：大致正常。好转出院。

3 标本兼顾治疗冠心病心力衰竭

冠心病心力衰竭型分属于中医心悸、喘证、水肿、胸痹、痰饮、积聚、瘀证等范畴。见于各种病证阴阳气血衰败的晚期，或心本脏虚损所致，或他脏病久累及于心。临床可见喘促肿满、阴阳离决等危候，其病机如《内经》曰："诸湿肿满，皆属于脾。诸气膹郁，皆属于肺。"浮肿之由，脾虚不运，肺郁不通，肾气开阖不利，以致水渍三焦，其本在肾，其标在肺，其制在脾。水肿有阴水阳水之分，阴水小便清长，口不渴属寒，五皮饮加干姜、肉桂、附子之类。阳水小便短涩，口渴属热，五皮饮加木通、防己、赤小豆之类。年老体衰，脉虚之人，可加人参、黄芪、白术补元气助气化。若喘急短气，气促壅塞，不得呼气，为有余之实证，宜泻肺降逆，化痰利水，葶苈大枣泻肺汤加瓜蒌、竹沥、车前子之类。若气短不得接续，为不足之虚证，益气敛气，保元汤加五味子、杏仁。宗气外泄，耗伤心气，气虚无力运血，血不养心，则悸动不安，益气养阴，生脉散加黄芪、生地、酸枣仁、炙甘草。综上，心力衰竭以阴阳气血亏虚为本，水湿瘀血为标，虚实错杂，标本相互转化，互为因果。治疗应以温阳益气、活血利水为基本。根据张教授经验方制成的复方无糖制剂红桂心力康冲剂，在组方中用红参、鹿寿草为君药，以温阳益气，补肾养心；以桂枝、桑寄生、红花、葶苈子、猪苓为臣药，活血通脉，利水祛湿；佐以莪术、郁金消癥化积，行气解瘀。上述诸药，相互配合，共奏补益正气不留邪，祛瘀化痰不伤正，标本兼治之目的。

冠心病发病率高，危害较大。张素清教授在诊治各型冠心病时，注重辨证与辨病结合，本虚与标实兼顾，祛邪不伤正，补虚不恋邪，值得临证借鉴。

（《四川中医》2000 年第 18 卷第 1 期）

张素清教授诊治糖尿病经验拾零

赵　琨　刘文江　梁君昭　夏均青　刘文胜
（陕西省西安市中医医院　陕西西安　710001）

张素清教授，临床经验丰富，笔者随师学习多年，获益颇多，现就导师诊治糖尿病临床经验整理总结如下。

1　对糖尿病病因的认识

历代医家对消渴病病因多有论述，不外饮食肥甘辛辣所伤、情志所伤、劳逸所伤三种主要病因，但以上原因均无法解释糖尿病易感人群发病的内在原因。张教授认为先天禀赋不足、元阴亏虚之人，是潜伏发病的糖尿病易感人群，在男子五八、女子五七肾精亏虚阶段，即可隐匿发病，待症状出现之时，多无典型"三消"症状，而病情已发展至中晚期阶段，以心、脑、肾损伤等并发症为主要表现。糖尿病早诊断、早治疗、防止并发症是糖尿病康复的关键。对有糖尿病家族史的正常人，尤其是中老年人仅出现阴虚征象，而无典型糖尿病"三多一少"症状的高危易感人群，应进行全面的中西医检查，使糖尿病得以早期治疗。对一些不能明确诊断糖尿病，但处在亚健康状态的人，应指导其日常生活的调理，必要时给予食补或药补，可减少糖尿病发病率。

2　重视舌诊

舌诊是中医诊病的重要方法之一。中医有舌为心之窍、脾之外候、五脏六腑之外候之说，人体脏腑、气血、津液的虚实，疾病的发展变化，都能客观地反映于舌象。患糖尿病时，舌色的改变出现较早，舌色能反映血管微循环状况及血液黏稠度、酸碱平衡等的内在变化。舌由淡红转红或红转暗，血液生化指标多随之发生异常变化。糖尿病早期多舌质红，乃血热内盛，舌质越红表明热象越重；舌由红转淡为热减病轻。糖尿病中期舌由红转淡且舌体胖为阴损及阳，是病情加重的迹象。糖尿病晚期舌有瘀斑或瘀点，为病久血瘀，舌紫暗为气血壅塞不通。舌体瘦小质地嫩软为肾精亏虚；舌体瘦小少津为肾阴不足；舌边有齿痕为气虚湿阻。舌苔黄厚而腻为内有湿热；舌苔焦黄干涩为津液亏损；舌苔光剥为胃阴不足。对舌色、形态及舌苔的变化要仔细观察，舌诊往往能为临床提供较为直观可靠的诊断依据。

3 巧辨病脉

诊脉在糖尿病预后判定中起着重要的作用。张教授非常注重脉象的研究，认为脉象可反映人体脏腑虚实的潜在变化。根据"脏无实证，腑无虚证"理论，结合糖尿病发病早期虚实夹杂，中晚期以虚为主的特点，把复杂脉象归纳为"理清三部，轻取重按，分别虚实"法，其具体方法是左寸口脉三部分主心、肝、肾及小肠、胆、膀胱；右寸口脉三部分主肺、脾、命门及大肠、胃、三焦。脉轻取即得，重按有力，为腑实脏不虚，细查三部可知具体部位；脉轻取有力，重按无力，为腑实脏虚；脉轻取无力，重按始得，为脏有虚象；脉重按亦难触及，为脏腑虚衰至极。脉虚主病重，脉实主病轻。在糖尿病发病早期即见脏虚脉象，其病情发展快，并发症重，预后多较差。另外在治疗的过程中出现脉由虚转实，多见于疗效好且效果持久的患者，反之，脉由实转虚，多见于疗效差或即使有效但疗效不能维持的患者。诊脉时只要轻重取脉，脉搏有力无力是较容易感觉的，但要体会男女有别，结合四季主脉之不同，才能把握准确。其他一些脉象，实脉如弦、滑、洪、大脉，虚脉如细、濡、弱脉均可见于糖尿病，其对病情的判断与以上虚实脉的分析不矛盾，且更能细致地分析病情，只是需要一定的临床经验才有体会。

4 辨证分型

张教授将糖尿病分为 5 种类型。肺热津伤型（上消）：多饮症状明显，饮食正常或多食，大小便正常，舌红、苔薄白或薄黄而少津，右寸脉轻取浮（大）而有力，重按有力或无力视阴虚程度有别。胃热炽盛型（中消）：多食易饥症明显，小便黄，舌红、苔薄黄或焦黄或光剥而少津，右关脉轻取浮滑有力，重按无力。肾阴亏虚型（下消）：小便频数，夜尿增多症明显，舌红、苔少或光剥，左尺脉重按细数无力。阴阳两虚型：腰膝酸软无力症明显，可有颜面及下肢浮肿，舌淡胖或瘦小嫩软、苔灰白，左右尺脉均重按细弱无力。瘀血阻络型：症状多不典型，可有皮肤瘙痒、肢端疼痛等表现，主要从舌脉辨证，舌暗红或瘀斑、瘀点，脉弦滑或涩滞，瘀血阻络型可单独表现，或与其他证型合并出现，一般多见于疾病的中晚期。在心脑肾并发症出现时，应以心脑肾病单独辨证治疗，但要注意阴虚是并发症发生的基础，辨证思路有所不同。

5　用药经验

张教授研制的纯中药制剂消糖片，在临床使用 10 余年，治疗了众多糖尿病患者，早期糖尿病单独口服消糖片，即有明显的降糖效果，中晚期糖尿病与小剂量的西药联合使用，较单用西药的效果明显提高，也可减轻西药的副作用，尤其在防治心、脑、肾并发症方面有明显疗效。其方由生地黄、地骨皮、玄参、牡丹皮、知母、桑椹子、丹参等 10 余味药物组成。在糖尿病的中晚期及病情反复阶段，张教授主张辨证施治，遣方用药灵活不拘泥。辨证上消当滋阴清热，生津止渴，常用生地黄、玄参、石斛、淡竹叶、麦冬等甘寒滋阴之品；中消当清热泻火，常用黄芩、黄连、连翘、知母、栀子等苦寒泻火之品；下消当滋阴补肾，育阴潜阳，常用生地黄、桑椹子、枸杞子、黄柏、旱莲草等滋阴补肾之品；阴阳两虚当育阴补阳，常用生地黄、熟地黄、狗脊、续断、杜仲等补肾之品；瘀血阻络当活血化瘀，常用丹参、红花、川芎、路路通等活血通络之品。张教授在组方时比较注意引经药的选用，如上焦用药需清轻布散，桔梗有引药上行之功效，在肺热津伤时可与其他药物配伍使用。下焦用药需沉降下行，泽泻有引药下行之功效，在肾阴亏虚及阴阳两虚时均可配伍使用。

（《新中医》2001 年 5 月第 33 卷第 5 期）

张素清诊治心力衰竭的学术经验

梁君昭　赵　琨　刘文江　郝　伟　马　振　杨国春
（陕西省西安市中医医院　西安　710001）

张素清教授系西安市中医医院内科主任医师，临床研究生导师，陕西省名老中医学术经验继承指导老师。从事临床医疗、科研、教学工作 50 年，积累了丰富的临床学识和经验。擅长诊治心脑血管疾病、老年病、糖尿病及并发症、内科疑难杂症等。先后研制出了纯中药制剂冠心香丹片、枣仁宁心胶囊、心痛胶囊、心肌舒康胶囊、红桂心力康冲剂、消糖片等，用于临床疗效显著。笔者跟师学习多年，获益颇多，现就张素清教授治疗心力衰竭的学术思想和临床经验整理总结如下。

1 审病求因 病证结合

慢性心力衰竭是一类复杂的临床证候群，是大多数心血管疾病的最终归宿及最主要死亡原因，其临床主要表现有心悸气短、胸闷喘促、上腹胀满、咳嗽咯痰、痰中带血、四肢水肿等，属中医心悸、喘证、痰饮、水肿等范畴。张素清教授指出，心脏的生理功能最主要有三个方面，即主阳气、主血脉、主神志。《素问》曰"心为阳中之太阳，通于夏气"，"阳中之阳，心也"。"心为火脏"，血液的循环，脾胃的运化，肾气的温煦等，都不能缺少这种阳气；心脏之所以能主持血脉，全有赖于所储备的阳气，因而有"气为血帅"，"气行血行，气止血止"之说。

心力衰竭的主要病理变化在心，但与肺、脾、肾关系密切，心主血脉，心气虚弱，心阳不足则鼓动血脉运行无力，气虚血瘀，累及肺脾肾，水液运化排泄障碍，肾虚不能纳气，则气逆于上；如本病发展到严重阶段，心阳虚极就会出现心阳气脱的危险重症。本病虚证为本，以心肾阳虚为主，实证为标，病理因素为水湿、血瘀、痰浊；外邪反复感染、劳倦思虑、情志抑郁、饮食失节为本病的诱发及加重因素。

2 灵活用药 标本兼顾

心力衰竭，为多种心血管疾病的终末期表现，临证往往表现为虚实夹杂。张素清教授指出：心力衰竭的治疗，关键是"急"字。本虚是发病基础，标实是病理产物，不仅要治标，还要治本。临床可见喘促肿满，阴阳离绝等危候，或由心本脏虚损所致，或他脏病久累及于心，其病机如《内经》所云："诸湿肿满，皆属于脾。诸气膹郁，皆属于肺。"浮肿之由，脾虚不运，肺郁不通，肾气开合不利，以致水渍三焦，累及于心，其本在肾，其标在肺，其制在脾。心力衰竭以阴阳气血亏虚为本，水湿瘀血为标，虚实错杂，互为因果。张素清教授在临床上非常注重应用整体观念，先辨标本虚实，本着治病求本，知常达变，因势利导，以平为期的原则，防犯"虚虚实实之戒"。她经常指出：病有标本，治有缓急；缓则治其本，急则治其标，亦有标本同治之异。因心肾气虚,心阳不振,推动气血运行无力,心脏搏动失其常度,久病累及于脾,痰浊阻遏,经脉不畅,瘀血内阻,心失所养,搏动无力。阳虚、痰阻、血瘀三者互为因果,缠绵反复。张教授在临床诊治中,强调要病证结合,五脏兼顾,掌握时机,灵活用药;心衰病位在心,但不局限于心,是心脏自病或他病累及于心,心衰日久,无力鼓动血脉,从而使血脉瘀阻,而痰、水、瘀等病理产物又进一步损及阴阳,从而引发咳喘、水肿、心悸等一系列证候临床表现,形成恶性循环,最终表现为阳气厥脱之危象。

3 温阳益肾 活血行水

张素清教授在临床上诊治心力衰竭时以治心为主兼顾他脏,温阳益气,活血利水治疗心力衰竭是其治疗特色之一。她根据多年的临床经验制成红桂心力康复方无糖冲剂,在组方中用红参、鹿寿草为君药,温阳益气,补肾养心;桂枝、桑寄生、红花、葶苈子、猪苓为臣药,活血通脉,利水祛湿;佐以莪术、郁金消癥化积,行气解瘀,全方补益正气不留邪,祛瘀化痰不伤正,相互配合,标本兼治。

张教授强调以治心为主,但亦不忘兼顾他脏,随症加减不拘一方,往往依病情而立法选方。因心肺同居上焦,心气上通于肺,肺主治节而助心行血,故对肺气虚弱、宗气不足,不能助心行血,心气亦弱者,张教授每择用西洋参以益肺气;对心火炽盛,灼伤肺阴而出现心悸心烦、失眠等症者,则常用知母、怀牛膝、石斛滋阴降火,天门冬、玉竹养肺阴;对脾虚健运失职,不能化生气血致心失所养者,每佐以炒白术、山药以健脾益气;对肝血不足,心血亦亏之心悸怔忡、面色无华、舌淡、脉细者,常加杭白芍、五味子之品以补养肝血;肝气不舒者,加炒柴胡、佛手以舒肝利气;肾亏不足者,用杜仲、山萸肉以滋补肾脏。在治疗时张教授同时强调合理调护,巩固疗效,"三分治疗,七分调理"。调护不当往往是引起心力衰竭发作或加重的重要原因,饮食方面,她主张宜清淡,忌烟酒、浓茶、咖啡,可食用新鲜蔬菜及水果,忌饱食,保持肠道通畅。还强调患者注意保持精神乐观,避免不良精神刺激和过度疲劳,以利于本病的康复。

4 病案举例

患者郭某,男性,58 岁,2004 年 11 月 15 日初诊。主诉胸闷气短反复发作 2 年,加重伴水肿 1 月。患者 2 年前因胸闷、气短就诊于某市第一医院住院治疗,诊断为:冠心病、心力衰竭。1 月前因劳累过度双下肢及颜面浮肿，晨起或活动后尤甚，服用西药及中药治疗症状无明显改善；就诊时自述胸闷气短，头重如裹，肢体沉困，食少倦怠，夜寝难安，大便不畅，小便频数；查呼吸急促、颜面及双下肢水肿，面色晦暗无泽，唇暗发紫，舌质暗体胖边有齿痕，苔白腻，脉沉涩。心电图提示：ST－T 段异常改变。中医诊断：胸痹水肿，证属心肾气虚，水瘀互结。西医诊断：冠心病，心功能Ⅲ级（心衰Ⅱ度）。治疗益气温阳，化瘀利水。方用红桂心力康方加减治疗。红参10g，鹿寿草12g，桂枝12g，葶苈子12g，大腹皮15g，黄芪15g，猪苓10g，红花12g，川芎12g，薤白12g，云茯苓12g，炒白术15g，生甘草3g。7 剂，水煎分 3 次服，每日 1 剂。二诊：2004 年 11 月 23 日，水肿减消，胸闷气短减轻，但仍肢体发困、头重如裹、食少倦怠，舌脉同前。张教授指出患者因气虚日久，不能温化水饮，故应加用芳香化湿醒脾药治疗。调方如下：红参10g，鹿寿草12g，黄芪15g，葶苈子12g，大腹皮15g，云茯苓15g，炒白术15g，猪苓12g，红花12g，佩兰叶15g，薤白12g，川芎12g，山楂12g。7 剂，水煎分 3 次服，每日 1 剂。三诊：上方服用后，患者肢体沉困、头重如裹、食少倦怠较前明显好转，胸闷气短减轻，但偶有发作，肢体及颜面浮肿消失，舌淡苔薄白、唇稍暗，脉沉细而弱。嘱继服上方治疗。四诊：连续服用后，患者已无明显不适感，诸症已基本消失，只觉偶有心悸发生，舌脉同前。张教授认为，此时应加强益气养心活血之力，调方如下：黄芪15g，红参10g，鹿寿草12g，茯神12g，龙齿15g，太子参12g，丹参15g，炒白术15g，桂枝10g，白芍12g，大腹皮12g，红花12g。7 剂，水煎分 3 次服，每日 1 剂。五诊：2005 年 3 月 8 日患者来诊，诉诸症已消，且无再发，嘱其服用红桂心力康冲剂治疗。

按：张素清教授指出此案例呈现为虚实夹杂的临床表现，以心之阳气亏虚为本，血瘀水停为标，标本同治，故应注意顾护阳气，取益气温阳之法，辅以活血化瘀利水通络。气虚日久易影响痰浊水湿的运化，脾气的升消降浊，故以益气温阳活血为主，每诊加用健脾益气之炒白术、云茯苓之类，以共奏温阳益气活血利水之功。

（《中国中医急症》2012 年 7 月第 21 卷第 7 期）

张素清应用补通结合法治疗
糖尿病性心脏病经验

杨国春 马 振 指导 张素清

（西安市中医医院 西安 710001）

张素清，陕西省名老中医专家，她应用整体观念及中医辨证论治思想诊疗疾病，灵活运用经方，总结出一系列临证经验及学术思想，笔者有幸从师，受益颇多，现整理和总结张素清教授应用补通结合法治疗糖尿病性心脏病临床经验如下。

1 辨析病因病机

糖尿病性心脏病是指糖尿病所并发的心脏血管系统病变，涉及心脏的大、中、小、微血管损害，包括非特异性冠状动脉粥样硬化性心脏病，微血管病变性心肌病和心脏自主神经功能失调所致的心律失常和心功能不全。中医学中，没有糖尿病性心脏病或糖尿病并发心脏病的概念和病名，据其病因、病机和临床表现，归属于中医的消渴病、心病范畴[1]；临床上多冠以"消渴"、"心悸"、"胸痹"、"胸痛"、"真心痛"、"水肿"等病名，与西医病名并非一一对应。张教授指出：糖尿病性心脏病是消渴病迁延日久，累及于心，心气阴亏虚，或脾阳虚损而致血瘀、痰浊阻滞脉络；或情志不遂，肝火亢盛，风火扰心；或肾阴不足，心火亢盛，心肾不交；或疾病日久心阴阳损伤或脾肾阳虚，或肺通调失职，水湿（饮）内停，脉络受阻；甚或阴损及阳，阴阳离决，危及生命；久病入络致瘀，瘀血痹阻心脉贯穿本病的始终。

2 治疗经验

2.1 辨标本虚实

《景岳全书·标本论》中说："本为病之源，标为病之变"，"但察其因何而起，起病之因，便是病本"。张素清教授在临床上非常注重应用整体观念，先辨标本虚实，本着治病求本，知常达变，因势利导，以平为期的原则，防犯"虚虚实实之戒"。病有标本，治有缓急。缓则治其本，急则治其标，亦有标本同治之异。张老师临床上辨治糖尿病性心脏病时则多兼顾标本，标本同治。糖尿病性心脏病临床上可见：先天不足、五脏亏虚，特别是心之气、血、阴、阳亏虚，兼有脾阳虚损、肾阴肾阳亏虚，为病之本；外感六淫、饮食不节、情志不畅等所致阴虚生燥热、胃热炽盛、肝火上炎及痰浊、水湿、瘀血等病理产物为病之标。

2.2 施补通之法

《素问·阴阳应象大论》云："形不足者，温之以气，精不足者，补之以味。其高者，因而越之；其下者，引而竭之；中满者，泻之于内……"对于先天不足或五脏虚损者均可施以补法。张老师指出：人体是一个有机整体，脏腑之间互相联系、互相影响。治疗糖尿病性心脏病不能局限于"心"，肾为五脏阴阳之根本，且心肾同属少阴，两者相互依存又互相制约；心肺且同居上焦，分主气血；对于因情绪或饱餐诱发胸闷胸痛者，往往心肝、心胃同治。通法不能狭义地理解，凡能使气血平和调达之法均可称通法。调气以和血，调血以和气，通也；下逆者使之上行，中结者使之旁达，亦通；虚者助之使通，寒者温之使通，皆通法也[2]。在辨清标本虚实的基础上，施以补通之法，即体现了"法随证立"。

3 典型病例

患者刘某，女，61 岁，退休。于 2008 年 8 月 20 日初诊。主诉：阵发性胸闷、心慌 2 年余，加重 1 周。患者 1998 年确诊为"2 型糖尿病"，曾间断口服二甲双胍片、格列齐特缓释片，于 2004 年因血糖控制不良改为皮下注射甘舒霖 30R 控制血糖，现血糖平稳。患者高血压病史 20 余年，长期口服非洛地平片，血压波动在 125 ~ 140/75 ~ 85mmHg。2006 年情绪不佳及劳累后出现胸闷、心慌、气短，休息后症状可减轻或缓解。2008 年 7 月 31 日于外院行冠状动脉造影示：CX11 开口处狭窄 50%。刻下症见：阵发性胸闷、心慌、气短，轻度口干喜饮，乏力倦怠，视力模糊，偶有头晕，睡眠一般，夜尿 2 次，大便干燥。舌暗红，有瘀斑，苔白，脉沉细。血压：120/80mmHg，听诊：心律齐，心率 72 次/分，心音低钝，$A_2 > P_2$，各瓣膜听诊区未闻及病理性杂音。十二导联心电图：T 波改变。空腹血糖：8.0mmol/L，餐后 2 小时血糖 10.8mmol/L。张老师嘱患者继用降糖、降压及造影术后常规口服药物（半年）治疗，另给中汤药：太子参 15g，柴胡 12g，郁金 12g，麦冬 12g，五味子 12g，芦根 12g，石斛 12g，丹参 12g，红花 12g，桑寄生 12g，怀牛膝 12g，鸡内金 12g，夏枯草 12g，玄参 12g，砂仁 10g。以上诸药煎汤 300ml，早晚 2 次分服。此后复诊，按病情病症加减用药：口干喜饮，咽燥，去芦根、桑寄生、怀牛膝，加生石膏 15g，知母 10g，天花粉 15g；胸闷、胸痛明显，去芦根、石斛、玄参，加元胡索 12～15g，全瓜蒌 12g，佛手 12g；身困倦怠、思卧，去夏枯草、玄参，加山药 15g，苍术、白术各 12g，石菖蒲 12g；头晕、少寐，去芦根、石斛，加天麻 12g，钩藤 12g，泽泻 12g，煅牡蛎 20g；畏寒肢冷，手足欠温，去芦根、石斛、夏枯草、玄参，加巴戟天 12g，仙茅 12g，桂枝 6～9g。随症加减化裁连续用药约 1 个月，患者临床症状明显好转，口干喜饮，乏力倦怠症状消失，阵发性胸闷、心慌较少发作，偶有头晕，睡眠改善，二便调畅。继续随症加减治疗 1 年余，患者血糖稳定，空腹血糖 5～7mmol/L，餐后 2 小时血糖 7～11mmol/L，糖化血红蛋白 7.1%；十二导联心电图示：部分 T 波异常改变。2010 年 5 月行心脏 CT 冠脉检查示：右冠 2 段管壁不规则增厚，管腔狭窄 10%～20%；左主干显示正常；前降支中段管壁增厚欠规则，第 1、2 对角支及间隔支未见异常；回旋支起始软斑，管腔狭窄 20%～30%，13 段管壁欠规则，钝缘支未见异常。

按： 患者初诊时糖尿病病史已十年，应用甘舒霖 30R 皮下注射控制血糖，血糖控制情况不理想。近两年出现阵发性胸闷气短、心慌等症，就诊时于外院行冠状动脉造影有异常表现。诊为 2 型糖尿病，糖尿病性心脏病，结合舌脉症，中医辨证为消渴病、胸痹，证属气阴两虚，脉络瘀阻。治疗以益气养阴，行气活血为主。张老师指出：气为血之帅，气行则血行，气滞则血瘀，故多用柴胡、郁金为主药，与生脉散的变方共为君药，起到益气养阴，疏肝行气的功效；另配伍芦根、石斛养阴生津，丹参、红花均归心、肝经，活血化瘀，通调经脉，此四味共为臣药；桑寄生、怀牛膝滋补肝肾，与丹参、红花为伍兼活血祛瘀，通经活络之功；内金、砂仁运脾健胃，行气化湿；夏枯草、玄参清泻肝火，共为佐使。诸药配伍，标本兼治，故获良效。

参考文献

[1] 赵进喜，肖永华. 吕仁和临床经验集 [M]. 北京：人医军医出版社，2009：81 －82.

[2] 赵琨，刘文江，梁君昭. 张素清教授治疗冠心病经验 [J]. 四川中医，2000，18 (1)：4 －5.

（《陕西中医》2011 年第 32 卷第 1 期）

张素清教授治疗多发性大动脉炎经验

马　振　杨国春　黄晓莉　指导　张素清

（陕西省西安市中医医院　陕西西安　710001）

多发性大动脉炎（TA）又称"无脉症"，是累及主动脉及其分支的一种慢性、进行性、非特异性炎症，常引起多发性动脉狭窄和闭塞，出现相应器官及组织供血不足征象。本病多发于40岁以下年轻女性，常见于中国、日本等亚洲国家，本病病因和发病机制至今尚不明确，目前西医治疗尚无特效方法。张素清教授为陕西省名老中医，临床40余年，在治疗多发性大动脉炎方面积累了丰富的临证经验，笔者有幸成为其学术继承人，跟师学习，现将其经验总结如下。

1　病因复杂，多肝肾气血不足，脉络瘀滞

祖国医学无TA的病名，但历代文献中，对类似TA所表现的症状，均有较为详细的记载。如《素问·痹论》载："风寒湿三气杂至，合而为痹也……以夏遇此者为脉痹。"《证之纪要》道："痹之在脉，则血凝不流。"《金匮要略》："血痹……脉自微湿。"《中藏经》："血痹者……其寸口脉缓，脉结不利，或如断绝是也。"《医学心悟》："脉伏不出者，寒气闭塞也"、"郁热极深，反见假寒之象，脉涩滞之甚，似伏而非伏也。"《奇效良方》亦指出，"脉痹，血道壅塞"。张师认为TA病因多由先天禀赋不足或后天失调，致肝肾气血阴阳不足，脉道不充。外邪风、寒、湿乘虚而入，致瘀血、痰浊内生。本病总属本虚标实之证，本虚指肝肾气血阴阳不足，但以阳气亏虚为其根本，阳气推动血脉无力，瘀血、痰浊、寒湿为标，内外合邪，痰浊瘀血痹阻脉道，使脉道受损，经络阻塞，气血运行不畅，脉络瘀滞发为本病。因受累动脉的部位不同，本病临床表现各异。

2　早期诊断及全面认识本病相当重要

一般实验室检查对TA缺乏特异性，血管造影是TA诊断的金标准，但在疾病早期，病变尚未发展到血管狭窄时，血管造影不能及时发现病变。本病早期确诊较难，无脉前期表现多为非特异性全身症状，如发热、肌肉酸困

等，易误诊为风湿热、结核病、心肌炎等。缺血是 TA 最具特征的临床表现，部分患者就诊时以血管狭窄、组织缺血症状为主，但常以不同部位动脉病变所累及的靶器官症状（尤其是心、脑、肾器官受累症状）为主诉，易误诊为冠心病、脑血管病、高血压病等。

张师经临床总结，认为下列几点对多发性大动脉炎诊疗有指导意义。

①对于青壮年起病的高血压，首发症状表现为脑梗死、脑出血、心衰的患者，要考虑 TA 的可能。②对于青年女性出现不明原因的发热、乏力、视力减退、眼底改变、胸闷、咯血及关节疼痛等表现时，要考虑 TA 的可能。③对于可疑病人进行全面检查，应注意检查患者双侧桡动脉及足背动脉搏动情况、四肢血压、主动脉及其分支，并检查颈部、锁骨上区、背部、腹部动脉血管杂音，以便早期发现 TA，减少漏诊。④动脉造影、超声多普勒、ECT 等检查可进一步明确诊断。⑤全面认识本病，本病属于累及主动脉及其分支的一种慢性、进行性、非特异性炎症，治疗宜综合治疗，而非针对某一个缺血症状进行单一治疗。

3 治疗重视气血同补，舒经通络，兼补肝肾

根据上述"脉痹"的发病病因及病机，张师拟治疗重在气血同补，兼祛湿舒经活络通脉，补肝肾，自拟温阳通脉汤为基础方灵活加减。张师根据患者气血阴阳的偏衰灵活选方用药，补气药常用太子参、黄芪、白术等。补阴药常用北沙参、石斛、黄精。补血药常用当归、熟地、生地。补阳药常用巴戟天、仙灵脾、杜仲等。针对舒经通络，张师拟五藤汤，药用鸡血藤、忍冬藤、红藤、海风藤、路路通，并喜用桑枝。桑枝苦、平，归肝经，功效祛风通络，利关节，用于风湿痹痛，四肢拘挛，以其祛风湿、通经络、利关节，性质平和，故寒热证常用，尤以上肢风湿热痹更适用。补肝肾常用桑寄生、怀牛膝等，桑寄生祛风湿兼补肝肾，强筋骨。怀牛膝活血通经，补肝肾，强筋骨。偏寒则用桂枝，桂枝温通经脉，用于寒凝血滞诸痛。根据患者体质偏热，或伴发热、肌肉酸痛、血沉加快等，多系急性炎症活动期，中药以清热解毒、活血化瘀药为主。可选用秦艽、忍冬藤、络石藤、豨莶草等祛风湿清热药。张师在临证时常加用丹参、红花等活血化瘀之品，以增强通络之力。温阳通脉汤方由黄芪、黄精、当归、仙灵脾、红藤、鸡血藤、路路通、怀牛膝、丹参、红花、甘草组成。本方以黄芪、仙灵脾益气温阳为主，当归补血活血通经止痛，黄精补阴，寓阴中求阳，阴血足则脉道充盈，同时助黄芪、

当归补气养血。方中黄芪大补脾肺之气，取"气行则血行"之意。路路通祛风通络，红藤，苦平，归大肠经，清热解毒，活血止痛。鸡血藤苦甘温，归肝经，行血补血，调经，舒经活络。怀牛膝，补肝肾活血通经。丹参、红花活血化瘀通络。

4 病案举例

王某某，女，36岁，山西临汾农民，患者于2009年2月16日以"头晕、视物模糊3年，加重伴心悸1月"为主诉入院。2006年2月患者因劳累后出现头晕，怕光，上肢酸困乏力，心悸，步态不稳，嗜睡，就诊于山西省临汾市医院，查颈部血管彩超示：双侧颈动脉多处狭窄；双侧锁骨下动脉多处闭塞（完全）；无名动脉狭窄，提示：TA。经住院治疗后症状未见明显好转，此后症状反复发作，经常无明显原因出现四肢发抖（持续30秒左右），晕厥5~10秒，并经常行走时摔倒3~4次/月，后曾在北京医院检查，给予泼尼松、胰激肽原酶、曲克芦丁、巴米尔、川芎嗪等治疗，疗效一般。近一月上症加重伴心慌。入院查体：体温：36℃，脉搏：110次/分，血压：双上肢未测出，左下肢190/100mmHg，右下肢200/90 mmHg，中年女性，精神较差，面色淡白，口唇淡暗，颈部双侧可闻及杂音，锁骨下可闻及血管杂音，左较右明显。双肺呼吸音清，未闻及干湿啰音。叩诊心界不大，心率110次/分，律整齐，心音低。腹平软，肝脾肋下未及，腹部未闻及血管杂音。双下肢无水肿，双侧足背动脉搏动有力。舌紫暗，苔薄白，双侧桡动脉未触及。辅助检查：心电图示：窦性心动过速，ST-T异常改变，重度逆钟转。双肾血管彩色超声示：双肾大小形态未见异常；双肾各级动脉峰值流速均明显加快，阻力指数增高，加速度时间延长。颈部血管彩超示：双侧颈总动脉、颈内大动脉炎；右颈总动脉、颈内动脉、椎动脉峰值流速减低。心脏彩超示：主动脉硬化，心动过速；左室舒张期顺应性减低，收缩功能正常；彩色血流未见异常。胸部X片示：二尖瓣型心影。血常规示：白细胞11.85×10^9/L，血红蛋白103g/L，ABO血型"A"型，Rh（+）。血沉示：34mm/h↑。肝功、肾功、电解质均未见明显异常。上肢动脉彩超示双侧上肢动脉内中膜增厚，表面毛糙。频谱呈静脉化改变。双侧桡动脉血流速度减慢。下肢动脉彩超示双下肢动脉及双侧髂外动脉声像图未见异常。风湿三项示C反应蛋白2.58mg/dl↑。四诊合参，中医诊断：脉痹，证属肝肾气血亏虚，脉络瘀滞。西医诊断：TA（头臂动脉型）。中医治法：温阳益气，舒经活血通脉兼补肝肾祛风湿。具体方药为：黄芪 12g，黄精 12g，石斛 12g，当归 12g，巴戟天 12g，仙灵脾 12g，生薏苡仁 12g，炒桑枝 12g，路路通 12g，鸡血藤 12g，红藤 12g，怀牛膝 12g，丹参 12g，红花 10g，豨莶草 12g，甘草 3g。上方灵活加减辨证治疗 6 月后，患者临床不适明显改善，随访半年，病情得到有效控制。

（《中国中医急症》2011 年 7 月第 20 卷第 7 期）

张素清治疗乳腺增生病的经验

马　振　杨国春　黄晓莉　指导　张素清
（西安市中医医院　西安　710001）

乳腺增生病是乳房部一种非炎症性疾病，其特点是乳房肿块，经前肿痛加重，经后减轻，好发于 30 ~ 40 岁妇女，是较为常见疾病。张素清教授为陕西省名老中医药专家学术继承人指导老师，临床 40 余年，在治疗乳腺增生病方面积累了丰富的临证经验，笔者有幸成为其学术继承人，跟师学习，现将其经验总结如下。

1　病因病机紧扣"气血不和"，见解独到

乳腺增生疾病与肝脾肾脏腑相关，与冲任二脉失调密不可分。乳房的功能需要冲任之调摄、肝之疏泄与脾胃之滋养，而冲任、肝脾均需肾气之煦濡。肾气不足，冲任失调，肝失所养，肝气郁滞、脾失健运是乳腺增生的发病之因，气滞、痰凝、血瘀导致的肿块与疼痛是其果。故本病属虚实夹杂、标本同病之证。

肝与乳腺增生　足厥阴肝经上膈，布胸胁绕乳头而行。乳腺增生与肝之疏泄关系密切。如忿怒伤肝，情志抑郁，疏泄失职，气郁血凝，乳络不通，则发生乳房胀痛或乳头痒痛。气血凝滞，经脉不通，日久则形成肿块。临床多数发病与情绪因素有关，患者常诉生气后觉气窜入乳，胀痛为主，结块喜消怒长等，此均为肝郁气机不畅之证。

脾与乳腺增生　足阳明胃经行贯乳中，足太阴脾经络胃上膈，布于胸中。乳房属脾胃，正如《女科经论》曰："妇人经水与乳，俱由脾胃所生。"

思虑伤脾，或肝郁横逆侮脾，肝脾两伤，运化失职，生湿生痰，结于乳络，亦可形成乳房结块疼痛。

肾与乳腺增生　足少阴肾经，上贯肝膈而与乳联；足少阴肾经起于涌泉，由内廉而上，在太阴经之后行于乳内，傍近膻中。肝肾同源，肾为肝母，肾气虚衰则母不养子，肝失所养而疏泄失常，气血运行不畅，气滞血瘀；肾阳不足无以温煦脾阳，脾阳不充则脾失健运，聚湿成痰，从而产生气滞、血瘀、痰结。因此肾气虚衰、天癸失调是本病的病理基础，气滞、血瘀、痰浊等病理产物乘而循经窜留乳络，日久渐成包块发为本病。诚如《谦益斋外科医案》云："水亏木旺，营亏无以营养……乳房结核成癖，拟以壮水涵木治之。"肾气盛衰主宰天癸的至竭，同时也决定着天癸正常生理作用的发挥。肾气盛，在特定的年龄阶段天癸才能蓄积而生，并且发挥其润养和调节制约乳房经脉的生理作用。反之，若肾气虚衰、天癸失调，则乳房经脉失于润养，可直接发为乳腺增生。

冲任二脉下起胞宫，上连于乳，乳房与胞宫通过冲任二脉而与其他脏腑经脉相通。冲任为气血之海，下行为经，上行为乳，可见乳房的生理病理与冲任二脉密切相关。如《圣济总录》云："盖妇人以冲任为本，若失于调理，冲任不和，阳明经热，或为风邪所客，则气壅不散，结聚乳间，或硬或肿，疼痛如核。"冲任二脉隶属于肝肾，与脾胃相关，脏腑功能失常、气血失调均可致冲任失调，形成乳房肿痛。引起冲任失调的具体原因有气滞、血瘀、痰凝、肝郁、脾虚、肾虚等，故冲任失调主要体现还是在肝肾两脏的功能失调上。

张师将本病病机概括为"气血不和"。本病与肝发病多因肝气郁结，与脾发病多因脾胃气血生化乏源，与肾发病多因肾气血亏虚，与冲任发病多因冲任不和，以上互为发病，均可致妇人气血不和，痰瘀丛生，乳络气血凝滞不通，临床出现肿块疼痛不适，发为乳腺增生病。

2　治疗注重调理气血，兼顾冲任，标本同治

从上述张师对本病病机的分析可以看出，调理气血、兼顾冲任、标本同治是治疗本病的重要法则和提高临床疗效的必要途径。张师总结治疗乳腺增生病的基础方由柴胡、郁金、香附、乌药、路路通、红藤、丹参、红花组成。全方疏肝解郁理气活血通络。方用柴胡、郁金疏肝解郁并能活血行气止痛；香附，辛微苦，疏肝理气，调经止痛，取其为疏肝解郁、行气止痛之要

药，并取其"乃气病之总司，女科之主帅"；乌药行气止痛温肾；路路通，辛苦平，通络利水下乳；红藤苦平，清热解毒，活血止痛，取其《本草图经》"行血，治血块"之意；丹参，苦，微寒，活血调经，凉血消痈；红花活血调经，祛瘀止痛，取其"活血润燥，止痛，散肿，通经"。若乳房疼痛较著，可重用理气药，可加川楝子、延胡索、枳壳行气止痛。气郁较著，加用佛手，疏肝解郁，理气和中，燥湿化痰散结。滋补肝肾之阴常选用石斛、女贞子、旱莲草。补肝肾、调冲任选用川续断。祛瘀通经，选苏木。补肝肾，养血用桑寄生。补气药常用太子参、党参、黄芪，取其"气能生血，气能行血"之意。若肝郁化火，出现口苦烦躁易怒者，可清肝火散郁结，选用夏枯草、栀子等。结块质硬者，可加用穿山甲、生牡蛎、白芥子等。

典型病例　李某，女，34岁，2009年3月初次就诊。患者以"双侧乳腺肿痛1年，加重1月"为主诉。1年前因生气出现双乳腺疼痛不适，月经前加重，曾在外院检查双乳腺B超及钼靶片等提示乳腺增生，曾在多家医院口服乳癖消、逍遥丸及中药汤剂，疗效欠佳，后经人介绍至张素清教授处治疗。患者胸闷胁胀，忧郁不乐，伴口干，月经量少。查体：左乳腺外上象限可触及一肿块，大小约4cm×3cm×3cm，右侧肿块3cm×2cm×2cm，质地不均，边缘欠整齐，触痛明显，舌淡红，苔白，脉弦。四诊合参，分析证属肝郁气血不和，治疗以疏肝理气活血通络为法。具体方药如下：柴胡、郁金、乌药、元胡、红花、红藤、路路通、苏木、生薏苡仁、女贞子、旱莲草各12g，知母9g，甘草6g，水煎服，日1剂，并以药渣纱布包外敷乳腺。1周后复诊，患者自觉乳腺疼痛不适明显减轻，仍触痛明显，给予原方基础上加减，治疗2月后，患者未再出现乳腺疼痛不适，双侧乳腺肿块明显缩小，后坚持服药2月，复查双侧乳腺肿块消失。随访1年病情稳定。

3　体会

现代医学认为乳腺增生病发病的主要机理为下丘脑-垂体-卵巢性腺轴内分泌失调，致使体内雌激素水平相对或绝对过高和活性增强，孕激素降低，二者比例失调，乳腺在雌激素的长期刺激下，生理性增生与复旧不全而发病。对于本病的诊断与鉴别诊断，建议结合发病年龄、家族病史及辅助检查等，要与乳腺肿瘤性疾病相鉴别。治疗方面，《外科医案汇编》指出"治乳症，不出一气字定矣。气为血之帅，气行则血行……自然壅者易通，郁者易达，解者易散，坚者易软"。张师结合此理论，并结合乳房与脏腑经络的关系，认为乳腺增生病发病总为肝脾肾及冲任二脉致乳腺气血不和，痰瘀而生，出现疼痛肿块，发为乳腺增生病。张师治疗以调理气血为大法，结合解郁化痰之法，兼顾冲任，灵活用药，在固定方基础加用益气之品，取"气能生血，气能行血"之意，加减补肝肾之品，取其治本，调理冲任，治疗乳腺增生疾病取得良好疗效，值得进一步推广。

（《陕西中医》2011 年第 32 卷第 10 期）

张素清教授治疗心律失常经验

贠熙章

（陕西省西安市国医馆　710001）

心律失常是心脏病中比较常见的疾病，发病率高，在猝死患者中，大多数由于心律失常所致。中国心脑血管专家委员会委员、陕西省名老中医、陕西省中医学院教授、西安市国医馆内科主任、研究生导师张素清教授，学验俱丰，擅治各种疑难杂症，尤对心律失常的治疗独具特色，笔者有幸跟师学习，受益匪浅，现将张教授治疗心律失常的经验总结介绍如下。

1　首辨标本，标本兼治

张教授认为，心律失常属于中医"心悸"、"怔忡"等范畴。其病机是本虚标实，本虚为心阴不足，心气亏虚，心失所养。标实为痰湿内停，瘀血阻滞，心脉不畅。临证往往表现为虚实夹杂，然而本虚是本病的发病基础，标实是病理产物，辨证分阴虚、阳虚、阴阳两虚、痰瘀闭阻 4 型。遣方用药常选用沙参滋阴，太子参补气养阴，玄参养阴，丹参祛瘀，苦参清解心、胃诸经之火毒。以此为主，气虚者加黄精、黄芪，血压高者加天麻、钩藤，高脂血症者加草决明、山楂，痰浊闭阻者加薤白、清半夏，以此组方治疗每获卓效。

2　平脉辨证，善养心神

心律失常证候往往虚实夹杂，张师善于识脉辨证，并以脉数（促）、迟（结代）为辨证纲目。以数（促）脉言"阳盛则促"，"数为阳热"，故宜用苦参清泄火热，玄参滋阴清心，太子参益气养阴，沙参滋阴降火，丹参凉血祛瘀。若结代脉，阴损及阳者常于养阴药中酌加温通心阳之桂枝，阳损及阴者每加入麦门冬、芍药、生地黄以护阴。心藏神，心律失常者常伴心悸、心慌、易惊、不寐等，此心气亏虚所致，故张教授在临证中还非常注重养护心神，辨证之中喜加入酸枣仁宁心，柏子仁养心，琥珀定心，甘松静心，龙齿定志，结果取效甚佳。

3 治心为主，兼顾他脏

张教授在治疗心律失常时强调以治心为主，但亦不忘兼顾他脏，随症加减不拘一方，往往依病情而立法选方。因心肺同居上焦，心气上通于肺，肺主治节而助心行血，故对肺气虚弱，宗气不足，不能助心行血，心气亦弱者，张教授每择用西洋参以益肺气；对心火炽盛，灼伤肺阴而出现心悸、心烦、失眠等症者，则常用黄连清泄心火，天门冬养肺阴；对脾虚健运失职，不能化生气血致心失所养者，每佐以炒白术、山药、佛手、知母以健脾益气；对肝血不足，心血亦亏之心悸怔忡、面色无华、舌淡、脉细者，常加石斛、杭白芍、杜仲、五味子之品以补养肝血；肝气不舒者，加炒柴胡以舒肝理气；肾阴不足，心阳独亢者，则用山萸肉、怀牛膝、玉竹、石斛以滋养肾阴。由此可见，治心为主兼顾他脏，是张师治疗心律失常的又一特色。

4 功能器质，虚实并治

张教授治疗功能性心律失常，药用太子参 15g，沙参 12g，龙齿 12g，磁石 15g，酸枣仁 15g，柏子仁 12g，炒柴胡 12g，郁金 9g，远志 9g，珍珠母 12g，生甘草 3g，夜交藤 15g。而器质性者以风湿性心脏病、冠心病、甲状腺功能亢进性心脏病、病毒性心肌炎多见，在辨证的基础上，法以益气滋阴为主，上方佐入丹参、苏木、延胡索等活血之品；伴痰浊阻心者，佐清半夏、胆南星；伴气滞者，佐枳壳、瓜蒌；病毒性心肌炎者，佐虎杖、板蓝根。因辨病清楚，用药周全，药专力宏，故收效明显。

5 合理调护，巩固疗效

中医常说"三分治疗，七分调理"。调护不当往往是引起心律失常发作或加重的重要原因，因此对发病期间的患者，张教授常嘱不宜重体力劳动及剧烈体育活动，可适当散步、练气功，打太极拳，以促使经脉气血流通，身体康复，而重证患者则应绝对卧床休息。饮食方面，她主张宜清淡，忌烟酒、浓茶、咖啡，可食用新鲜蔬菜及水果，忌饱食，保持肠道通畅。张教授还强调患者应注意保持精神乐观，情志愉悦，避免不良精神刺激和过度疲劳，以利于本病的康复。

6 病案举例

王某，女，27 岁，2001 年 12 月就诊。自述感冒，诱发胸闷头痛，心悸气短，夜难入寐，持续低热，已 1 月余。患者面色潮红，舌绛红，脉数促。心电图示：频发房性早搏。化验：心肌酶、病毒抗体均高于正常值。西医诊为病毒性心肌炎并发心律失常。中医诊断为心悸。治宜清热解毒，扶正祛邪。药用苦参、太子参、玄参、郁金各 12g，沙参、半枝莲、虎杖、炒桑枝各 9g，板蓝根 15g，黄连、生甘草各 6g。日 1 剂，水煎服。连服 14 剂后，低热已除，余症均见好转，改用芦根 15g，郁金、炒柴胡、龙齿、酸枣仁各 12g，茯苓、太子参各 15g，川朴、丹参、白术、佛手、柏子仁、生甘草各 10g。日 1 剂，水煎服。又服 14 剂，诸症消失，复查心电图、心肌酶均恢复正常。2004 年 6 月 25 日追访，患者自诉已正常上班 2 年有余，身体健康状况良好。

（《国医论坛》2005 年 5 月第 20 卷 第 3 期）

中西医结合治疗
多发性大动脉炎疗效分析

严复圭 赵培皋 张素清 王归圣 赵秀珍 刘长生

（西安市中医医院 710001）

我院从 1980 年至 1986 年用中西医结合方法治疗多发性大动脉炎 73 例，现总结如下。

临床资料

一般资料：本组患者年龄最大 59 岁，最小 10 岁，10～40 岁 63 例占 87%，平均年龄 29.1 岁。男性 9 例，女性 64 例，男女比例为 1:7。病程最短 2 个月，最长 15 年。既往有风湿病史 20 例，结核病史 15 例，不明原因低热 14 例，病史不明 24 例。诱因中感受风寒湿邪 37 例，劳累 21 例，反复感冒 10 例，诱因不明 5 例。

诊断分型：①头臂动脉型 51 例，占 70%，表现为：脑供血障碍：眩晕

46 例，发作性晕厥 18 例，偏瘫 6 例，癫痫样抽搐 5 例，失语 3 例，精神异常 2 例，多数患者均伴有头晕、头痛、耳鸣、记忆力减退等；眼供血障碍症状：视力减退 28 例，黑蒙 5 例，视神经萎缩 5 例，双目失明 3 例，白内障 2 例；上肢供血障碍症状：肢体无力感 35 例，肢麻 31 例，肢体冷痛 22 例。体征：双侧桡动脉搏动减弱或消失，两上肢血压测不出者 30 例，单侧有以上改变 21 例（左 12、右 9 例），均可在血管受累区听到血管杂音。②胸腹主动脉型 9 例占 12.3%，伴下肢麻木 6 例，下肢冷痛 7 例，间歇性跛行 4 例；体征：双侧股动脉、足背动脉搏动减弱或消失、血压测不出者 4 例（右侧测不出者 2 例，左侧测不出者 3 例），7 例有上肢血压明显升高，在腹部髂动脉处可听到血管杂音。③肾动脉型 2 例，表现为严重而顽固的高血压及高血压所致的各种症状，在肾区及腹部可听到血管杂音。④广泛型 11 例，占 15%。其中头臂动脉型加胸腹动脉型 7 例（3 例四肢无脉搏及血压），胸腹主动脉型加肾动脉型 3 例，头臂动脉型加肺动脉型 1 例，肺动脉狭窄者并发咯血、气短等。其他检查：本组 73 例中有 31 例红细胞计数及血红蛋白低于正常，13 例白细胞计数偏高；18 例 24 小时尿 17 酮类固醇及 17 羟类固醇偏低，16 例 24 小时尿 3 - 甲基 4 - 羟基苦杏仁酸（VMA）明显高于正常（2 例为肾动脉型，其余为胸腹主动脉型及广泛型）；48 例进行血液流变学测定：全血比黏度增高者 14 例，血浆比黏度高者 44 例，有 37 例纤维蛋白原高于正常，其他指标无明显变化；胸部 X 线检查左心室扩大者 11 例，心电图提示房性早搏 5 例，S - TV5 下移、T 波倒置者 16 例，左心功能检查有 24 例 LVET < 270ms，PEP/LVET > 0.38，ICT/ LVET > 0.20（13 例心输出量及心指数均低于正常）。

治疗方法

中医诊断本病属"脉痹"范畴，临床主证：精神萎靡，面色无华，头晕头痛，耳聋眼花，倦怠懒言，畏寒喜温，胸闷心悸，上肢或四肢麻木冷痛、腰脊酸痛，寸口脉或（和）趺阳脉单侧（或）和双侧无脉或脉伏，舌淡，苔薄白；气虚甚者兼见气短乏力，易于外感；血虚甚者面色苍白，头晕眼花，失眠；阳虚甚者畏寒肢冷，腰脊酸软，食少便溏；阴虚甚者，口燥咽干，耳鸣少寐，舌红少苔。证属阳虚寒凝，气虚（滞）血瘀，脉络痹阻。治拟益气活血，温阳通脉。方药以温阳通脉汤加减：附子、当归各 10g，麻黄、川芎、桂枝、细辛、炙甘草各 8g，黄芪 20g，丹参 15g。每日 1 剂水煎服，10 剂为一疗程。气虚甚重用黄芪；血虚甚重用当归加鸡血藤；阳虚甚重用附子，最大剂量可达20g以上；阴虚甚加用麦冬、玄参。若伴阳亢者同时加牛膝15g，菊花9g，并酌减附子用量；肢麻冷痛者重用丹参、桂枝；药后热象明显时麻黄、附子、细辛酌情减量。

参附注射液静脉点滴，每日10~20ml，加入10%葡萄糖液500ml内，10次为一疗程（参附液为本院制剂，每毫升相当于人参0.1g，附子0.16g，丹参0.16g）。

疗效观察与结果

疗效标准：①治愈：临床症状基本消失，寸口（或）和趺阳脉搏动恢复，血压可测出，血浆比黏度、纤维蛋白原、左心功能、心输出量、心指数等检查明显改善，能坚持正常工作和学习。②显效：临床主要症状明显减轻或消失，寸口或（和）趺阳脉可触及，血压可测出，但其他检查改变不明显或仅有1~2项改善，可恢复一般轻工作。③有效：临床症状减轻，寸口及趺阳脉搏动时隐时显，血压时有时无，各种检查改善不明显。④无效：经过5个疗程治疗仅有部分症状改善者。

治疗结果：本组73例中除6例因活动性肺结核、外科手术等中断治疗，不属疗效统计范围外，共计67例。临床治愈41例占61.2%，显效14例占21%，有效、无效各6例，分别占9%。疗效出现时间：第1疗程23例，第2疗程19例，第3疗程7例，第4疗程4例，第5疗程内显效8例，总有效率为91%，5个疗程以上无效6例。

讨论

本病1908年由日本高安氏首先报道，命名"高安氏病"，亦称"无脉病"，是东方青壮年女性常见病。我国1982年将本病归于风湿病范畴，目前一般认为本病病因与"风湿病变"、"结核感染"、"自身免疫反应"等有关。本组多数患者，发病诱因如感受风寒湿邪、上呼吸道感染及其他感染，考虑可能是与以上因素引起血管壁上的自身免疫反应有关。

本病的早期诊断是防止本病发展、关系患者预后的关键，尤其青壮年女性有反复上呼吸道感染、扁桃腺炎或长期不明原因低热及风湿病史，血沉升高，C-反应蛋白阳性，并有单侧或双侧肢体缺血症状，脉搏减弱或消失，血压降低或测不出，并有颈部、锁骨上及胸、背、腹等部位血管杂音，特别是有顽固性高血压或四肢血压相差悬殊，即应高度警惕本病。本病初期常呈隐匿性，由于月经期感冒，妊娠、分娩、过劳或感受风寒湿邪等往往诱发病变活动，遂使本病由潜隐到突变。此外四肢脉搏血压的悬殊变化以及各部位血管杂音的动态变化也不容忽视，本组曾有 3 例因四肢无脉搏及血压而按休克抢救，有 4 例曾长期按低血压症治疗，因此提醒临床注意。

本组 90% 以上患者均经西医医院诊断，并采用激素及血管扩张剂治疗，效果不满意而转本院治疗。祖国医学中虽无相应病名，但据临床表现，可归属于中医"脉痹"范畴。其病五脏皆可受累，与心肾关系更为密切。青壮年女子由于经期及妊娠耗伤阴血，致使体虚而易感受外邪诱发本病，故女性较男性多见。本病标为血脉痹阻，本为里虚寒证，辨证为阳虚寒凝，脉络痹阻。治疗上采取标本同治，以温阳散寒、培补元气为主，益气养血为辅，佐以活血祛瘀通络。方中附子为辛热之品，温经散寒入心、肾二经，上助心阳以通血脉，下补肾阳以益命火，麻黄、细辛与附子相配，辛温发散，蠲痹通滞，出里走表，达卫散寒；人参大补元气，参附相配益气生血，黄芪为补气之长，振奋元气，促进血行；炙甘草甘缓和中并可降低附子、细辛的毒性；川芎、丹参、当归既活血化瘀，又加强营血生化。本方共奏温阳散寒、益气养血、化瘀通脉之功，为温、补、通兼施之法。治疗结果表明，此法能够明显扩张外周血管，增加末梢血流量，增强心肌收缩力，表现在左心功能，心输出量、脑及肢体血流量有明显改善。值得注意的是 48 例患者进行了血液流变学检查，全血比黏度偏低者均合并有贫血、血浆比黏度增高者同时纤维蛋白原也明显高于正常，经中药治疗后均恢复正常，提示应从提高机体免疫力，改善微循环及血液流变学等方面进行深入探讨。

（《中西医结合杂志》1987 年第 7 卷第 8 期）

张素清教授中西医结合辨治糖尿病

赵瑜飞　王维科

（陕西省彬县第二人民医院　713500）

1　糖尿病常见病因

1.1　与 1 型糖尿病有关的因素：自身免疫系统缺陷：因为在 1 型糖尿

病患者的血液中可查出多种自身免疫抗体，如谷氨酸脱羟酶抗体（GAD 抗体）、胰岛细胞抗体（ICA 抗体）等。遗传因素：目前研究提示遗传缺陷是 1 型糖尿病的发病基础，这种遗传缺陷表现在人第六对染色体的 HLA 抗原异常上。

1.2　与 2 型糖尿病有关的因素：遗传因素、肥胖、年龄、现代的生活方式等。

1.3　与妊娠型糖尿病有关的因素：激素异常：妊娠时胎盘会产生多种供胎儿发育生长的激素，这些激素对胎儿的健康成长非常重要，但却可以阻断母亲体内的胰岛素作用，引发糖尿病。遗传基础：发生妊娠糖尿病的患者将来出现 2 型糖尿病的危险很大。肥胖症：肥胖症易引起 2 型糖尿病和妊娠糖尿病。

1.4　其他研究结果：青岛某研究所声称已经发现了糖尿病的致病主要原因，并解释了产生并发症的原因。其研究结果是：解剖学证明糖尿病可能是弓形虫引起的，大量的弓形虫寄生于人脑细胞内和神经细胞内，使人的各种腺体的分泌都有可能发生紊乱，其中也包括胰岛素的分泌。如果弓形虫同时寄生于胰脏，就直接破坏胰脏的细胞。当 β 细胞受到破坏时，胰岛素的分泌就会受到影响。该研究认为弓形虫的破坏导致神经系统的失调和胰腺细胞的破坏，是糖尿病的主要原因。

2　糖尿病发病机制

大量研究已显示，人体在高血糖和高游离脂肪酸（FFA）的刺激下，自由基大量生成，进而启动氧化应激。氧化应激信号通路的激活会导致胰岛素抵抗（IR）、胰岛素分泌受损和糖尿病血管病变。胰岛素抵抗可以先于糖尿病发生，在其作用下，疾病早期胰岛素代偿性分泌增加以保持正常糖耐量。当胰岛素抵抗增强、胰岛素代偿性分泌减少或二者共同出现时，疾病逐渐向糖耐量减退和糖尿病进展，血糖开始升高。总之，糖尿病患者主要是葡萄糖的氧化发生障碍，机体所需能量不足，故患者感到饥饿多食；多食进一步使血糖升高，血糖升高超过肾糖阈时出现尿糖，糖的大量排出必然带走大量水分故引起多尿；多尿失水过多，血液浓缩引起口渴，因而多饮；由于糖氧化供能发生障碍，大量动员体内脂肪及蛋白质的氧化功能，严重时因消耗多，身体逐渐消瘦，体重减轻。糖尿病的诊断依据是血糖和临床症状。以下诊断标准为《中国 2 型糖尿病防治指南》（2007 版）所推荐。糖化血红蛋白<6.0%。

3　诊断要求的几点说明

3.1　确诊为糖尿病：具有典型症状，空腹血糖≥7.0mmol/L 或餐后血糖≥11.1mmol/L。没有典型症状，仅空腹血糖≥7.0mmol/L 或餐后血糖≥11.1mmol/L 应再重复一次，仍达以上者为糖尿病。没有典型症状，仅空腹血糖≥7.0mmol/L 或餐后血糖≥11.1mmol/L，糖耐量实验2 小时血糖≥11.1mmol/L 者为糖尿病。

表1　糖尿病、糖耐量受损、空腹血糖受损诊断标准（血糖浓度单位：mmol/L）

诊断	条件	静脉（全血）	毛细血管	静脉（血浆）
糖尿病	空腹	≥6.1	≥6.1	≥7.0
	服糖后2 小时	≥10.0	≥11.1	≥11.1
糖耐量受损	空腹	<6.1	<6.1	<7.0
	服糖后2 小时	6.7～10.0	7.8～11.1	7.8～11.1
空腹血糖受损	空腹	5.6～6.1	5.6－6.1	6.1～7.0
	服糖后2 小时	<6.7	<7.8	<7.8

3.2　可排除糖尿病：如糖耐量2 小时血糖7.8～11.1mmol/L 之间，为糖耐量受损；如空腹血糖6.1～7.0mmol/L 为空腹血糖受损，均不诊断为糖尿病。若餐后血糖<7.8mmol/L 及空腹血糖<5.6mmol/L 可以排除糖尿病。

4　各时期诊断思维

经过大量的临床实践观察，将糖尿病病人的血糖水平结合中医辨证观大致分为三期，具体临证思维如下：

4.1　血糖升高初期：糖尿病病人血糖升高其血液渗透压亦升高，而组织液和细胞内渗透压尚处正常或相对低渗透压状态。方以张老师多年经验方消糖宣上汤加减，方：北沙参15g，麦冬12g，霜桑叶12g，元参15g，生地12g，黄药子12g，百合15g，生五味子15g，葛根10g，天花粉12g，芦根12g，生石膏20g，水煎服，一日1 剂，早中晚各1 次，每次100ml。方中北沙参、麦冬、百合滋补肺阴，霜桑叶、元参、生地、生五味子滋阴清热，天花粉、芦根生津止渴，生石膏、黄药子、葛根清热散结，消肿利咽。全方共奏清泻肺胃之热、滋补肺胃之阴、生津止渴之效。

4.2 糖尿病病人的高血糖持续阶段：糖尿病病人血糖升高到一定的水平时，由于病人自行饮水和饮食的调节，会使血糖维持在高水平状态。方以张老师多年经验方消糖玉液汤加减，方：生黄芪20g，葛根12g，生五味子15g，知母10g，鸡内金12g，生山药15g，天花粉15g，枇杷叶15g，沙苑子12g，元肉10g，石斛15g，佛手12g，水煎服，一日1剂，早中晚各1次，每次100ml。方中生黄芪、生五味子益气扶正，石斛、枇杷叶、天花粉、沙苑子、知母养阴清热，鸡内金、生山药健运脾胃，元肉、佛手补心气、宽胸膈，全方共奏益气扶正、养阴清热之功。

4.3 血糖由高水平逐渐回落至正常阶段：糖尿病病人由于饮食的调控和治疗，血糖由高水平下降，伴随而来的血浆渗透压和血浆黏度亦开始下降。方以张老师多年经验方消糖五苓散加减，方：桂枝12g，茯苓15g，猪苓12g，炒白术15g，泽泻12g，大腹皮12g，丝瓜络15g，生薏苡仁15g，苍术15g，生黄芪20g，佩兰叶15g，通草10g，水煎服，一日1剂，早中晚各1次，每次100ml。方中茯苓、猪苓淡味渗泄为阳，甘淡入肺，而通膀胱，泽泻甘咸入肾膀胱，通利水道，白术、生薏苡仁苦温，健脾去湿，苍术、佩兰叶芳香化湿，大腹皮、丝瓜络、通草健脾化湿，通利小便，膀胱者津液藏焉，气化则能出矣，故以桂枝辛热配之，全方共达淡渗利湿、消肿利尿之功。

5 小结

糖尿病初起三多症状常同时并见，不能截然分开。其症状分两类：血糖高、尿糖多造成的"三多一少"；并发症造成的症状。以上是我跟随张老师多年临证经验将糖尿病病人血糖水平从细胞渗透压角度出发结合中医辨证观进行中医辨证治疗，仅为个人所思，不到之处敬请指教。

参考文献

[1] 苗述楷，蒋惠文. 糖尿病并发症防治学［M］. 北京：中国医药科技出版社，2000：1-23.

[2] 张发荣. 中医内科学［M］. 北京：中国中医药出版社，2005：269-275.

（《内蒙古中医药》2012年第3期）

冠心香丹合剂治疗冠心病42例

张素清 刘文江

（西安市中医医院心血管科 710001）

在冠心病的治疗中，笔者应用现代医学诊断，用自拟冠心香丹合剂治疗冠心病，收到一定疗效。现就1989～1991年42例冠心病的治疗情况报道如下。

临床资料

42例中男性27例，女性15例；40～50岁8例，51～60岁21例，61岁以上13例，干部发病较高27例；病程半年以内8例，0.5～1年9例，2年13例，3年以上12例，因劳累病情加重者27例，情志变化而诱发者8例。西医病种：冠状动脉供血不良21例，心绞痛13例，前壁心梗1例，下壁心梗1例。主要并发症：心律失常13例，高血压病6例，高黏血症8例，高脂血症8例，病窦综合征6例，糖尿病3例。本组病员来自我院冠心病专科门诊及心内科住院患者。均作查体、心电图、血脂、血液流变学指标等检查。治疗期间不使用其他药物。

治疗方药

自拟冠心香丹合剂：太子参30g，白檀香、五味子、全瓜蒌、枳壳、黄精、元胡各12g，丹参20g，鸡血藤15g，清半夏10g。水煎服，早晚分服150ml。

疗效标准

参考1979年全国心血管会议冠心病诊断及疗效评定标准及1987年全国中医学会内科学会心痹病学组冠心病疗效标准而判断。显效：临床症状消失、体征、心电图或其他检查正常或基本正常。有效：症状消失或明显减轻，心电图或其他检查均改善。无效：症状减轻或无变化，体征无改善，心电图无变化。

治疗结果

显效27例，有效13例，无效2例，总有效率为95.2%。主证疗效分析见附表。

症状	显效	有效	无效	有效率（%）
心悸	24	4	2	93.3
胸闷	17	9	2	92.8
气短	95	8	1	95.8
头晕	13	6	1	95
乏力	14	11	1	96.2

心绞痛（心痛）的疗效：42 例中有 13 例发生不同程度的心绞痛。经治疗后治愈 3 例，显效 6 例，好转 3 例，无变化 1 例。有效率 92.3%。

心电图疗效：42 例患者均有不同程度的心电图异常，以冠状动脉供血不足和心律失常为主要表现，经治疗后均有不同程度改善。其中，冠状动脉供血不良有效率 61.9%，窦性心动过缓有效率 87.5%。

胆固醇、甘油三酯治疗前后作对比者 21 例。胆固醇恢复正常者 10 例，比治疗前下降者 10 例，无变化者 1 例。甘油三酯恢复正常者 12 例，比治疗前下降者 8 例，无变化者 1 例。

对血液流变学指标的分析：本组患者治疗前后作对比者 20 例，其中有 18 例不正常，经治疗后恢复正常者 10 例，比治疗前下降者 6 例，1 例无变化，1 例略有增高。

体会

1. 冠心病者以心绞痛、胸闷、心悸、气短等症状最多见，属祖国医学中"心悸"、"心痛"、"胸痹"的综合范畴。其主要原因是正气不足，脏腑功能虚弱，阴阳平衡失调而致气滞、血瘀、寒凝、痰阻，胸阳不振、心脉痹阻。虽然本病病位在心，久病往往累及肺、肝、脾、肾等脏，形成复杂的证型。故病程长，易复发，尤其在情志变化或劳累时，更易诱发本病或使病情加重。本病的特点是因虚致实，虚中挟实，本虚标实。因此在治疗过程中，扶正祛邪，标本兼治，相辅相成，疗效满意。冠心香丹合剂具有此特点。

2. 冠心香丹合剂有益气养阴，活血通络，理气宽胸的功效。在治疗过程中从整体观出发随症加减疗效尤佳。如合并糖尿病者加服消糖片（本院制）。心律不齐时加苦参、炙甘草、万年青。气虚明显时加黄芪以增强益气之功。心悸明显时加龙齿、柏子仁增强养心安神之功。

3. 在治疗过程中，经心电图、生化等方面复查均有改善。我们应用祛痰、宽胸化瘀药物有降低胆固醇、甘油三酯的作用。运用活血化瘀通络的药物可使血液的高凝状态、全血黏度下降。运用芳香化浊、活血化瘀的药物可使心绞痛明显改善或治愈。运用扶正药物可使心功能明显改善。总之本方中的药物有文献报道可明显提高机体免疫功能，扩张冠状血管，增加冠脉血流量，改善心肌缺血、缺氧。因此治疗冠心病收到较满意的效果。

参考文献

[1] 鲍军. 冠心病辨证规律的探索 [J]. 浙江中医杂志，1986，22（1）：2.

[2] 陈可冀. 心脑血管疾病的研究 [M]. 上海：上海科学技术出版社，1988：318 -319.

[3] 王仁平. 益气活血方治疗冠心病心绞痛瘀证 30 例 [J]. 中西医结合杂志，1990，10（4）：221.

（《陕西中医》1992 年第 13 卷第 4 期）

黄芪益心汤治疗糖尿病性冠心病 65 例

张素清

（西安市中医医院　陕西西安　710001）

糖尿病性冠心病对人类的危害较大，是糖尿病死亡的重要原因之一。笔者以益气滋阴，活血通脉，益心补肾之法，拟黄芪益心汤治疗本病取得一定的疗效，现报道如下：

1　临床资料

1.1　纳入病例

将我院门诊及住院患者近五年（1999—2004 年）65 例观察总结，全部病例均按世界卫生组织（WHO）标准明确诊断，且无糖尿病酮症酸中毒及昏迷者。

1.2　临床资料

65 例中男性 36 例，女性 29 例，年龄为 35～71 岁，平均年龄 58.4 岁，病程最短半年，最长 10 年，其中：6 个月的 11 例，1～2 年的 23 例，2～3 年的 17 例，3～4 年的 16 例，4 年以上者为 8 例。血糖 7.1～20.2mmol/L，尿糖（＋～＋＋＋＋）。合并胆固醇增高者 43 例，全血黏度升高者 52 例，期前收缩 23 例。

2 治疗方法

黄芪益心汤为基础方随症加味治疗。药用黄芪 15g，太子参 15g，麦冬 12g，生地 12g，桑椹 12g，红花 10g，鸡血藤 12g，郁金 12g。水煎取汁，每日 1 剂，早、中、晚各服 100ml，2 周为一疗程，连服 2 个疗程。作用：益气滋阴，活血通脉，益心补肾。

随症加减：①气虚者加黄精 12g，西洋参 10g；②血瘀者加丹参 12g，赤芍 12g，三七粉 1g 冲服；③阳虚者加仙灵脾 10g，仙茅 10g，淡附片 10g；④失眠多梦心神不宁加龙牡各 12g，柏枣仁各 12g，枣仁宁心胶囊（本院制剂）；⑤心痛者加元胡 12g，炒枳壳 12g 或心痛胶囊（本院制剂）；⑥阴虚燥热者加石斛 15g，丹皮 9g，金樱子 12g；⑦血糖高，尿糖升高者，加消糖片（本院制）；⑧痰热结胸者去黄芪加苏木 12g，黄连 6g，葶苈子 10g。

3 疗效标准

显效：自觉症状消失或基本消失，尿糖、血糖维持正常水平，心电图正常或大致正常。

有效：症状明显减轻，心电图大致正常，尿糖减少（＋～＋＋）；血糖较治疗前下降 20%。

无效：症状减轻，血糖、尿糖变化不大，心电图无改善。

4 治疗结果

4.1 症状改善

自觉症状改善明显，其中胸闷 53 例，治疗后有效 11 例，无效 1 例；心悸 62 例，治疗后显效 54 例，有效 7 例，无效 1 例；乏力 54 例，治疗后显效 42 例，有效 10 例，无效 2 例；口干 48 例，治疗后显效 34 例，有效 11 例，无效 3 例。

4.2 心电图

65 例病者均有不同程度的 ST－T 心肌缺血改变。治疗后恢复正常、大致正常或明显改善。其中期前收缩 23 例治疗后 2 例无效，房颤 2 例无效，左前半传导阻滞 3 例无效。

4.3 血糖尿糖

药物治疗后对血糖尿糖有明显治疗作用，尿糖转阴者 34 例，血糖正常者 31 例。

4.4 其他治疗

胆固醇增高，全血黏度升高者经治疗后均有明显改善。

4.5 结论

应用本方治疗本病显效 28 例，有效 34 例，无效 4 例。

5 典型病例

李英芳，女，49 岁。教师，2004 年 10 月 17 日初诊，患者口干乏力，胸闷心慌 1 年，加重半月，伴心烦失眠腰酸痛，舌苔薄白，舌淡边有瘀点，脉沉弦，血压 130/70mmHg，心律齐，82 次/分，心音低，心尖区可闻及Ⅱ级 SM，肝脾（－），化验查血糖 12.6mmol/L，餐后血糖 20.6mmol/L，心电图、心肌缺血、运动试验阳性。初诊，糖尿病性冠心病。病机为气阴双亏，脉络瘀阻，治以益气养阴，活血通脉，益心补肾，以主方加黄精 12g，柏子仁、酸枣仁各 12g，知母 10g，桑椹 12g，守法守方随症加减治疗月余，诸症明显好转，空腹血糖 5.8mmol/L，尿糖（－），心电图正常，随访 2 月，多次查血糖、尿糖正常。

6 讨论

糖尿病是一种全身性慢性内分泌代谢性综合征。糖尿病性冠心病是指因糖尿病并发的心脏病。以病情复杂、病情重、病程长、变化多、病死率高为特点，临床除有糖尿病症状外同时有心悸、气短、心前区憋闷或疼痛、乏力、失眠等症状，属中医学中消渴、心悸、心痛、胸痹的综合范围。

糖尿病性冠心病多表现为精、气、神渐衰，脏腑功能减弱，抗病力差，病情复杂。本病证属本虚标实，虚中挟实。病机以阴虚燥热，水谷精微转输失常。久病损伤心肾，气阴双亏。故治疗以扶正固本为主，促进脏腑功能的恢复，防止大血管微血管并发症的出现，降低血糖、尿糖，以达到治疗的目的。

黄芪益心汤具有益气养阴，活血通脉的益心补肾的功能。组方中黄芪、太子参以益气强心为主；麦冬、生地、桑椹有补肾滋阴之功用；红花、鸡血藤有活血通脉作用；红花、郁金有理气活血作用。处方标本兼治，降低血糖，改善心肌缺血以提高疗效。药理研究表明，生地、石斛、黄芪、太子参均有较好的降糖作用和提高心功能作用。

临床观察糖尿病性冠心病，30%～75%有瘀血症状，如心痛、心前区憋闷痛，脉结代，舌尖舌边有瘀点，舌下静脉迂曲，血脂异常，血黏度升高。应用益气活血通脉药如红花、三七、丹参，对缓解症状，降低血糖有明显的作用。

老年糖尿病性冠心病临床中往往无典型的三多一少症状，亦无心痛、心悸等明显之心肌缺血症状，很容易被忽略而影响治疗，可通过现代医学检查确诊。

应用本法本方治疗 65 例糖尿病性冠心病显效 28 例，占 43.07%。有效 34 例，占 50.6%，无效 4 例，占 6.4%，总有效率为 93.6%。

（中华中医药学会心病学分会《第二届国际中医心病学术研讨会（2005·北京）论文集》）

冠心香丹片治疗冠状动脉支架植入术后心绞痛临床观察

马　振　杨利生　黄晓莉

（陕西省西安市中医医院　西安　710001）

笔者在陕西省名老中医药专家张素清主任医师的指导下，在西药常规治疗基础上加用冠心香丹片治疗冠状动脉支架植入术后心绞痛患者 40 例，并与常规治疗 40 例对照观察，疗效显著，现将结果报告如下。

1　资料与方法

1.1　一般资料　80 例患者均来自 2009 年 5 月至 2012 年 5 月西安市中医医院门诊患者，随机分为两组。治疗组 40 例，男 26 例，女 14 例；年龄 44～75 岁，平均（65.75±6.81）岁，病程最长 10 年，最短 2 个月，并发高血压病 23 例，合并 2 型糖尿病 4 例。对照组 40 例，男 27 例，女 13 例；年龄 45～74 岁，平均（64.73±5.27）岁，病程最长 8 年，最短 1 个月，并发高血压病 20 例，合并 2 型糖尿病 3 例。两组病例一般资料经统计学分析，在性别、年龄等方面，无显著性差异（$P > 0.05$），具有可比性。

1.2　病例选择标准　所有病例均为冠心病冠脉支架植入术后患者，冠心病心绞痛诊断标准参照国际心脏病学会和协会及世界卫生组织临床命名标准化联合专题组制定的《缺血性心脏病的命名及诊断标准》。胸痹心痛诊断标准参照 2002 年出版的《中药新药临床研究指导原则》。选择通过主证、次证及舌苔脉象等中医辨证属痰瘀互阻，每周发作 2 次以上的冠心病心绞痛轻至中度患者，并排除急性心肌梗死、重度神经官能症、更年期综合征、甲亢、胆心病、胃及食管反流等所致胸痛者。

1.3　治疗方法　对照组：阿司匹林肠溶片（拜阿司匹灵，拜耳医药保健有限公司）100 mg，每日 1 次饭后口服。酒石酸美托洛尔片（倍他乐克，阿斯利康制药有限公司）25mg，每日 2 次口服。单硝酸异山梨酯缓释片（依姆多，阿斯利康制药有限公司）30mg，每日 1 次口服。阿托伐他汀钙片（阿乐片，北京嘉林药业股份有限公司）10mg，每日 1 次，晚饭时口服。治疗组在对照组治疗基础上加服冠心香丹片（西安市中医医院生产，0.3g×100 片，批准文号：陕药管制字（2001）第 1650 号）4 片，每日 3 次口服。两组疗程均为 4 周。两组合并高血压病及 2 型糖尿病，继续使用原有方案，使血压血糖控制达标。

1.4　观察指标　观察治疗前后心绞痛发作的次数和持续时间及相关症状、心率血压及舌苔、脉象、心电图变化等。

1.5　疗效判定标准　心绞痛疗效判定标准参照 1979 年中西医结合治疗冠心病心绞痛及心律失常座谈会《冠心病心绞痛及心电图疗效判定标准》。①轻度：显效：症状消失或基本消失。有效：疼痛发作次数、程度及持续时间有明显减轻。无效：症状基本与治疗前相同。加重：疼痛发作次数、程度及持续时间有所加重。②中度：显效：症状消失或基本消失。有效：疼痛减轻到"轻度"标准。无效：症状基本与治疗前相同。加重：疼痛发作次数、程度及持续时间有所加重。

心电图疗效判定标准：参照 1979 年中西医结合治疗冠心病心绞痛及心律失常座谈会《冠心病心绞痛及心电图疗效判定标准》。显效：心电图恢复至"大致正常"（即"正常范围"）或达到"正常心电图"。有效：S－T 段的降低，以治疗后回升 0.05mV 以上，但未达正常水平，在主要导联倒置 T 波改变变浅（达 25% 以上者），或 T 波由平坦变为直立，房室或室内传导阻滞改善者。无效：心电图基本与治疗前相同。加重：S-T段较治疗前降低0.05mV以上，在主要导联倒置T波改变加深（达25%以上）或直立T波变平坦，平坦T波变倒置以及出现异位心律、房室传导阻滞或室内传导阻滞。

1.6　统计学处理　计量资料用均数±标准差（$\overline{X} \pm S$）表示，组间比较用t检验，率的比较用χ^2检验。

2　结果

2.1　两组心绞痛疗效比较见表1　结果显示治疗组疗效优于对照组（$P < 0.05$）。

表1　两组心绞痛疗效比较

组别	例数 （n）	显效 n（%）	有效 n（%）	无效 n（%）	总有效 n（%）
治疗组	40	15（37.5%）	21（52.5%）	4（10.0%）	36（90.0%）
对照组	40	8（20.0%）	20（50.0%）	12（30.0%）	28（70.0%）

注：两组间总有效率比较，有显著性差异，$P < 0.05$。

2.2　两组治疗前后心绞痛发作次数及持续时间比较见表2　结果显示两组治疗后心绞痛发作次数均减少，持续时间均缩短，治疗组疗效优于对照组（$P < 0.05$）。

表2　两组治疗前后心绞痛发作次数及持续时间比较

组别		倒数（n）	心绞痛发作（次/周）	持续时间（分钟）
治疗组	治疗前	40	7.32±4.13	12.22±4.10
	治疗后	40	3.01±2.02	4.04±3.18
对照组	治疗前	40	7.22±3.96	12.36±4.42
	治疗后	40	5.04±2.52	5.52±3.91

注：两组治疗前与治疗后比较，均有显著性差异，$P < 0.05$；治疗组与对照组比较，有显著性差异，$P < 0.05$。

2.3　两组心电图改善疗效比较见表3　结果显示两组心电图改善情况无

显著性差异（$P > 0.05$）。

表3　两组心电图 ST – T 变化比较

组别	例数（n）	显效 n（%）	有效 n（%）	无效 n（%）	总有效 n（%）
治疗组	40	4（10.0%）	10（25.0%）	26（65.0%）	14（35.0%）
对照组	40	3（7.5%　）	9（22.5%）	28（70.0%）	12（30.0%）

3　讨论

冠心病心绞痛经导管介入支架植入治疗是目前西医治疗冠状动脉狭窄、改善心肌缺血的重要治疗手段，大多数可以使心电图得到改善，患者体力活动增加，但临床支架内再狭窄率仍为20%～30%，使部分冠脉支架植入术后患者仍反复出现不同程度心绞痛，而且口服西医常规药物治疗疗效较差。介入后心绞痛患者往往存在无复流或慢复流现象。目前中医学认为，冠心病冠脉支架植入术后再狭窄属于"血瘀证"范畴，本病根据临床表现等分析属中医学"胸痹心痛"等范畴，常由于正气亏虚、痰浊瘀血、寒凝气滞等引起瘀血阻滞、血脉不通。

冠心香丹片是由陕西省名老中医药专家张素清主任医师研制的纯中药院内制剂。该药主要由太子参、白檀香、五味子、全瓜蒌、元胡、丹参、枳壳、鸡血藤、清半夏等10余味药组成，具有健脾化痰、理气开胸、化瘀通络、宣痹通阳的功效。经过近20年的临床使用，发现其对痰瘀互阻型冠心病心绞痛的疗效显著。方中太子参性味甘苦，微温，入心、脾、肺经，具有补益心脾，生津、定心悸的作用。白檀香：性辛温，理气止痛，《日华子本草》："止心腹痛。"《本草备要》："调脾肺，利胸膈，为理气要药。"五味子：性温，味酸甘，入肺、心、肾经，既能补益心肾，又能宁心安神。全瓜蒌：甘、苦、寒，能清化痰热，又能宽胸散结。《别录》："主胸痹，悦泽人面。"现代研究瓜蒌有扩冠降血脂等作用。元胡：性辛、苦、温，归肝脾心经。功用：活血散瘀，行气止痛，能行血中气滞、气中血滞。《雷公炮炙论》曰："治心痛欲死。"枳壳：苦、辛、微寒，本品能行气化痰以消痞，破气除满而止痛，常用于痰滞胸脘痞满、胸痹结胸等。丹参：苦，微寒，活血化瘀，安神宁心。现代药理研究，丹参有扩张冠状动脉、增加冠脉血流改善心肌缺血作用，并具有抗凝降血脂等作用。全方扶正祛邪，标本兼治，相辅相成。本研究表明冠心香丹片治疗冠状动脉支架植入术后心绞痛疗效确切，临床可辨证使用。

参考文献

[1] 国际心脏病学会和协会及世界卫生组织临床命名标准化联合专题组. 缺血性心脏病的命名及诊断标准 [J]. 中华心血管病杂志，1981，9（1）：75 - 76.

[2] 国家食品药品监督管理局. 中药新药临床研究指导原则（试行）[M]. 北京：中国医药科技出版社，2002：68 - 73.

[3] 马振，黄晓莉，关芳，等. 冠状动脉介入治疗后再狭窄中医药研究进展 [J]. 中国中医急症，2009，18（7）：1144 - 1145.

（《中国中医急症》2013 年 6 月第 22 卷第 6 期）

温阳通脉汤治疗多发性大动脉炎 30 例

马　振　黄晓莉　赵　琨　张素清

（西安市中医医院　陕西西安　710001）

笔者 2005 年 7 月 ~2012 年 2 月运用温阳通脉汤治疗多发性大动脉炎 30 例，疗效显著，现报告如下。

临床资料：30 例患者均为我院门诊及住院患者，其中男 6 例，女 24 例，最小年龄 17 岁，最大年龄 72 岁，其中 10 ~20 岁 2 例，21 ~30 岁 7 例，31 ~40 岁 12 例，41 ~50 岁 4 例，51 岁以上 5 例。平均年龄 38.33 岁，最短病程 1 月，最长病程 36 月，平均 10.18 月，其中 1 例患者其姐同时患本病。

西医诊断标准：参照 1995 年中国中西医结合学会周围血管疾病专业委员会制订的标准。

治疗方法：采用温阳通脉汤：方由黄芪 12g，黄精 12g，当归 12g，仙灵脾 12g，红藤 12g，鸡血藤 12g，路路通 12g，怀牛膝 12g，丹参 12g，红花 10g，甘草 3g 组成。病发上肢者加桑枝 12g，病发下肢者重用牛膝，关节痛、血沉快者加秦艽、豨莶草、络石藤、桑寄生等，并根据气血阴阳亏虚不同，灵活加减，上方水煎服，早晚分服，日 1 剂，疗程 2 月。

疗效判定：多发性大动脉炎的临床疗效判定方法：临床治愈（完全缓解）：活动期表现消失，缺血症状与体征明显改善或消失，血沉、抗链球菌溶血素"O"、CRP 等实验室检查恢复正常，可恢复全日工作。显效：活动期表现消失，缺血症状与体征部分改善或消失，实验室检查（血沉、抗链球菌溶血素"O"、CRP）恢复正常，能参加部分工作。有效：活动期表现减轻，缺血症状和体征部分改善，尚不稳定，实验室检查结果有好转。无效：症状和体征无改善或病情进展。

治疗结果

经治疗 30 例患者中，临床治愈 17 例，显效 9 例，有效 3 例，无效 1 例，总有效率 96.7%。

讨论

多发性大动脉炎（TA）又称高安病、无脉症、主动脉弓综合征，是指主动脉及其分支的慢性进行性非特异性炎症引起血管不同部位的狭窄或闭塞。本病病因和发病机制至今尚不明确，多数认为与遗传因素、内分泌异常、感染后机体发生免疫功能紊乱以及细胞因子的炎症反应有关。目前急性期或活动期，西医常用糖皮质激素、免疫抑制剂、阿司匹林等对症治疗。本病属少见病，发病率低，多缓慢起病，早期诊断较难，容易误诊。

祖国医学无多发性大动脉炎的病名，但历代文献中，对类似多发性大动脉炎所表现的症状，均有较为详细的记载。如《素问·痹论》载："风寒湿三气杂至，合而为痹也……以夏遇此者为脉痹。"《证之纪要》道："痹之在脉，则血凝不流。"《金匮要略》："血痹……脉自微湿。"《中藏经》："血痹者……其寸口脉缓，脉结不利，或如断绝是也。"《医学心悟》："脉伏不出者，寒气闭塞也"，"郁热极深，反见假寒之象，脉涩滞之甚，似伏而非伏也。"《奇效良方》亦指出，"脉痹，血道壅塞"。我们经过多例患者临床观察，认为本病病因复杂，多肝肾气血不足，脉络瘀滞。本病根据临床表现看，属祖国医学"脉痹"范畴，亦可涉及"眩晕"、"虚损"等。本病病因多由先天禀赋不足或后天失调，致肝肾气血阴阳不足，脉道不充。外邪风、寒、湿乘虚而入，致瘀血、痰浊内生。本病总属本虚标实之证，本虚指肝肾气血阴阳不足，但以阳气亏虚为其根本，阳气推动血脉无力，瘀血、痰浊、寒湿为标，内外合邪，痰浊瘀血痹阻脉道，使脉道受损，经络阻塞，气血运行不畅，脉络瘀滞发为本病。因受累动脉的部位不同，本病临床表现各异。

根据"脉痹"的发病病因及病机，我们治疗重在气血同补，兼祛湿舒经活络通脉，补肝肾，自拟温阳通脉汤为基础方灵活加减。临床根据患者气血阴阳的偏衰灵活选方用药，补气药常用太子参、黄芪、白术等。补阴药常用北沙参、石斛、黄精。补血药常用当归、熟地、生地。补阳药常用巴戟天、仙灵脾、杜仲等。针对舒经通络，我们拟五藤汤，药用鸡血藤、忍冬藤、红藤、海风藤、路路通，并喜用桑枝。桑枝功效祛风通络，利关节，用于风湿痹痛，四肢拘挛，以其祛风湿、通经络、利关节，性质平和，故寒热证常用，尤以上肢风湿热痹更适用。补肝肾常用桑寄生、怀牛膝等，偏寒则用桂枝，桂枝温通经脉，用于寒凝血滞诸痛。根据患者体质偏热，或伴发热、肌肉酸痛、血沉加快等，多系急性炎症活动期，中药以清热解毒、活血化瘀药为主。可选用秦艽、忍冬藤、络石藤、豨莶草等祛风湿清热药。临证时我们常加用丹参、红花等活血化瘀之品，以增强通络之力。温阳通脉汤方由黄芪、黄精、当归、仙灵脾、红藤、鸡血藤、路路通、怀牛膝、丹参、红花、甘草组成。本方以黄芪、仙灵脾益气温阳为主，当归补血活血通经止痛，黄精补阴，寓阴中求阳，阴血足则脉道充盈，同时助黄芪、当归补气养血。方中黄芪大补脾肺之气，取"气行则血行"之意；路路通祛风通络；红藤，清热解毒，活血止痛；鸡血藤行血补血，调经，舒经活络；怀牛膝，补肝肾活血通经；丹参、红花活血化瘀通络。诸药合用，以气血肝肾同补治本，祛湿舒经活络通脉治标，标本同治，相得益彰，在临床中辨证使用，疗效显著。

参考文献

[1] 马振，杨国春，黄晓莉. 张素清教授治疗多发性大动脉经验 [J]. 中国中医急症，2011，20（3）：1083 - 1084.

[2] 王吉耀. 内科学 [M]. 北京：人民卫生出版社，2005：1094 - 1097.

[3] 陈伯楠. 周围血管疾病中西医诊疗学 [M]. 北京：中国中医药出版社，1999：290 - 291.

（《陕西中医》2013 年第 34 卷第 2 期）

冠心香丹片对垂体后叶素所致
大鼠心肌缺血的影响及急性毒性实验

刘文江

（西安市中医医院急诊科 710001）

冠心香丹片是根据西安市中医医院心内科张素清教授的经验方制成的治疗冠心病心绞痛、心肌缺血的院内制剂，临床应用多年，取得了较好的疗效，为了进一步阐明冠心香丹片治疗冠心病心绞痛的作用机理，证实其安全性，笔者进行了与其功能主治相关的药理学实验及急性毒性实验，现报道如下。

1 冠心香丹片对垂体后叶素致大鼠心肌缺血的影响

实验材料与方法：SD 品系大鼠 40 只，体重 160～200g，雌雄各半，由陕西省中医药研究院动物研究室提供，动物合格证号：医动证字第 08－25号。冠心香丹片由西安市中医医院制剂室提供，为褐色细粉（1g 药粉相当于临床用药 3.6g）。临床前用蒸馏水配制。心可舒片，由山东潍坊中药厂生产。垂体后叶素：南京生物化学制药厂生产，临用时用生理盐水配制。

动物依体重、性别随机分为四组，冠心香丹片 1.2g/kg 临床用药量（下同），冠心香丹片 3.6g/kg，阳性对照药物心可舒片 1.5g/kg，空白对照组（灌服蒸馏水）。每组 10 只，连续给药 10d，每天 2 次，于末次给药后 1h，腹腔注射乌拉坦麻醉，仰卧位固定，四肢皮下插入针状电极，连接心电图机，调节 1mV＝15mm，记录标准 II 导联心电图，静脉注射垂体后叶素 0.5U/10s，诱发冠状动脉痉挛性心肌缺血，记录标准 II 导联心电图，观察注射垂体后叶素后即刻、15s、30s、1min、2min、5min 心电图变化，以 T 波、ST 段改变或 PR、QT 间期延长判断心肌缺血程度和药物作用。

判断标准：第一期：注射垂体后叶素后即刻至 30s，T 波升高，ST 段抬高超过 0.1mV。第二期：T 波低平、双向、倒置。心率变慢（超过 20%）。

结果：冠心香丹片对缺血性心电图改变的影响，见表1。

表1 冠心香丹片对缺血性心电图改变的影响

组别	动物数（只）	ECG缺血改变动物数（只）	χ^2	P值
空白对照组	10	8		
冠心香丹片3.6g/kg	10	2	5.0	< 0.05
冠心香丹片1.2g/kg	10	2	5.0	< 0.05
心可舒片1.5g/kg	10	2	5.0	< 0.05

冠心香丹片对缺血性心电图改变与对照组相比，有抑制作用，经统计学处理 $P < 0.05$，有显著性差异。

冠心香丹片对心肌缺血大鼠心率的影响见表2。

表2 冠心香丹片对心肌缺血大鼠心率的影响

组别	给垂体后叶素前（$X \pm S$）	给垂体后叶素后（与给药前比%）					
		0	15s	30s	1min	2min	5min
对照组	225.4 ± 15.4	95.3 ± 5.8	90.5 ± 9.9	84.2 ± 18	74.6 ± 15.3	71.5 ± 13.4	73.4 ± 13.5
大剂量香丹片	222.4 ± 15.7	99.1 ± 1.0	91.4 ± 11.4	85.8 ± 14.1	80.8 ± 13	81.8 ± 12.2	82.5 ± 10.4
小剂量香丹片	216.9 ± 10.6	100 ± 3.5	94.8 ± 7.9	92.9 ± 9.4	89.3 ± 9.0*	84.8 ± 9.2*	85.7 ± 10.4
心可舒片1.5g/kg	224.1 ± 10.0	94.9 ± 7.5	92.0 ± 10.0	91.2 ± 8.9	90.5 ± 8.1**	96.7 ± 6.7***	90.7 ± 6.6

与对照组相比，$*P < 0.05$，$**P < 0.01$，$***P < 0.001$。

冠心香丹片与对照组比，可抑制心肌缺血大鼠的心率减慢作用，尤以1.2g/kg组作用较明显（$P < 0.05$）。心可舒片亦能明显地抑制心肌缺血大鼠的心率减慢作用（$P < 0.05$，$P < 0.01$）。

2 冠心香丹片对小鼠的急性毒性实验

实验材料与方法：冠心香丹片为西安市中医医院制剂室提供的褐色粉末，每克药粉相当于临床用药3.6g；临床人用量每日3次，每次9g。临用时用蒸馏水配制成36.6%浓度的混悬液（每毫升相当于药粉0.366g）。ICR小鼠，体重18~22g，雌雄各半，由陕西省中医药研究院动物研究室提供，合格证号：医动证字 08 – 24 号。

取 ICR 小鼠 16 只，雌雄各半，每组 4 只，共 4 组，禁食 12h 后，1d 内给各组小鼠给药分别 0.3ml/10g（1 次）、0.6ml/10g（分 2 次）、0.9ml/10g（分 3 次），给蒸馏水 0.9ml/10g（分 3 次），观察 1 周。与对照组比，均无异常现象发生，也无死亡现象，因此，将 0.9ml/10g 作为最大耐受量做正式实验。另取 ICR 小鼠 20 只，雌雄各半，禁食 12h 后，1d 内给各小鼠灌胃给药 3 次，每次 0.3ml/10g，2 次间隔 3h，3 次共给药 0.9ml/10g，给药后正常颗粒饲料饲养，自由饮水，自然光源 12h/d，室温 18 ~ 22℃，湿度 50%，给药后观察 1 周内动物的一般活动情况及存活情况。

实验结果：小鼠给药后无叫声异常、震颤、惊厥、运动失调、流涎、流泪、流鼻涕、呼吸困难、腹泻、便秘、胀气等现象发生，动物皮毛光滑，给药前小鼠体重（18.33 ± 1.02）g，给药 1 周后小鼠体重（24.25 ± 2.65）g，给药 1 周内小鼠无一死亡，给药 1 周后逐只处死解剖，肉眼观察心、肝、脾、肺、肾、肾上腺、胸腺、卵巢、子宫、精囊前列腺、睾丸、胃、肠及胸腔、腹腔各器官均无异常。因此冠心香丹片灌胃给药在 ICR 小鼠测不出 LD_{50}，最大耐受量为 0.3ml/10g × 3 次 × 1000g/kg × 36.6g/（kg·d）= 32.94g/（kg·d），相当于 70kg 体重的人用量的 307.6 倍。说明冠心香丹片是安全的。

讨论　冠心病心肌缺血属于中医"胸痹"范畴，主要病机是气滞、血瘀、寒凝、痰阻导致胸阳不振，心脉痹阻。冠心香丹片是根据我院心内科主任医师张素清教授的经验方由医院制剂室生产的院内制剂。处方：太子参、白檀香、五味子、全瓜蒌、元胡、丹参、枳壳、鸡血藤、清半夏等。太子参补益心脾，生津定悸；白檀香理气止痛；五味子补元敛正；全瓜蒌化痰开胸，有研究表明其有改善冠脉供血，减轻心脏负荷作用；元胡活血散瘀，理气止痛；丹参现代药理研究具有扩张血管改善血供作用；鸡血藤补益气血，活血化瘀；清半夏健脾化痰，消痞散结。全方扶正祛邪，标本兼治，相辅相成，效果满意。实验研究进一步证明其安全有效。

（《陕西中医》2008 年第 29 卷第 6 期）

枣仁宁心胶囊
治疗病毒性心肌炎 60 例临床观察

梁君昭[1] 张俊霞[2]

(1. 西安市中医医院 2. 西安友谊集团卫生所 710001)

临床资料

男 23 例，女 37 例。年龄 ≤20 岁 6 例，21~30 岁 18 例，31~40 岁 29 例，41~50 岁 7 例。临床表现：发病前 1~3 周有病毒感染史，发病时有心悸、胸闷、气短等症状，53 例患者曾有心前区隐痛，48 例患者合并有心律失常，其中心动过速 16 例，心动过缓 3 例，期前收缩 29 例。X 线检查心脏轻度或中度扩大者 26 例，心电图检查 60 例均有各种不同程度异常。病程 3 个月以内者 34 例，3~6 个月以上者 3 例。

治疗方法

中药酸枣仁 20g，黄芪 30g，生地 15g，半枝莲 10g，丹参 15g，甘草 5g，加工制成胶囊，每粒 3g。每次 4 粒，每日 3 次，温开水送服，12 日为 1 个疗程，可连续服用 3 个疗程，病程长者 4~5 个疗程。治疗前后作心电图比较观察。

疗效标准

临床痊愈：症状、体征消失，心电图恢复正常，血清心肌酶谱 CPK、LDH、GOT 正常。显效：症状、体征消失或部分消失，心电图正常或明显改善，血清心肌酶谱基本正常。有效：症状、体征明显改善，心电图部分改善。无效：症状、体征、心电图无明显变化。

治疗结果

临床痊愈 12 例，显效 31 例，有效 14 例，无效 3 例，总有效率 90.50%。心电图变化：治疗前 60 例患者均有不同程度的心电图异常，治疗 3 个疗程后 26 例心电图恢复正常，14 例基本正常，17 例明显改善（$P < 0.05$）。3 例治疗后无明显变化（$P > 0.05$）。

典型病例

张某，男，34岁，美工师。1997年7月28日就诊。3个月前因工作劳累加之反复病毒性感冒后出现心悸气短，心前区针刺样疼痛，遂在省级医院检查血清心肌酶谱显示增高，心向量图示心肌缺血，频发室性早搏并二联律。诊断为病毒性心肌炎，用西药及中药治疗效果不显著。1周来症状加重，心悸气短，胸闷，时有隐痛，夜眠不安，心烦易躁，纳差口干。查体：精神疲倦，叩诊心界稍向左下扩大，血压14/9kPa，心率68次/min，心音低钝，每分钟可闻及10～12次期前收缩。心电图检查缺血，频发室性早搏，舌暗红有瘀点，苔薄腻，脉沉细结代。中医诊断：心悸，证属气阴虚损，血瘀浊阻。治以益气养阴，活血化浊，宁心安神。枣仁宁心胶囊2瓶，一次4粒，一日3次，服用4天后心悸气短，胸闷不安明显好转，心电图检查心肌缺血改善，频发室早转为偶发，遂继续服用3个疗程1月余，症状基本消除，复查心电图多次显示大致正常，随访3个月病情稳定，临床痊愈。

讨论

病毒性心肌炎属中医"心悸"、"怔忡"、"胸痹"等范畴。中医学认为，心肌炎发病，多起于外感时邪热毒，由表入里，内侵于心，热伤心肌，耗气伤阴，心失所养，使心脏搏动失其常度，心络瘀阻，痰浊湿热阻滞所致。故《黄帝内经》有"复感于邪，内舍于心"之说。我们认为病毒性心肌炎早期为时邪热毒，内侵于心，心脉痹阻。致中后期，气阴两伤，襄成痰湿内阻，郁而化热病势凶险。故把握病变的发展阶段，是预防和治疗的关键。

枣仁宁心胶囊是针对病毒性心肌炎的主要病理变化邪毒蕴结，心脉瘀阻，气阴双损，本虚标实的特点而组成的。方中酸枣仁养心安神，调复脉律；配以黄芪、生地补益心气，滋养心阴，扶正固本；辅以半枝莲清解心营邪毒，祛邪化浊以治标实；使以丹参活血祛瘀，宁心通脉以标本同治，增强全方养心安神之效。根据现代药理研究，方中所用药物具有改善心肌供血，改善心功能，加强心肌细胞抗缺氧，抗疲劳，提高心肌免疫力的功能。因此，全方具有较好的改善心脏自律性、传导性和应激性的作用。

（《陕西中医》2000年第21卷第2期）

心肌泰胶囊
治疗病毒性心肌炎的实验研究

刘文江　韩　勇　梁君昭　赵　琨　指导　张素清

（西安市中医医院　西安　710001）

病毒性心肌炎严重地危害着人们的健康，特别是儿童、青少年及壮年人。近10年来发病率增长迅速，已成为心血管系统的常见疾病。目前国内外对该病尚无特效药物。笔者应用根据西安市中医医院名老中医张素清教授的经验方制成的心肌泰胶囊治疗病毒性心肌炎，获得较好疗效，无不良反应。为了进一步验证其疗效，进行了实验研究，现报道如下。

1　心肌泰胶囊对柯萨奇病毒 B_3 的抑制作用

1.1　实验材料

药物：心肌泰胶囊：西安市中医医院提供。心肌片1号：阳性对照药物，陕西省中医药研究院提供。病毒：柯萨奇病毒 B_3，由上海市心血管病研究所病毒室引进。经新生乳鼠脑内传代增殖多次，实验用病毒TCID为 10^{-7}。细胞：WISH细胞（人羊膜传代细胞），由第四军医大学动物实验中心提供，实验用细胞浓度10万/ml。培养液：为1640生长液中含10%小牛血清，维持液中含5%小牛血清及2Mheprs。

1.2　实验方法　用细胞病变抑制法（CPE）

1.2.1　药物的细胞毒性试用维持液将药物稀释为 1:5，1:10，1:25，1:50，1:100，1:200，1:500，将稀释好的药液加到生长良好的单层WISH细胞上，每个浓度加2孔，放入 CO_2 孵箱37℃连续培养72h，观察药物对单层细胞有无毒性作用。

1.2.2　细胞病变抑制实验　用维持液将柯萨奇病毒 B_3 连续10倍稀释，将稀释好的病毒各加等量1:100心肌泰胶囊药液，阳性药物对照组加1:500心肌片1号药液。置37℃温箱作用1h，再将病毒及药物混合液加到制备好的细胞孔内，每个稀释度加2孔，病毒对照只加病毒，不加药液，正常细胞对照只加维持液，各孔补充维持液，置 CO_2 孵箱37℃连续培养72h，观察记录正常细胞，病毒对照及药物实验孔细胞生长情况。

1.3 实验结果

WISH 细胞在 24 孔培养板上生长良好，单层均匀，细胞形态规则。1∶5 ~1∶50 药物稀释度可使 WISH 细胞出现圆缩、变形脱落，1∶100 ~1∶500 药物稀释度对 WISH 细胞无毒性作用，药物最小无毒稀释度为 1∶100，病变抑制实验时用 1∶100 稀释度。详见表 1。柯萨奇病毒 B_3 $TCID_{50}$ 为 10^{-8}，加入 1∶100 心肌泰胶囊药液后 $TCID_{50}$ 为 10^{-6}，病毒对照与实验药物病毒滴度对数差为 2；加入 1∶500 心肌片 1 号药液后 $TCID_{50}$ 为 $10^{-5.5}$，病毒对照与实验药物病毒滴度对数差为 2.5，详见表 2。

表 1 心肌泰胶囊及心肌片 1 号对细胞的毒性测定

药物稀释度	1∶5	1∶10	1∶25	1∶50	1∶100	1∶200	1∶500
心肌泰	++	++	+	+	−	−	−
心肌片 1 号	++	++	++	++	+	+	−

表 2 1∶100 心肌泰胶囊及 1∶500 心肌片 1 号对柯萨奇病毒 B_3 的抑制作用

病毒稀释度	10^{-2}	10^{-3}	10^{-4}	10^{-5}	10^{-6}	10^{-7}	10^{-8}	10^{-9}
正常细胞对照	−	−	−	−	−	−	−	−
病毒对照	++++	++++	+++	+++	++	++	+	−
病毒 + 心肌泰胶囊	++++	+++	++	+	−	−	−	−
病毒 + 心肌片 1 号	++++	+++	++	±	−	−	−	−

注：−：细胞生长良好，+：细胞轻度病变，++：细胞明显病变，+++：细胞重度病变，++++：细胞变形脱落。

以上实验说明：心肌泰胶囊对柯萨奇病毒 B_3 有明显的抑制作用。

2 心肌泰胶囊对小鼠柯萨奇病毒性心肌炎的治疗作用

2.1 材料

观察药物：心肌泰胶囊，心肌炎片 1 号（阳性对照药物）。实验病毒：柯萨奇病毒 B_3，由上海市心血管病防治研究所病毒室引进，经新生乳鼠脑内传代增殖，实验用病毒 $TCID_{50}$ 为 10^{-3}。实验小鼠：Balb/c 小鼠，体重 18 ~22g，雌雄各半，由第四军医大学动物实验中心提供。氢化可的松注射液：上海信谊药厂生产（批号：991001）。

2.2 方法

2.2.1 分组 将 Balb/c 小鼠按性别、体重随机分为正常对照组、病毒组、药物对照组、大剂量组、中剂量组、小剂量组。

2.2.2 造模 将病毒组及药物各组小鼠均腹腔注射氢化可的松注射液 25mg/（kg·d），正常对照组于腹腔注射等量生理盐水，连续 4d。于实验第 5d，给正常对照组小鼠腹腔注射生理盐水 0.4ml/只，其他 5 组均腹腔注射柯萨奇病毒 B_3 液 0.4ml/只（$TCID_{50}$）。

2.2.3 给药 将心肌泰胶囊用蒸馏水配成所需浓度，自病毒注射 4h 后，给大剂量组、中剂量组、小剂量组每天灌胃药液 0.5ml/只；大剂量组相当生药 48g/（kg·d）；中剂量组相当生药 24g/（kg·d）；小剂量组相当生药 12g/（kg·d）；阳性药物对照组（心肌片 1 号）同剂量灌胃，剂量相当于 9g/（kg·d）；正常对照组每天每只灌 0.5ml 常水，连续 12d。

2.2.4 观察指标 灌药后逐日观察小鼠饮食、活动、毛色、症状，如有死亡立即解剖取心脏放 10% 甲醛液，送病理常规切片，如不死亡，在灌胃 12d 后全部处死，取心脏病理切片观察心肌病变程度，进行统计处理。

2.3 实验结果

2.3.1 一般情况 正常组小鼠：常水灌胃 12d 后，小鼠饮食、活动、毛色均正常，无死亡。病毒组小鼠：常水灌胃 12d 后，病毒接种 5d 后，小鼠竖毛少动，12d 内死亡 7 只。阳性药物对照组：灌胃 7d 后，小鼠竖毛食差，12d 内死亡 3 只。大剂量组：小鼠灌大剂量药物后，第 7d 小鼠出现竖毛、食差等症状，12d 内死亡 3 只。中剂量组：灌药 7d 后，小鼠竖毛食少，12d 内死亡 4 只。小剂量组灌药 9d 后，小鼠竖毛、食少，12d 内死亡 2 只。

2.3.2 各组小鼠症状出现及死亡情况的比较见表 3。

表 3 用药后小鼠症状出现率及 12d 内死亡率

组别	剂量（g/kg）	小鼠数	症状出现数	出现率（%）	死亡数	死亡率（%）
病毒组	—	12	10	83.33	7	58.33
心肌泰大剂量组	48	12	5	41.66*	3	25.0
心肌泰中剂量组	24	12	4	33.33*	4	33.33
心肌泰小剂量组	12	12	3	25.0**	2	16.66
阳性对照组	9	12	5	41.66*	3	25.0

与病毒组比，$*P < 0.05$，$**P < 0.01$。

2.3.3　各组小鼠体重、心脏重量的变化见表4。

表4　用药后小鼠体重及心脏重量变化

组别	剂量（g/kg）	n	体重（g）	心脏重（mg）
正常对照组	—	10	19.75 ± 0.76	128.8 ± 5.51
病毒组	—	10	16.58 ± 0.59**	121.5 ± 3.65
心肌泰大剂量组	48	10	17.30 ± 0.49*	128.5 ± 2.36
心肌泰中剂量组	24	10	17.26 ± 0.54*	128.5 ± 5.53
心肌泰小剂量组	12	10	16.95 ± 0.74*	113.5 ± 5.27
阳性对照组	9	10	17.14 ± 0.67*	109.0 ± 6.09

与正常组比，$*P < 0.05$，$**P < 0.01$。

2.3.4　各组小鼠心肌病理损害的比较

2.3.4.1　镜下　正常组心外膜、心肌、心内膜均正常。病毒模型组心外膜增生水肿、心肌细胞变性、纤维断裂、多数灶性坏死。阳性药物组：少数标本可见心外膜增生水肿、心肌变性、灶性坏死。心肌泰大剂量组可见心外膜及心内膜增生水肿，可见不同程度的心肌变性。中剂量组心外膜及心内膜增生水肿，心肌变性，1例灶性坏死。小剂量组镜下可见心外膜轻度增生水肿，心肌变性。

2.3.4.2　小鼠心肌病理损害出现率见表5。

表5　用药后小鼠心肌病理损害出现率

组别	剂量（g/kg）	鼠数	心外膜增生水肿	心肌变性纤维断裂	灶性坏死	心内膜增生	总出现率
病毒组	—	10	6	9	3	7	62.5
心肌泰大剂量组	48	10	1	5	0	2	20.0**
心肌泰中剂量组	24	10	1	6	1	0	20.0**
心肌泰小剂量组	12	10	2	7	0	0	22.5**
阳性对照组	9	10	2	5	1	1	22.5**

与病毒组比，$**P < 0.01$。

以上结果说明：心肌泰胶囊对柯萨奇病毒性心肌炎具有减轻病理损害、促进治疗作用，中剂量药物与大剂量药物疗效作用相近。

3 讨论

病毒性心肌炎好发于中、青年人，近年来发病率增长较快，已成为心血管系统常见的疾病之一。目前对该病的发病机理还不清楚，西药尚无特别有效的治疗方法。

实验研究表明，心肌泰胶囊对柯萨奇 B_3 病毒有明显的抑制作用，对柯萨奇 B 组病毒感染诱导的动物心肌炎模型有明显的治疗作用。急性毒性试验表明心肌泰胶囊属实际无毒级。

（《中国中医药科技》2003 年第 10 卷第 3 期）

心肌泰胶囊治疗
病毒性心肌炎 70 例临床观察

刘文江　韩　勇　梁君昭　赵　琨
（西安市中医医院　西安　710001）

病毒性心肌炎严重地危害着人们的健康，特别是儿童、青少年及壮年人。近 10 年来发病率增长迅速，已成为心血管系统的常见疾病。目前国内外对该病尚无特效药物。笔者应用根据西安市中医医院名老中医张素清教授的经验方制成的心肌泰胶囊治疗病毒性心肌炎，获得较好疗效，无不良反应。为了进一步验证其功效，进行了实验研究，现报道如下。

1 临床资料

105 例病人分别来自我院心内科专科门诊和心内科病房。其中男性 43 例，女性 62 例，年龄最大的 42 岁，最小的 12 岁，平均（27.02 ± 9.74）岁；病情：105 例病人中轻型病人 64 例，中型 41 例，临床分期：急性期 26 例，恢复期 28 例，后遗症期 51 例。全部病例诊断均符合《中药新药（治疗病毒性心肌炎）的临床研究指导原则》中有关病毒性心肌炎的标准。随机分为治疗组 70 例，对照组 35 例。经统计学处理，两组在性别比例、年龄、病情程度、临床分期诸方面均无显著差异，具有可比性。

2 治疗方法

治疗组：心肌泰胶囊（由黄芪、生地、蚤休、白菊花、知母、赤芍、炙甘草、泽兰、酸枣仁、龙齿组成，西安市中医医院提供）3 粒/次，3 次/日，口服。对照组：辅酶 Q10 胶囊 30mg/次，3 次/日，必要时加维生素 C 片、吗啉胍片口服。治疗组、对照组均以 4 周为 1 个疗程。临床详细观察填写观察表。统计学处理采用 Ridit 分析和 u 检验。

3 治疗结果

3.1 疗效标准

3.1.1 临床疗效标准：临床痊愈：临床症状、体征消失，心电图恢复正常，血清肌酸磷酸激酶（CPK）、乳酸脱氢酶（LDH）、谷草转氨酶（AST）正常。显效：临床症状、体征消失，心电图明显改善，CPK、LDH、AST 接近正常。有效：临床症状、体征明显改善，心电图部分改善，CPK、LDH、AST 明显降低。无效：临床症状、体征，心电图，CPK、LDH、AST 均无改善。

3.1.2 心电图疗效标准显效：心电图恢复正常或大致正常；有效：心电图明显改善（心肌缺血减轻，早搏减少等）；无效：心电图无变化。

3.2 治疗结果

3.2.1 综合疗效见表 1。

表 1 两组综合疗效比较 n （%）

组别	n	临床治愈	显效	有效	无效	总有效率	P
治疗组	70	11（15.7）	41（58.6）	15（21.4）	3（4.3）	95.7	<0.01
对照组	35	2（5.7）	4（11.4）	8（22.9）	21（60.0）	40.0	<0.01

从表 1 可以看出：经 Ridit 分析，两组间疗效有显著性差异（$P < 0.01$），治疗组疗效明显优于对照组。

3.2.2 两组心电图疗效见表 2。

表 2 两组心电图疗效比较 n（%）

组别	总例数	显效	有效	无效	总有效率	P
治疗组	68	19（27.9）	24（35.3）	25（36.8）	63.2	<0.01
对照组	31	3（9.7）	10（32.3）	18（58.1）	41.9	<0.01

3.2.3 两组临床症状疗效见表3。

表3 两组临床症状疗效

症状	治疗组					对照组				
	n	显效	有效	无效	总有效率	n	显效	有效	无效	总有效率
心悸	68	33	32	3	95.6% *	34	8	14	12	64.7%
胸闷	69	43	23	3	95.7% *	33	9	8	16	51.5%
气短	42	21	18	2	95.2% *	25	8	7	10	60.0%
乏力	60	22	34	4	93.3% *	31	6	7	18	41.9%
咽痛	18	11	5	2	88.9% *	8	2	2	4	50.0%
发热	10	6	3	1	90.0% *	5	2	1	2	60.0%

两组比较：$* P < 0.05$。

4 讨论

病毒性心肌炎好发于中、青年人。近年来发病率增长较快，有资料表明我国目前病毒性心肌炎病人的患病人数约占内科发病人数的8% ~ 9%。已成为心血管系统常见的疾病之一。目前对该病的发病机理还不清楚，西医尚无特别有效的治疗方法。

病毒性心肌炎属于祖国医学"心悸"、"怔忡"、"胸痹"等病的范畴。中医认为：该病多起于外感时邪，内犯于心，热伤心肌，耗气伤阴，心失所养，使心脏搏动失其常度，心络瘀阻，痰浊湿热互结。心肌泰胶囊处方来源于陕西省著名中医专家、主任医师张素清教授的经验方。其组方设计独特，结构合理，融辨证思路与个人经验于一体，针对病毒性心肌炎的主要病理变化——气阴虚损、毒瘀蕴结、本虚标实的特点而组成（黄芪、生地、蚤休、白菊花、知母、赤芍、炙甘草、泽兰、酸枣仁、龙齿）。方中以炙甘草为代表的一组药，益心阴，强心扶其本；蚤休、白菊花为代表的一组药清解心营蕴瘀之邪毒，祛邪以治其标；以泽兰为代表的一组药化瘀通脉；酸枣仁养心安神调复脉律。故全方具有益心气、养心阴、解毒化瘀、通脉复律之功能，标本同治之效用。本品对病毒性心肌炎的显效率74.1%，总有效率为95.7%，心电图疗效63.2%，无不良反应。

（《中国中医药科技》2003年第10卷第3期）

红桂心力康冲剂治疗慢性收缩性心力衰竭的临床研究

刘文江　梁君昭

（西安市中医医院　陕西西安　710001）

1 临床资料

1.1 病例选择

根据 2002 年中华心血管病杂志关于慢性收缩性心力衰竭的治疗建议，心脏功能判定：参照美国纽约心脏学会（NYHA）分级法，中医诊断为心悸、水肿，中医辨证符合心肾阳虚、水泛血瘀型，年龄在 18～65 岁之间，可纳入作为观察病例。排除标准：合并有周围血管病、肺病、严重肝肾功能不全、心包积液和缩窄性心包炎者。选择 2004 年 7 月～2006 年 3 月的门诊及住院患者共 178 例。随机分为治疗组和对照组，治疗组 106 例，对照组 72 例。两组患者年龄、性别、病程和心功能比较均无明显差异（$P > 0.05$）具有可比性。

1.2 治疗方法

对照组、治疗组均给予利尿剂、血管紧张素转换酶抑制剂（ACEI），必要时加用地高辛、硝酸异山梨酯。治疗组：在此基础上加服红桂心力康颗粒（由西安市中医医院制剂室生产），每次 15g，每日 3 次。两组均以 7 天为 1 个疗程，观察 4 个疗程后进行统计学分析。

1.3 疗效判定标准

显效：症状、体征明显好转，心功能提高 2 个级差或恢复至心功能 I 级。有效：症状、体征有所改善，心功能提高 1 个级差者。无效：临床表现及心功能无改变甚至继续恶化者。

1.4 统计方法

计量资料用均数±标准差（$\bar{X} \pm S$）表示，采用 t（u）检验，计数资料采用 χ^2 检验，等级资料采用 Ridit 分析结果进行处理，$P < 0.05$ 为差异有显著性。

2 结果

2.1 主要症状疗效统计

见表 1。治疗组显效率 57.55%，总有效率 92.45%，明显优于对照组的

31.94% 和 81.94%，经 Ridit 分析比较，有显著性差异，说明在改善心悸水肿等症状方面治疗组优于对照组，尤以显效率为显著。

表1 治疗前后主要症状疗效统计 n（%）

组别	n	显效	有效	无效	总有效率
治疗组	106	61（57.55）	37（34.91）	8（7.54）	92.45
对照组	72	23（31.94）	36（50.0）	13（18.06）	81.94
R 值		0.764	0.3230	0.0589	

注：Ridit $u = 14.512$，$P < 0.01$。

2.2 心功能改善

两组治疗前心功能情况见表2，$P > 0.05$，无显著性差异。治疗后心功能情况见表3，$P < 0.01$，有显著性差异。

表2 治疗前两组心功能情况

组别	n	Ⅰ级	Ⅱ级	Ⅲ级	Ⅳ级
治疗组	106	0	18	56	32
对照组	72	0	13	42	17

表3 治疗后两组心功能情况

组别	n	Ⅰ级	Ⅱ级	Ⅲ级	Ⅳ级
治疗组	106	39（36.79）	34（32.08）	25（23.58）	8（7.55）
对照组	72	12（16.67）	24（33.94）	24（33.33）	13（18.06）
R 值		0.1433	0.4466	0.7443	0.9410

注 Ridit $u = 25.462$，$P < 0.01$。

2.3 心律失常的变化

治疗后两组的心律失常分别作自身治疗前后对比见表4，结果显示：治疗组治疗后心律失常较治疗前明显减少，均有显著性差异（$P < 0.05$），治疗组中室性期前收缩和心肌缺血（ST－T 改变）具有非常显著性差异（$P < 0.01$）。对照组治疗后心律失常有所减少，除心动过速有统计学意义外（$P < 0.05$），余无显著性差异。

表4　治疗前后两组心律失常变化比较　　　　　　　　　　n（%）

组别	n	心动过速	房性早搏	室性早搏	ST－T 异常
治疗组	疗前 106	94（88.67）	63（59.43）	32（30.18）	95（89.62）
	疗后 106	21（19.81）*	14（13.21）*	5（4.71）**	14（13.21）**
对照组	疗前 72	61（84.72）	34（47.22）	25（34.72）	63（87.50）
	疗后 72	32（44.44）	27（37.50）	17（23.61）	57（79.16）

注：与本组治疗前比较 ＊$P < 0.05$，＊＊$P < 0.01$。

2.4　综合疗效

治疗组显效率43.39%，总有效率91.51%，明显高于对照组26.39%和80.56%，见表5。

表5　两组总疗效评定　　　　　　　　　　　　　　　n（%）

组别	n	显效	有效	无效	总有效率
治疗组	106	46（13.39）	51（48.11）	9（8.49）	97（91.51）
对照组	72	19（26.39）	39（54.16）	14（19.44）	58（80.56）
R 值		0.8174	0.3820	0.0646	

注：Ridit　$u = 11.2219$，$P < 0.01$。

2.5　不良反应

治疗组有3例出现口干，继续服药治疗，后症状自行消失。血、尿、粪及肝、肾功能检查，均未发现毒副作用。

3　讨论

慢性收缩性心力衰竭是指各种心脏病发展到一定的严重程度，心肌收缩力减弱，心排血量减少，不能满足机体组织细胞代谢需要的一种病理状态，是一种临床综合征。属中医心悸，胸痹，喘证，水肿等病的范畴。笔者认为慢性收缩性心力衰竭的主要病症特点为心肾阳虚，水湿内停，气滞血瘀。红桂心力康具有温阳益气、活血利水的功效，方中以红参为君，补气固本，养心安神，固脱生津；桂枝温经通络，安神定悸，鹿衔草益肾壮阳，补气活血，黄芪补气利水，桑寄生补益肝肾，红花通利经络，祛瘀止痛，五味臣药温补心肾，活血通脉。莪术通肝经聚血，苏木行血破瘀，消肿止痛，车前子利水祛湿，猪苓淡渗利湿，四味佐药消积化郁，祛湿降浊，行气消肿；以炙甘草为使药温中安神。全方共奏补益正气不留邪，祛瘀化痰不伤正，标本兼治之效。

（《中华中医药学刊》2008 年 9 月第 26 卷第 9 期）

消糖片治疗糖尿病性心血管病 70 例

杨国春[1]　马　振[1]　赵瑜飞[2]　指导　张素清[1]

（1 西安市中医医院　陕西西安　710001；2 彬县中医医院）

糖尿病（DM）的发展能促使各种心脑血管病变的发生，尤其是冠心病、高血压病、脑血管意外等，因此心脑血管病变已成为糖尿病人死亡和致残的主要原因。笔者自 2008 年 4 月至 2009 年 10 月对 70 例糖尿病性心脏病（DHD）患者进行中药治疗，疗效较为满意，现总结报道如下：

1　资料与方法

1.1　临床资料

所有病例均来自西安市中医医院，其中男 48 例，女 22 例；年龄 40～49 岁 16 例，50～59 岁 36 例，60～69 岁 18 例；职业：干部 46 人，工人 10 人，农民 5 人，其他 9 人。病程：最短半年，最长 12 年。其中 1 年以内 16 例，1～3 年 22 例，3～4 年 10 例，5～10 年 18 例，10 年以上 4 例。

1.2　诊断标准

1.2.1　西医诊断标准：根据 1997 年 ADA（美国糖尿病协会）的糖尿病诊断标准和现代医学文献关于糖尿病性心脏病的研究进展，综合参定为糖尿病性心脏病的诊断标准。

1.2.2　中医辨证标准：消渴病的诊断标准，参照《中药新药临床研究指导原则》，凡具有口渴多饮、消谷善饥、尿多而甜、形体消瘦者即可诊断。

1.2.3 辨证分型标准：辨证分型标准参照《中国虚证辨证参考标准》（全国中西医结合虚证与老年病防治学 1982 年制订于广州）和《全国血瘀证诊断标准》（中国中西医结合研究会活血化瘀专业委员会第二届全国活血化瘀研究学术会议 1986 年 11 月修订于广州），气阴两虚、瘀血阻络型临床表现如下：口渴喜饮、倦怠乏力、心悸怔忡、胸闷胸痛、腰膝酸软、五心烦热、自汗、盗汗、头晕失眠等，舌体胖，暗红或有瘀点或瘀斑，苔薄白或少苔，脉细数或涩。

1.3 排除标准

近 1 月内发生糖尿病急性并发症如：酮症酸中毒、乳酸性酸中毒、高渗性昏迷以及感染者；有心、肝、肾等严重并发症或其他严重原发疾病。

妊娠或哺乳期妇女；及对本药过敏者；中医辨证不符合此型者。

1.4 治疗方法

消糖片（基本方由太子参、生地黄、玄参、五味子、石膏、天花粉、桃仁、红花等药物组成，由西安市中医医院药剂科加工制作，每片相当于生药 12g）。每次 3 片，每日 3 次，口服；2 月 1 个疗程。同时饮食控制，停服西药。治疗期间每周查血糖、尿糖。治疗前后监测血脂、心电图、血常规、肝功、尿素氮、肌酐。

1.5 疗效判定标准

疗效标准参照中华人民共和国卫生部制定发布的《中药新药临床研究指导原则》、《冠心病心绞痛及心电图疗效评定标准》。显效：症状消失，空腹血糖 $\leq 7.2\,mmol/L$，餐后 2 小时血糖 $\leq 8.3\,mmol/L$，或疗后血糖较前下降 30% 以上。尿糖转阴，血脂、心电图正常。有效：症状减轻，空腹血糖 $\leq 8.3\,mmol/L$，餐后 2 小时血糖 $\leq 10\,mmol/L$，或疗后血糖较前下降 10% 以上。尿糖（±）或（+），血脂较前有下降，心电图 ST 段恢复正常，T 波尚未正常，或 ST 段较前恢复 0.5mm 或以上，T 波有改善。无效：症状、尿糖、血糖、心电图无明显改善。

2 结果

2.1 临床症状的疗效分析

治疗后临床主要症状均有不同程度的改善，治疗前后比较有统计学意义（$P < 0.05$）。其中以心悸、口渴喜饮、乏力、五心烦热等症状改善明显。见表1。

表1　治疗前后症状疗效比较

症状体征	治疗前（例）	治疗后（例）	有效率（%）
口渴喜饮	38	6	84.21
倦怠乏力	54	10	81.48
心悸怔忡	49	6	87.76
胸闷胸痛	54	12	77.78
腰膝酸软	43	9	79.67
五心烦热	48	9	81.25
自汗	38	10	73.68
盗汗	23	6	73.91
头晕失眠	39	10	74.36

2.2　血糖、尿糖、血脂的疗效分析

患者血糖、尿糖、血脂等检测指标治疗前后比较有统计学意义（$P < 0.05$），提示消糖片有明显的降血糖、尿糖、血脂的作用。详见表2、表3。

表2　治疗前后尿糖及空腹血糖疗效比较

化验检查	尿糖					空腹血糖（mmol/L）			
	−	±	+	++	+++	<6.1	6.1~7.0	7.1~8.0	>8.0
治疗前	1	18	23	20	8	0	18	27	25
治疗后	20	22	12	11	5	23	27	11	9

表3　治疗前后血脂疗效比较

项目	治疗前	治疗后	P 值
总胆固醇	7.35 ± 1.65	4.35 ± 1.31	<0.05
甘油三酯	2.96 ± 1.23	1.24 ± 1.22	<0.05

2.3　心电图的疗效比较

本组患者治疗后心电图均有显著改善，治疗前后比较有统计学意义（$P < 0.05$，见表4）

表4 治疗前后心电图疗效比较

项目	治疗前（例数）	治疗后（例数）
窦性心动过速	5	0
窦性心动过缓	7	1
I°房室传导阻滞	3	0
房性早搏	2	0
室性早搏	3	0
房颤	5	1
冠状动脉供血不足	21	4

2.4 临床疗效

7例患者中显效32例，有效29例，无效9例，总有效率87.14%。

2.5 不良反应

口服消糖片过程中患者血常规、血尿素氮、血肌酐无明显改变，未发生不良反应，未见肝功损害、药物性皮疹等，提示服用消糖片安全、无毒副作用。

3 讨论

糖尿病性心脏病可涉及心脏微血管病变、大血管病变、心肌病变、心脏自主神经功能紊乱等，是糖尿病常见的慢性并发症。糖尿病性心脏病属中医"消渴"、"胸痹"、"心悸"、"眩晕"等范畴，中医对本病的研究历史悠久，经验丰富。从病因病机上讲，脾气亏虚，累及心气不足，终致心脾两虚是本病发生的关键；肾阴亏虚，而致水火失济，心肾不交为本病发生的枢机；瘀血痹阻心脉贯穿本病的始终。治疗上立足于辨证施治，以扶正固本，益气补肾兼以滋阴清热。从整体调节入手，促进脏腑功能恢复，阴阳及气血津液代谢平衡，以平为期，平则不病，具有疗效稳定、无明显毒副作用的特点，可明显改善患者生存质量，降低病死率。

老年糖尿病性心脏病患者常缺乏典型的"三多一少"症状，故难以上消、中消、下消分型论治，本病以心悸、胸痹、眩晕、乏力等症状表现突出，临床上常有失治、误治发生。故借助现代科技的检测手段有利于我们对本病的认识，减少误诊及漏诊。

　　糖尿病性心血管病往往迁延不愈，易复发，多出现气滞血瘀的临床证候群。因此，在治疗上用活血化瘀药物可增强疗效，缓解症状。尤其是长期用西药治疗效果不佳的患者有明显疗效。

参考文献

[1] 陈灏珠. 内科学 [M]. 第3版. 北京：人民卫生出版社，1989：723－726.

[2] 全国内科会议组. 缺血性心脏病的命名及诊断标准 [J]. 中华内科杂志，1981，20（4）：254－255.

[3] 中华人民共和国卫生部. 中药新药临床研究指导原则 [M]. 北京：中国中医药出版社，1993：215－218.

[4] 全国中西医结合防治及心律失常研究座谈会. 冠心病、心绞痛及心电图疗效标准 [J]. 中医杂志，1996，37（10）：583.

（《甘肃中医》2010年第23卷第11期）